투석 환자와 가족, 치료팀을 위한
투석 생활

국립중앙도서관 출판시도서목록(CIP)

투석 환자와 가족, 치료팀을 위한 투석 생활 / 안재형 ;
Laurence Chan [공]지음. -- 서울 : 일조각, 2004
    p. ;   cm

색인 수록
ISBN 89-337-0450-7 93510 : ₩20000

513.61-KDC4
617.461059-DDC21   CIP2004000266

투석 환자와 가족, 치료팀을 위한

투석 생활

안재형 · Laurence Chan 지음

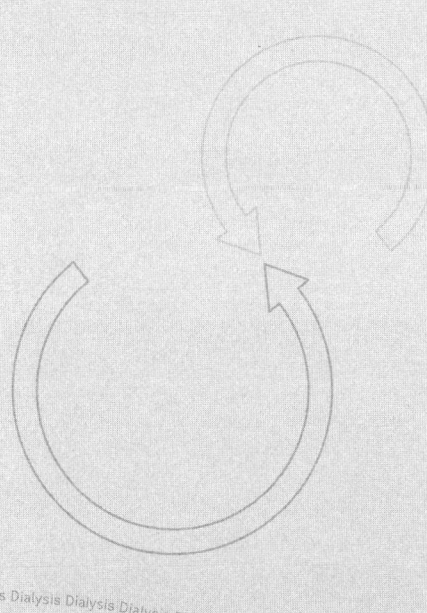

일조각

들어가는 글

투석과 인연을 맺은 지 13년 만에 미국 만성신부전 환자들이 투석 치료를 받는 모습을 볼 기회를 가졌습니다. 투석은 보편화한 치료 방법이기 때문에 그들의 투석 치료가 우리나라와 비교하여 무엇이 다르겠는가 하면서도 그 차이점이 궁금하지 않을 수 없었습니다.

1960년대에 만성신부전에 대한 치료 방법으로 투석이 시작된 이래 투석 환자의 생활에 생긴 큰 변화는 1989년 이후 빈혈치료제인 에리트로포에틴이 사용된 것입니다. 대부분의 만성신부전 환자에게 나타나는 빈혈은 신체뿐만 아니라 정신 및 사회 활동을 크게 제한하는데 에리트로포에틴으로 빈혈이 개선되면서 만성신부전 환자의 활동이 많이 향상된 것입니다.

그리고 1990년대 초반에 신장사회는 "적절한 투석이란 무엇인가?"에 관심을 가지면서 투석 환자의 임상적 관리를 급격히 발전시키는 계기를 맞게 됩니다. 그 후 1997년에 미국신장재단이 그동안 투석에 관하여 발표되었던 연구논문들을 분석하여 증거를 토대로 한 임상시행지침을 제시하였고, 여러 나라에서 이를 참고로 투석을 시행한 후 투석으로 인한 치료 결과들이 향상되었습니다.

투석이 시작된 이래 처음 30년간은 환자의 수명을 연장하는 데 초점이 맞춰졌습니다. 그러나 최근의 투석 프로그램은 만성신부전 환자가 질병을 갖기 이전과 같이 가능한 한 정상적으로 생활할 수 있도록 하는 데 목적이 있습니다. 이전에는 만성신부전을 매우 위중한 질환으로 간주하였으나 에리트로포에틴이 보편적으로 이용되고 투석 치료법이 향상되면서 환자의 신체 기능이 크게 향상되었기 때문에 적극적인 재활 프로그램을 시행하면 보다 나은 투석 생활을 영위할 수 있게 되었습니다.

투석 환자가 투석 이전의 상태로 재활하기 위해서는 의료진의 의학적 치료뿐만 아니라 가족의 사랑, 사회의 이해 그리고 정부의 제도적 뒷받침 등이 필요합니다. 그러나 자신의 질병을 스스로 치료하겠다는 환자의 적극적인 의지와 실천이 무엇보다도 중요합니다.

저는 미국의 투석 환자들이 자신의 상황에 대해 많이 알고 있다는 느낌을 받았고, 실제 그들이 자신의 치료에 관하여 투석 치료팀과 의견을 자주 교환하는 것을 보았습니다. 그들 주위에 투석에 관한 자료가 많이 있으며 의사, 간호사, 영양사, 사회복지사, 투석기사 등 투석 치료팀이 그들의 궁금증을 해결해 주기 위하여 그들 옆에 항상 있었기 때문이기도 할 것입니다.

투석에 관한 새로운 내용을 접하면서 환자 및 투석 치료팀에 대한 교육을 위해 자료로 모으던 것을 책으로 내게 되었습니다. 이는 만성신부전 환자뿐만 아니라 가족, 의료진, 사회가 투석에 대해 새롭게 인식하고 투석과 연관된 사람들 사이의 의사소통에 이 책이 조금이나마 도움이 되어, 투석 환자들이 보다 나은 투석 생활을 하기를 간절히 바라는 마음에서입니다.

　대부분의 내용이 의학적인 것이라 환자와 가족이 이해하기에 어려운 점이 있을지 모르나 용어 해설을 참고하고 투석 치료팀에게 질문과 상담을 하면서 친숙해지기를 기대합니다. 보잘것없는 내용의 의학 자료가 한 권의 책으로 태어날 수 있도록 아낌없이 도와주신 의료법인 열린의료재단과 열린의료재단의 신장전문의 선생님들, University of Colorado Health Science Center의 Laurence Chan 교수님, Veterans Affairs Medical Center의 Dr. Popovtzer 그리고 가족과 일조각 식구들께 깊은 감사의 마음을 전합니다.

2004년 2월

안 재 형

추천의 글

투석 치료는 1960년대 후반 국내에 처음 도입된 이래 만성신부전 환자의 치료에서 매우 중요한 역할을 담당하고 있습니다. 투석 치료법이 지속적으로 개선되면서 말기 만성신부전 환자의 생존율이 현저히 향상되었으며 2002년 말 기준으로 투석 치료를 받는 환자의 수도 2만 5천 명을 넘어서게 되었습니다. 앞으로도 투석 환자의 수는 지속적으로 증가할 것으로 예상됩니다.

그동안 투석 환자의 생존율을 높이려는 많은 노력이 있었지만 삶의 질을 개선시키고자 하는 노력은 상대적으로 부족하지 않았나 생각됩니다. 환자 입장에서 보면 만성신부전을 올바르게 이해하고 치료 지침에 맞게 자신의 생활을 영위하는 것이 쉽지 않습니다. 환자가 자신의 치료를 위해 무엇을, 어떻게, 왜 해야 되는지에 대한 정보가 아직도 많이 부족하기 때문입니다. 이러한 현실에서 안재형 선생님의 저서 『투석 환자와 가족, 치료팀을 위한 투석 생활』은 투석에 관한 귀중한 정보를 제공하는 가치 있는 지침서가 될 것으로 기대합니다.

이 책은 대학병원과 개인 투석 센터에서 10년 이상 투석 환자들을 진료하였던 신장전문의가, 투석 환자들이 보다 나은 투석 생활을 하기를 바라는 마음에서 투석과 관련된 자료를 정리한 것입니다. 이를 통해 투석 환자, 가족, 투석치료팀 그리고 사회가 만성신부전과 투석에 대한 이해를 높일 수 있을 것으로 기대됩니다.

만성신부전 환자의 올바른 투석 치료를 위한 안재형 선생님의 열정에 경의를 표하며 이 책을 추천하는 바입니다.

경희대학교 의과대학 부속병원 장기이식위원회 위원장 김 명 재

경희대학교 의과대학 부속병원 인공신장센터장 임 천 규

경희대학교 의과대학 부속병원 신장내과 과장 이 태 원

차례

들어가는 글   5
추천의 글   8

제1장_ 투석의 이해

1. 투석 생활   17
2. 신장 기능   18
3. 만성신부전   19
4. 신대체요법   22
5. 투석의 원리   24
6. 투석 전 만성신부전 관리   26
7. 투석 생활의 시작   35
8. NKF-K/DOQI 임상시행지침   48
참고문헌   50

제2장_ 혈액투석

1. 혈액투석의 기초   55
2. 혈액투석의 구성   61

3. 혈관접속로 73
4. 혈액투석 처방 91
5. 혈액투석 중의 합병증 99
6. 투석기 재사용 108
7. 매일 혈액투석 116
참고문헌 119

제3장_복막투석

1. 복막투석의 원리 128
2. 복막투석의 종류 134
3. 복막투석 도관 135
4. 복막투석 장비 141
5. 복막 기능 검사 146
6. 복막투석 처방 149
7. 복막투석의 합병증 159
참고문헌 168

제4장_투석 생활에 영향을 주는 주요 요소

1. 빈혈 173
2. 고혈압 189

3. 심혈관계 질환	202
4. 칼슘-인 대사장애	209
5. 영양	229
6. 당뇨병	247
7. 감염 질환	253
8. 성기능과 성생활	265
9. 우울증	279
10. 아밀로이드증	281
11. 가려움증	283
참고문헌	284

제5장_투석 생활의 향상

1. 신장 재활	295
2. 운동	312
3. 삶의 질	334
4. 지속적인 질 향상 프로그램	340
참고문헌	342

용어 해설	347
찾아보기	362

제1장_투석의 이해

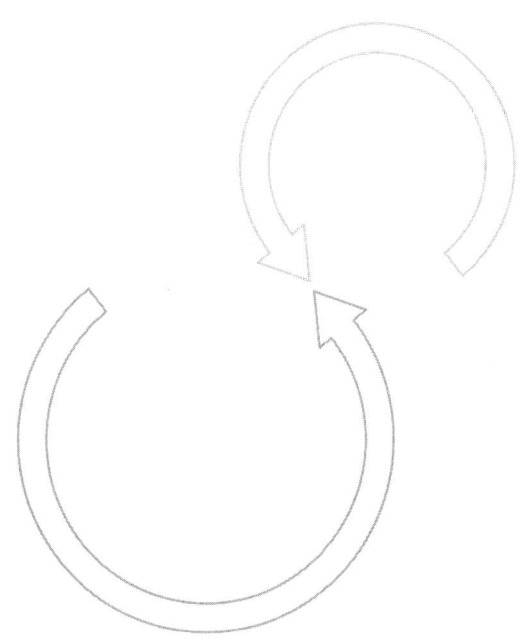

1. 투석 생활

투석 생활이란 만성신부전 환자가 투석 치료를 받으면서 하게 되는 병원생활, 가정생활 그리고 사회생활 등을 모두 포함한다. 투석 생활은 투석 이전에 했던 생활과는 많이 달라지는데 환자가 어떻게 받아들이느냐에 따라 절망적일 수도 있고 오히려 더 의욕적일 수도 있다.

만성신부전 환자가 보다 나은 투석 생활을 영위하려면 환자 스스로가 긍정적으로 투석 치료에 참여하는 것이 무엇보다 중요하다. 이를 위해 환자는 기본적으로 만성신부전과 그 치료법에 대해 알아야 한다.

2. 신장 기능

신장의 기능은 사구체에서 혈액이 여과되는 비율을 나타내는 사구체 여과율glomerular filtration rate; GFR로 표시된다. 사구체 여과율을 측정하는 방법은 여러 가지인데 일반적으로 이용되는 방법은 크레아티닌 청소율creatinine clearance을 측정하는 것이다. 따라서 신장의 기능을 나타낼 때는 사구체 여과율 또는 크레아티닌 청소율이라는 용어가 주로 사용된다.

크레아티닌 청소율은 소변을 24시간 동안 모아 측정할 수 있다. 그러나 Cockcroft and Gault 공식이나 MDRD(Modification of Diet in Renal Disease study) 공식을 적용하면 혈청 크레아티닌 농도를 이용해서도 간단하게 구할 수 있다.

사구체 여과율의 정상치는 120mL/분/1.73m^2이며 크레아티닌 청소율로 표시할 때 단위는 mL/분이다.

| Cockcroft and Gault 공식 |

$$크레아티닌\ 청소율(mL/분) = \frac{(140-나이) \times 체중(kg)}{72 \times 혈청\ 크레아티닌\ 농도(mg/dL)}$$

* 여성은 계산된 결과에 0.85를 곱한다.

| MDRD 공식 |

$$사구체\ 여과율(mL/분/1.73m^2) = 186 \times (혈청\ 크레아티닌\ 농도)^{-1.154} \times (나이)^{-0.203}$$

* 흑인은 계산된 결과에 1.212를 곱하며, 여성은 0.742를 곱한다.

MDRD 공식은 인종에 따른 영향을 고려한 것으로 공식이 복잡하여 컴퓨터로 계산하여야 하며 최근에는 인터넷 사이트를 이용하여 구할 수 있다. MDRD 공식은 또한 성인 체표면적 1.73m²를 기준으로 구해지며, 크레아티닌 청소율이 아닌 사구체 여과율을 직접 반영하는 것으로 MDRD 공식으로 구한 값은 Cockcroft and Gault 공식으로 구한 값보다 약간 낮다.

3. 만성신부전

신장은 정상인 경우 몸에 2개가 있으며 여러 가지 중요한 역할을 한다. 소변을 만들어 배설함으로써 몸 안의 수분을 조절하고 몸에서 만들어진 노폐물을 제거하는 역할을 한다. 또한 비타민 D의 활성화에 작용함으로써 칼슘과 인을 균형 있게 유지하여 뼈를 건강하게 하고 나트륨, 칼륨 등의 전해질과 산-염기의 평형을 유지하는 데 관여한다. 신장은 혈압 조절에 관여하며 에리트로포에틴 erythropoietin을 만들어 골수에서 적혈구를 생산할 수 있게 한다.

따라서 어떤 원인으로 신장의 기능이 소실되면 신체에 다양한 대사장애가 초래된다. 수분과 노폐물이 몸 속에 과다하게 축적되고 전해질 불균형, 대사산증, 고혈압, 빈혈, 골질환 등 여러 임상 증상과 징후가 나타난다.

만성신부전은 당뇨병, 고혈압, 사구체신염 등 다양한 원인으로 신장 기능이 오랫동안 정상 신장 기능의 25% 이하로 감소되고 정상으로 회복될 수 없는 상태를 말한다. 만성신부전이 되면 체내에 노폐물이 축적되어 여러 장기의 기능에도 이상이 생기면서 전신적인 증상과 징후가 나타나는데 이를 요독증이라고 한다.

요독증은 신장 기능의 저하가 심할수록 잘 관찰된다. 특히 신장 기능이 정상인의 5~10% 이하로 저하되어 요독증이 심해지면 환자의 신장을 대신하는 치료법이 필요해진다. 이 단계를 말기 만성신부전end-stage renal disease; ESRD이라고 하며, 이 치료법을 신대체요법renal replacement therapy; RRT이라고 한다.

우리나라에서 2002년에 새로 발생한 말기 만성신부전 환자의 원인 질환으로는 당뇨병이 가장 많으며(40.7%), 고혈압(16.0%), 사구체신염(13.9%) 순이다. 투석 환자는 점차 고령화하는 추세로 우리나라에서 2002년 말 현재 혈액투석 환자 가운데 60세 이상이 전체의 37.8%이며 70세 이상인 경우도 11.9%를 차지하고 있다.

• 개념의 변화

2000년에 미국신장재단National Kidney Foundation; NKF은 투석 전 만성신부전 환자에 대한 올바른 관리의 중요성을 인식하고 만성신부전을 다시 정의하고 분류하였다. 이는 환자, 의료진, 연구자들 사이의 의사소통을 원활히 하며 만성신부전 환자를 조기에 발견하고 적절한 조치를 취해 치료 결과를 향상시키는 데 그 목적이 있다. 미국신장재단은 누구나 쉽게 이해할 수 있게 하자는 취지에서 만성신부전의 영문 용어를 chronic kidney disease(CKD)로 통일하였다.

신장이 손상되었거나 사구체 여과율이 60mL/분/1.73m^2 이하로 3개월 이상 지속되는 경우를 만성신부전으로 정의한다. 신장 손상은 사구체 여과율과는 상관없이 조직검사상 이상이 있거나 혈액, 소변 또는 방사선 검사에서 신장에 이상이 있음을 보여주는 소견이 있음을 말한다.

만성신부전에 대한 새로운 분류는 환자가 이해하기 쉽고 또 단계에 따라 적절한 조치를 취할 수 있게 만들어졌다. 새 분류는 신장 기능이 미세하게 손상된 경우부터 신대체요법이 필요한 단계까지의 모든 환자를 사구체 여과율에 따라 5단계로 나누었다. 이는 심장부전 환자를 그 임상 상태에 따라 5단계로 분류한 것과 비슷하다.

신장 손상이 있으나 사구체 여과율이 90mL/분/1.73m^2 이상인 경우를 1단계, 경증의 신장 손상이 있으며 사구체 여과율이 60~89mL/분/1.73m^2 이면 2단계, 사구체 여과율이 30~59mL/분/1.73m^2이면 3단계, 사구체 여과율이 15~29mL/분/1.73m^2이면 4단계, 그리고 사구체 여과율이 15mL/분/1.73m^2 미만이거나 투석이 필요하면 5단계에 해당한다.

말기 신부전kidney failure; KF은 만성신부전의 5단계로 사구체 여과율이 15mL/분/1.73m^2 미만이거나 요독증을 치료하기 위해 투석이나 신장이

단계	설명	사구체 여과율(mL/분/1.73m^2)
1	사구체 여과율 정상 신장 손상 있음	90 이상
2	사구체 여과율 약간 감소 신장 손상 있음	60~89
3	사구체 여과율 중등도 감소	30~59
4	사구체 여과율 심한 감소	15~29
5	말기 신부전	15 미만 또는 투석이나 신장이식 필요

식이 필요한 단계이다. 따라서 사구체 여과율이 15mL/분/1.73m² 이상이지만 요독증이 심해 투석이 필요한 경우도 말기 신부전에 해당한다.

4. 신대체요법

만성신부전 5단계에서 시행하는 치료는 제 기능을 하지 못하는 환자의 신장을 대체하는 방법이기 때문에 신대체요법이라고 하는데, 투석 dialysis 과 신장이식 kidney transplantation 이 이에 해당한다.

투석은 크게 인공으로 만든 반투막으로 구성된 투석기를 이용하는 혈액투석 hemodialysis; HD 과, 환자 자신의 복강을 둘러싼 복막을 투석막으로

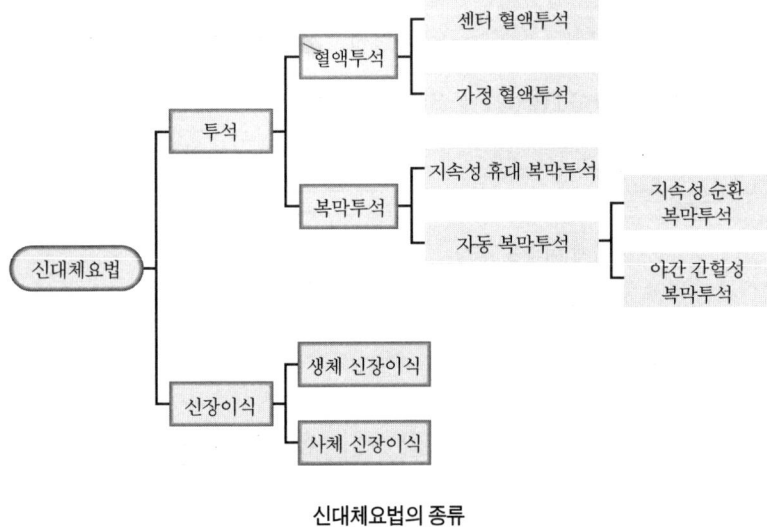

신대체요법의 종류

이용하는 복막투석peritoneal dialysis; PD으로 나누어진다. 투석은 건강한 신장의 기능 중에서 주로 수분과 노폐물의 제거, 전해질 및 산-염기의 평형에만 관여한다. 따라서 환자는 투석을 하면서 혈압 조절, 빈혈 교정 그리고 골질환의 예방과 치료를 위해 약물치료를 병행해야 한다.

혈액투석은 일반적으로 1주일에 12시간만 투석하는 것으로 건강한 신장이 1일 24시간, 주 7일간 기능하는 것과 비교하면 작용하는 시간이 매우 짧다. 혈액투석은 크게 투석 센터에서 시행하는 센터 혈액투석in-center HD과 집에서 하는 가정 혈액투석home HD으로 나뉜다.

복막투석은 기계를 이용하지 않고 중력을 이용하여 투석액을 교환하는 지속성 휴대 복막투석continuous ambulatory peritoneal dialysis; CAPD과 기계를 이용하여 자동으로 투석액이 교환되도록 하는 자동 복막투석automated peritoneal dialysis; APD으로 나눈다.

자동 복막투석은 낮에는 투석액을 복강에 지닌 채 교환하지 않고 밤에 기계를 이용하여 투석액을 교환하는 지속성 순환 복막투석continuous cycling peritoneal dialysis; CCPD과, 낮에는 투석액을 사용하지 않으면서 밤에만 기계로 투석액을 교환하는 야간 간헐성 복막투석nocturnal intermittent peritoneal dialysis; NIPD으로 나눌 수 있다.

복막투석의 방법 중 어느 것을 택할 것인가는 환자의 상태에 따라 결정하는데, 지속성 휴대 복막투석을 주로 하면서 밤에 추가로 기계를 사용하는 경우 또는 자동 복막투석을 주로 하면서 낮에 추가로 투석액을 수동으로 교환하는 경우도 있다.

신장이식은 환자의 가족, 친지 그리고 자원자가 제공한 신장으로 이루어지는 생체 신장이식living kidney transplantation; LKT과, 뇌사 판정을 받은 사체로부터 신장이 제공되어 이루어지는 사체 신장이식cadaver kidney transplantation; CKT으로 나눈다.

5. 투석의 원리

　투석이란 반투막을 사이에 두고 양쪽으로 나누어진 용액 속에 있는 용질과 수분이 양쪽의 농도 차이와 삼투압 또는 정수압에 따라 어느 한쪽에서 반대쪽으로 이동하는 것을 말한다. 투석에서 용질 또는 수분의 이동에 작용하는 원리에는 크게 확산diffusion과 초미세여과ultrafiltration가 있다.

(1) 확산

　확산은 반투막을 사이에 두고 농도가 다른 두 용액이 나누어져 있으면 반투막을 통과할 수 있는 작은 용질이 농도가 높은 쪽에서 낮은 쪽으로 이동하는 것을 말한다. 확산은 자유로운 분자운동으로 이루어지며, 혈액에 축적된 노폐물이 투석액으로 이동하여 제거되는 원리가 된다.
　혈액투석에서 단백질은 크기가 반투막의 구멍보다 커서 이동하지 못하므로 손실을 막을 수 있는데, 복막투석에서는 단백질이 복막을 통과할 수 있어 손실이 생긴다.

(2) 초미세여과

초미세여과란 수분과 같은 용매가 반투막을 사이에 두고 양쪽의 용액 사이에 주어지는 압력의 차이에 따라 한쪽에서 다른 쪽으로 이동하게 되는 것으로, 불필요하게 축적된 수분을 제거하는 원리가 된다.

혈액투석은 기계적인 작용으로 혈액과 투석액 사이에 압력 차이를 유발하여 혈액 쪽에서 투석액 쪽으로 초미세여과가 일어나게 하며, 복막투석에서는 복막을 사이에 두고 투석액에 포함되어 있는 삼투성 물질(주로 포도당)로 유발되는 삼투압 때문에 초미세여과가 일어난다.

초미세여과가 일어날 때 수분 속에 녹아 있는 용질은 녹아 있는 그대로의 농도로 물에 이끌려 이동하게 되는데, 이 용질의 이동을 대류convection라고 하며 미약하지만 혈액 속의 노폐물을 제거하는 역할을 한다.

(3) 각 투석 방법의 원리

혈액투석은 투석기를 구성하는 투석막이 반투막 역할을 한다. 투석막은 작은 섬유관으로 되어 있어 관 안쪽으로 혈액이 흐르고 관 바깥쪽으로 투석액이 지나면서 투석이 이루어지며, 투석막의 구멍보다 작은 노폐물은 제거되지만 혈구와 단백질은 투석막을 통해 이동하지 못한다. 복막투석의 경우에는 환자의 복강을 둘러싸고 있는 복막이 반투막의 역할을 하며, 복막에 분포하는 혈관 내의 혈액과 복강에 주입된 투석액 사이에서 투석이 이루어진다.

6. 투석 전 만성신부전 관리

투석 환자의 생존율과 생활의 질을 높이기 위해서는 투석을 하기 전부터 적절하게 관리해야 한다. 투석 환자의 사망률과 병원 입원율은 주로 투석을 처음 시작할 때의 상태에 좌우되는 것으로 알려져 있다. 일반적으로 대부분의 만성신부전 환자는 투석을 하기 전부터 고혈압, 빈혈, 식욕 부진, 골대사장애 등을 가지고 있다. 그러므로 이 시기에 혈압 관리, 빈혈 교정, 적절한 영양 상태 유지, 골대사장애의 진행 억제 조치들이 취해져야 한다.

투석 전 만성신부전 시기에는 만성신부전의 증상과 그 치료법을 교육해야 하고 환자에게 알맞은 치료법을 선택해야 한다. 불필요한 응급투석을 막기 위해서는 동정맥루를 적절한 시기에 미리 만들어두는 것이 중요하다. 따라서 최근에는 환자들이 투석 이전의 시기에 올바른 조치를 받을 수 있도록 적절한 시기에 실시하는 신장전문의와의 상담에 대한 중요성이 강조되고 있다.

예전에는 혈청 크레아티닌 농도가 남성 2.0mg/dL, 여성 1.5mg/dL 이상인 경우를 투석 전 만성신부전으로 판단하였으나 최근에는 만성신부전에 대한 새로운 분류에 따라 각 단계에 맞는 조치를 취해야 한다.

만성신부전 1단계에서는 동반 질환이 있으면 치료해야 하며 심혈관계 질환의 발생 위험을 줄여야 한다. 2단계에서는 신부전의 진행 속도를 평가하고 3단계에서는 합병증이 있는지 파악하며 합병증이 있을 때는 적절하게 치료한다. 4단계에서는 신대체요법을 준비하고 5단계에서는 신대체요법을 시행한다.

투석 전 만성신부전 환자 관리에 필요한 조치에는 신장 기능 악화의 억제, 요독 합병증의 예방, 동반 질환의 치료, 신대체요법에 대한 준비 등이 있다.

(1) 신장 기능의 악화 억제 또는 지연

신장질환이 있는 환자의 혈청 크레아티닌 농도가 1.5~2.0mg/dL 이상으로 증가하면 신장의 기능은 지속적으로 악화된다. 한 보고에 따르면 이 시기에 신장 기능을 반영하는 사구체 여과율의 평균 저하율은 매년 4mL/분/1.73m^{2}라고 한다.

만성신부전 초기에는 대부분의 환자들이 별다른 증상을 느낄 수 없어 신장 기능이 나빠지는 것을 알아차리지 못한다. 따라서 만성신부전에 대한 지식과 관심이 없으면 요독증이 발생하고 나시아 조치를 취하게 되는 것이다. 그러나 만성신부전 초기에 적절한 조치를 취하면 신장 기능의 저하를 늦출 수 있고 치명적인 합병증을 예방할 수 있다.

만성신부전과 단백뇨가 있는 환자는 안지오텐신 전환효소 억제제angiotensin converting enzyme inhibitors의 사용과 적절한 혈압 조절이, 당뇨병 환자인 경우에는 엄격한 혈당 조절이 신장 기능의 악화를 지연시키는 데 효과가 있다.

체중 1kg당 단백질을 1일 0.6g 이하로 제한하는 저단백질 식사요법도 신장 기능이 나빠지는 것을 지연시킨다고 알려져 있다. 그러나 저단백질 식사요법은 환자가 실천하기 어렵고 오히려 영양실조에 걸릴 위험이 있어, 일반적으로 중등도의 단백질 제한 식사요법(체중 1kg당 1일 단백질 0.8~1.0g)을 권장하고 있다.

(2) 요독 합병증의 예방

1) 영양실조

투석 전 만성신부전 환자는 요독증 때문에 영양실조에 걸리기 쉽다. 따라서 투석 환자의 생존율과 삶의 질을 향상하기 위해서는 투석을 시작하기 전에 환자의 영양 상태를 평가하고 식사요법을 교육하며 식사요법의 실천 여부를 지속적으로 감시해야 한다.

저알부민혈증은 영양실조를 반영하는 것으로 병원 입원율을 높이는 독립적인 요소로 알려져 있으며 투석 환자는 이 때문에 조기에 사망할 수 있다. 따라서 환자의 영양 상태가 변화되는 것을 알기 위해서는 정기적으로 혈청 알부민 농도를 측정해야 한다.

2) 빈혈

투석 전 만성신부전 환자에게서 오래 지속되는 빈혈은 좌심실 비대증 *left ventricular hypertrophy*을 초래하고 심장부전 *heart failure*을 일으킬 수 있다. 좌심실 비대증과 심장부전은 투석 환자의 중요한 심혈관계 합병증으로 사망까지 초래할 수 있어 투석을 시작하기 전에 빈혈을 교정하는 것이 매우 중요하다. 따라서 투석 전부터 혈색소 *hemoglobin*나 적혈구 용적률

*hematocrit*을 정기적으로 측정하여 정상치의 80% 이하인 경우에는 그 원인을 조사해야 한다.

신장 기능이 저하되고 혈색소가 10g/dL 이하이면 에리트로포에틴을 투여하는 것이 바람직하다. 에리트로포에틴은 유전자 재조합으로 만들어지는데, 좌심실 비대증을 감소시키고 심장부전 등 심장 합병증의 발생을 줄이는 것으로 알려져 있다. 투석 전 만성신부전 환자에게 에리트로포에틴을 투여하면 고혈압과 신장 기능이 악화된다는 보고가 있었으나 항고혈압제를 이용해 혈압을 적절하게 조절하면 문제되지 않는다.

3) 신장골형성장애

신장골형성장애 renal osteodystrophy는 신장 기능이 저하되면서 발생하는 골질환이다. 활성형 비타민 D의 결핍과 신장을 통한 인 배설의 감소 등으로 부갑상샘 호르몬의 생산이 증가하거나 대사산증으로 인해 파골세포의 작용이 증가하여 발생하며, 만성신부전 초기부터 나타난다. 따라서 투석 환자의 골질환을 예방하기 위해서는 만성신부전 초기부터 부갑상샘 기능항진증을 예방하고 대사산증을 조절하는 것이 중요하다. 우선 인이 과도하게 포함된 음식물의 섭취를 줄이고 인결합제를 복용한다. 경우에 따라 부갑상샘 기능항진증을 치료하기 위하여 비타민 D를 섭취해야 한다.

(3) 동반 질환의 치료

심혈관계 질환은 투석 환자에서 가장 흔한 사망 원인이며 만성신부전 초기부터 발생한다. 심혈관계 질환을 일으키는 위험 요소인 고령, 당뇨병, 고혈압, 좌심실 비대증, 고지질혈증, 활동의 감소 등이 만성신부전 환자에게 흔하게 나타나기 때문이다. 특히 투석 환자의 연령이 점차 높아지고 있으며 원인 질환 중 당뇨병의 비중이 점차 커지고 있기 때문에 심혈관계 질환의 발생 가능성은 더 높아질 것으로 예상된다. 따라서 심혈관계 질환의 발생을 줄이기 위해서는 투석 전 단계에서 위험 요소들을 적극적으로 치료해야 한다.

만성신부전 환자에게 흔히 관찰할 수 있는 심혈관계 위험 요소에 대한 처치법을 요약하면 다음과 같다.

위험 요소	처치법
고혈압	체중 조절, 저염식, 항고혈압제
혈청 콜레스테롤 농도 증가	저지방식 및 지질강하제
혈청 저밀도지단백 콜레스테롤 농도 증가	저지방식 및 지질강하제
혈청 중성지방 농도 증가	저지방식 및 지질강하제
고혈당(당뇨병인 경우)	당뇨병 식사요법, 경구 혈당강하제, 인슐린
흡연	금연 교육 및 금연
활동의 감소	규칙적인 운동
폐경	에스트로겐 투여
혈청 호모시스테인 농도 증가	비타민 B 또는 엽산
좌심실 비대증	혈압 조절 및 빈혈 교정
혈전증 발생의 증가	항혈소판제

특히 혈압 조절은 심혈관계 질환의 치료에 중요하다. 투석 전 만성신부전에서 혈압을 적절하게 조절하면 신부전의 진행을 억제할 뿐만 아니라 투석을 할 때 심혈관계 합병증의 발생을 줄인다. 일반적으로 투석 전 만

성신부전에서 혈압의 치료 목표치는 130/85mmHg이다. 단백뇨가 동반된 경우에는 목표 혈압을 125/75mmHg로 더 낮추어야 한다.

만성신부전으로 인한 고혈압은 본태성 고혈압에 비해 저염식, 운동, 체중 조절 등 비약물요법으로 잘 조절되지 않는다. 대부분의 경우 목표 혈압으로 낮추기 위해서 약물치료가 필요하다. 안지오텐신 전환효소 억제제는 만성신부전의 혈압 조절에 우선적으로 사용할 수 있다.

(4) 신대체요법 준비

1) 교육

투석을 시작하기 전에 만성신부전과 투석에 대한 교육을 받고 투석 방법을 스스로 결정하면, 투석에 대한 적응도가 높아지고 추후 투석 방법을 변경할 가능성을 줄일 수 있다. 특히 투석을 하기 전에 직업이 있었던 환자의 경우에는 직업을 유지할 수 있는 확률이 높아진다. 신대체요법을 시작하기 최소한 3~6개월 전에는 환자에게 투석 또는 신장이식에 대한 필요성을 설명하고 투석 방법에 대해 교육하며 상담을 해야 한다.

2) 투석 방법의 선택

투석 방법은 환자의 임상적 상태뿐만 아니라 생활방식, 직업의 유무, 가정 환경 등 여러 요인을 고려하여 선택한다. 환자와 가족, 담당의사가 충분히 상의한 후 결정해야 한다.

일반적으로 소아 환자나 심한 심혈관계 질환이 동반된 환자, 혈관접속로를 만들기 어려운 환자 그리고 여행을 좋아하여 투석 센터에 의존하지 않기를 원하는 환자에게는 혈액투석보다 복막두석을 권장한다. 복부질환이나 수술 등으로 장이 유착되어 복막이 투석막으로서 제 기능을 하지 못할 경우, 매일 투석해야 하는 데 따르는 정신적인 부담을 원치 않는 경우, 투석을 위생적으로 시행하기에 가정 환경이 좋지 않은 경우에는 복막투석보다 혈액투석이 더 바람직하다.

3) 혈관접속로 설치

혈액투석 방법을 선택한 경우에는 혈관접속로 vascular access를 미리 설치해야 한다. 환자의 동맥과 정맥을 이용해 만드는 동정맥루는 투석하기 3개월 전에 설치해야 하는데, 혈청 크레아티닌 농도가 4mg/dL 이상 또는 크레아티닌 청소율이 25mL/분 이하인 경우에 준비하는 것이 바람직하다.

혈관접속로에 대한 교육은 만성신부전 초기부터 이루어져야 한다. 동정맥루를 쉽게 만들고 오래 사용하기 위해서는, 혈액을 채취하거나 수액을 주입할 때 혈관접속로가 일차적으로 만들어질 부위인 팔의 앞쪽에 있는 정맥을 이용하지 말아야 한다.

복막투석인 경우에는 투석을 시작할 때 도관을 삽입해도 되지만, 요즘에는 도관과 관련된 감염을 줄이기 위하여 투석을 하기 2~4주 전에 도관을 삽입해서 복벽에 심는 경향이 있다.

4) 삶의 질 유지

투석을 하면서 환자의 삶의 질이 저하되지 않도록 하는 것은 매우 중요하다. 신체적 강인함, 지속적인 식욕의 유지, 행복감, 정상적인 생리적 기능 등은 재활에 아주 중요하다. 투석에 대한 이해가 부족해서 불안감과 공포감이 생기면 투석 생활의 질이 낮아질 수밖에 없다. 환자는 투석으로 야기되는 변화에 대해 미리 배우고 준비해야 한다. 환자가 투석에 대해 이해하면 투석 생활을 원만하게 할 수 있다.

5) 투석 시기 결정

투석을 언제 시작해야 하는가를 결정하는 것은 환자나 가족뿐만 아니라 의료진에게도 매우 중요한 사항이다. 투석을 일찍 시작하면 환자는 투석에 대한 부담을 일찍 느끼고, 투석을 늦게 시작하면 투석 중에 동반되는 질환이나 합병증의 발생빈도가 높고 사망률도 높아지는 것으로 보고되고 있다.

혈청 크레아티닌 농도로 투석 시기를 결정하는 것은 바람직하지 않다. 혈청 크레아디닌 농도가 신장 기능을 정확하게 반영하지 못하며, 요독증이 나타나는 혈청 크레아티닌 농도가 환자마다 다르기 때문이다. 또한 영양실조가 있으면 혈청 크레아티닌 농도가 감소할 수 있으므로 해석에 주의해야 한다. 그러나 혈청 크레아티닌 농도의 증가 속도는 투석 시기를 결정하는 중요한 정보이다.

최근에는 투석을 일찍 시작하는 경향이 있다. 일반적으로 잔여신기능 *residual renal function*이 상대적으로 많이 남아 있을 때 투석을 시작하면 예후가 좋다고 알려져 있기 때문이다. 투석을 일찍 시작하면 요독증으로 인한 영양실조를 막을 수 있다. 반대로 투석을 늦게 시작하면 과잉수분과 요독소가 충분히 제거되지 않아 합병증의 발생률이 증가한다. 특히 당뇨병이 있는 경우에는 신장 기능의 저하 속도가 빠르고 신혈관계 질환을 동반할 가능성이 높기 때문에, 사구체 여과율이 10~15mL/분/1.73m² 이상일 때 투석을 시작하는 것이 바람직하다.

NKF-K/DOQI 임상시행지침은 환자의 체중이 안정되고 요독증이 없으며 영양 상태가 양호한 경우에는 투석 시기를 어느 정도 조정할 수 있으나, 그렇지 않은 경우 주당 신장 Kt/V가 2.0 또는 크레아티닌 청소율이 9~14mL/분 이하이면 투석을 시작하라고 권고하고 있다.

6) 추적 검사

투석 전 만성신부전 환자의 올바른 관리를 위해 주기적으로 감시해야 하는 항목과 그에 필요한 조치를 요약하면 다음과 같다.

감시 항목	검사	조치
신장 기능	혈청 크레아티닌 농도	남성 2.0mg/dL 이상→신장전문의에게 여성 1.5mg/dL 이상→신장전문의에게
	크레아티닌 청소율	신부전의 정도 판단 투석 시기 결정
영양 상태	체중 키 혈청 알부민 농도 인체계측법 주관적 포괄사정법	기본 체중 유지 영양실조 예방 단백질 제한 식사
빈혈	혈색소/적혈구 용적률 체내 철 지표	에리트로포에틴 처방 철 보충
신장골형성장애	혈청 칼슘 농도 혈청 인 농도 혈청 부갑상샘 호르몬 농도	인 제한 식사 인결합제 처방 비타민 D 처방

위험 요소	고혈압	적절한 혈압 조절
	고지질혈증	적절한 혈청 지질 농도 유지
	흡연	금연 프로그램
	당뇨병	혈당 조절

7. 투석 생활의 시작

(1) 정신적 반응

만성신부전으로 진단된 후 치료를 위해 투석이 필요하다는 설명을 듣게 되면 대부분의 환자는 정신적으로 어려움을 겪게 된다. 이때 환자가 겪는 정신적 어려움은 정상적인 반응일 수도 있으나 환자가 어떻게 적응하는가에 따라 그 결과가 많이 달라진다. 환자가 정신적으로 잘 적응하면 빨리 회복하여 투석 생활을 원만하게 할 수 있지만, 제대로 적응하지 못하면 회복하는 데 시간이 오래 걸릴 뿐만 아니라 회복하지 못하는 경우도 있다. 따라서 새로운 투석 생활로 야기되는 정신적인 반응에 대하여 이해하는 것이 매우 중요하다.

환자가 투석 생활에 적응하는 정신적인 반응 단계는 만성질환이 있는 환자가 진단을 받은 후에 갖게 되는 정신적인 반응과 비슷하다. 투석 환자에게서 나타나는 정신적 반응은 ① 위기감, ② 고립감, ③ 분노와 절망,

④ 재건, ⑤ 간헐적 우울증, ⑥ 재생의 6단계로 설명할 수 있다.

1) 위기감

위기감은 환자에게 투석이 필요하다는 진단이 내려졌을 때 환자가 처음 나타내는 정신적인 반응이다. 만성신부전을 오래 경험했을지라도 투석을 시작하게 되면 환자는 새롭게 위기감을 느끼게 된다.

2) 고립감

고립감은 만성신부전이 회복될 수 없다는 것을 알게 되면서 느끼는 정신적인 반응이다. 환자는 다른 사람에게 의존하지 않으려고 한다. 가족이나 친구들이 도우려고 해도 환자는 멀리하려고 한다. 이때 보호자는 환자가 여전히 가치가 있는 사람이라는 것을 인식시킬 필요가 있다. 일상적인 집안일에 참여케 함으로써 환자 자신이 가치가 있으며 필요한 사람이라고 느끼게 하는 것이 중요하다.

3) 분노와 절망

환자가 투석을 하면서 처음 수개월 동안 나타내는 정신적인 반응이다. 환자는 공포, 불안, 원망 그리고 분노 등의 감정을 갖게 된다. "왜 나에게 이런 일이?"라고 절망하며 가족, 친구, 투석 치료팀에게 화를 내기도 한다. 혼자 힘으로는 아무 것도 할 수 없으며 희망이 없다며 슬퍼하고 때로는 죽음에 대해서도 생각한다. 가족이나 투석 치료팀의 도움은 오히려 환자의 자존심이나 자긍심을 떨어뜨릴 수 있다. 따라서 투석 치료팀과 가족은 환자가 생산적이고 활동적인 생활을 계속할 수 있다고 격려해야 한다.

4) 재건

재건은 투석 때문에 변화된 상황에 적응하는 단계이다. 만성질환이 있으면 일상생활은 약간 변화될 수 있고 그 변화는 일시적일 수 있음을 알게 되는 것이다. 환자는 자신이 강하며 건강하다고 느끼면 사회활동에 나서게 된다.

5) 간헐적인 우울증

간헐적인 우울증은 만성질환에서 흔히 나타나는 정신적 반응이다. 일이 잘 되는 날에는 생활에 잘 적응하지만 그렇지 않은 날은 쉽게 실망한다. 이러한 변동은 정상적인 반응이므로 놀랄 일은 아니다. 이때 수면장애, 식욕의 변화, 행복감의 상실, 활동의 감소 등이 나타날 수 있다. 우울증은 치료할 수 있으므로 의심되면 적극적으로 치료해야 한다.

6) 재생

재생은 투석 생활이 이전 생활과 다르더라도 아직 살 만한 가치가 있다는 것을 느끼는 정신적 반응이다. 환자는 투석 이전에 해왔던 일, 즐겼던 일을 찾아 다시 시작하려고 한다.

재활 프로그램은 투석 환자가 재생의 단계로 빨리 그리고 쉽게 들어설 수 있도록 돕는 프로그램이다. 재활 프로그램은 투석 전 만성신부전 단계에서 시작하면 더 효과적이라고 알려져 있다. 만성신부전 및 투석에 대해 알고 서로 이야기하며 치료 계획에 따라 투석 생활을 하면 환자는 새로운 삶을 성공적으로 영위할 수가 있다.

(2) 투석 초반기 적응

만성신부전 환자가 투석을 받기 직전에는 일반적으로 건강상태가 좋지 않다. 신장 기능이 많이 저하되어 있어 요독증이 심하며 심장 질환, 빈혈, 영양실조, 대사산증 등 여러 가지 합병증들을 동반하고 있는 경우가 많다. 특히 투석 전에 제대로 치료하지 않은 경우에는 상태가 더욱 나쁘다.

투석을 시작하면 요독증이 개선되어 식사하기가 수월해지고, 체내 수분이 조절되어 몸이 가뿐해지며 호흡곤란 등 심장부전의 증상이 없어져 환자는 곧 회복될 것이라고 믿을 수도 있다. 반면 투석으로 인해 그동안 축적되어 있던 많은 양의 노폐물과 수분이 한꺼번에 제거되어 근육 경련, 오심, 구토, 어지럼증 등을 호소하기도 한다. 이러한 반응들은 투석을 처음 했을 때 흔히 관찰할 수 있는 것이므로 환자는 투석 초기 단계에 지나친 희망을 갖거나 지나치게 절망하지 말아야 한다. 이 단계에서 투석 치료팀은 환자가 겪을 수 있는 증상과 합병증을 최소화하기 위해 노력하며 때로는 투석을 짧게 자주 하도록 처방할 것이다. 환자도 투석을 하면서 나타나는 여러 증상에 어떻게 대처해야 하는가를 점차 알게 되고 적응할 수 있게 된다.

환자가 투석 초기 단계에 잘 적응하면 투석에 대한 기대가 높아진다. 투석 직전에는 몸에 축적된 노폐물과 수분 때문에 쉽게 피로를 느끼고 몸이 둔하게 느껴지지만 투석 후에는 몸 상태가 나아지고 기분도 한결 좋아진다. 그러나 투석 후에 몸 상태와 기분이 나아지는 것만으로 투석 생활을 즐겁게 받아들이기는 쉽지 않다. 혈액투석을 할 때마다 바늘에 찔리는 고통을 받아야 하고 투석을 하는 4시간이 지루하게만 느껴진다. 이로 인해 환자는 투석을 그만두기를 원하거나 투석 시간을 줄여달라고 요구하기도 한다. 그러나 투석 시간이 줄어 투석이 충분하게 이루어지지 않으면 환자의 상태는 나빠질 수밖에 없다. 충분한 투석을 받는 환자가 더 오래 그리고 더 나은 삶을 사는 것으로 알려져 있다.

(3) 약물 복용

투석이 만성신부전 환자의 생명을 유지할 수 있는 중요한 치료법이기는 하지만 환자의 신장 기능을 정상적으로 대신하지는 못한다. 따라서 투석 환자들은 요독증을 개선하고 합병증을 예방하기 위해서 투석 외에도 여러 가지 약물을 복용해야 한다. 대부분의 환자는 매일 경구용 약물을 복용해야 하며 때로는 주사약물이 필요한 경우도 있다. 약물 처방은 환자의 임상 상태와 정기적으로 시행되는 혈액검사의 결과에 따라 달라진다.

투석 환자에게 처방된 약물의 복용은 매우 중요하다. 약물의 대부분은 투석 환자에게 반드시 필요하며 어떤 약물은 처방된 대로 복용하지 않을 경우 치명적일 수도 있다. 그러나 약물의 양이 많거나 위장장애가 있거나 시간을 맞추지 못하는 등의 이유로 투석 환자가 약물을 처방대로 복용하는 것이 쉽지만은 않다. 따라서 환자는 약물 복용과 관련하여 궁금한 내용이나 어려운 점이 있으면 언제든지 투석 치료팀에게 질문하고 상담해야 한다. 환자의 가족은 환자가 복용하는 약물이 무엇이며 그것이 왜 중요한지를 알아서 환자가 처방된 대로 약물을 복용하도록 도와야 한다.

환자들은 자신의 질환과 관련하여 또는 질환과 관계가 없지만 몸에 좋다는 이유로 비타민이나 건강식품, 민간약품 등 처방전 없이 구입할 수 있는 약물에 호기심을 갖기도 하는데, 어떤 종류든 환자는 담당의사와 꼭 상의해야 한다.

(4) 생활의 변화

투석이 시작되면 환자와 가족의 생활은 많이 변화된다. 적응하는 데는 시간이 필요하지만 변화가 있다는 것을 미리 알고 받아들이면 생활의 변화에 더 잘 적응할 수 있다. 때로는 투석 생활을 통해 가족관계가 더 가까워지고 그 생활에 더 감사할 수도 있다.

1) 가정생활

투석이 시작되면 투석은 환자 생활의 일부가 되고 따라서 가족의 생활에도 여러 가지 변화가 생긴다. 환자가 투석 이전에 했던 일을 가족이 대신하게 될 수도 있으며 환자가 투석을 하는 데 가족의 도움이 절대적으로 필요하기도 하다. 투석 초기 단계에는 대부분의 투석 환자가 가족의 도움을 필요로 한다. 그러나 투석 생활이 안정된 후에는 환자가 적극적으로 생활하면 가족의 도움이 더 이상 필요하지 않을 수도 있다.

2) 사회생활

친한 사이라고 해도 다른 사람들이 투석 환자의 정신적 및 육체적 상태를 이해하는 것은 쉽지 않다. 친구가 투석 환자를 어떤 행사에 초대하지 않거나 친척이 투석 환자를 멀리하더라도 놀랄 일은 아니다. 그들은 만성신부전이나 투석에 대해 잘 알지 못해서 부정적인 견해를 가질 수 있기 때문이다. 이때 환자 또는 그 가족이 만성신부전과 투석에 대해 올바르게 알고 있으면 그들의 의문을 풀어주고 편견을 바로잡을 수 있다. 따라서 가족은 환자가 사회생활에 잘 적응할 수 있도록 환자의 친구, 친척 그리고 친지에게 투석을 올바르게 이해시켜야 한다.

3) 경제생활

가족 중 누군가가 투석을 시작하게 되면 먼저 고려하게 되는 것 가운데 하나가 비용이다. 투석 비용뿐만 아니라 정기적으로 하는 검사비, 약물비용, 합병증으로 입원할 때 드는 비용 등은 부담이 된다. 의료비가 보험에 해당하는지, 의료보험일 때 본인 부담은 얼마나 되는지 그리고 의료보호 혜택을 받을 수 있는지에 대해서 투석 치료팀과 상의할 필요가 있다.

직업은 경제사정과도 연관되는 중요한 관심사다. 투석 전에 직업이 있었던 경우에는 투석을 하면서 직업을 계속 유지할 수 있는지가 경제사정을 크게 좌우할 수 있다. 일의 내용에 따라 다르기는 하지만 투석을 하면서도 일은 계속할 수 있으므로 직업을 유지하려고 노력해야 한다. 직업은 경제적 도움뿐만 아니라 정신적 그리고 육체적으로도 매우 중요한 의미를 갖는다. 특히 투석 환자는 새로운 직업을 다시 갖기가 어렵기 때문에 투석 초기 단계에 직업을 어떻게 유지할지에 대해 투석 치료팀과 상담하는 것이 필요하다.

4) 성생활

투석 환자는 투석을 시작하면서 성생활에 관심을 갖게 된다. 대부분의 사람들은 만성신부전 및 투석이 성생활에 부정적인 영향을 줄 것이라고 생각하기 쉽다. 결혼한 환자는 배우자에게 미안한 마음을 가질 수 있으며 배우자도 이에 대해 민감하게 반응할 수가 있다. 특히 남성의 성기능은 정신적인 면이 많이 좌우하기 때문에 올바르게 이해하지 못하면 성생활에 부정적인 영향을 미치게 된다. 따라서 성생활을 원만하게 유지하기 위해서는 환자뿐만 아니라 배우자도 환자의 성기능에 대해 이해해야 하며, 서로 솔직하게 이야기하고 우선 정신적으로 긍정적인 교감을 나누어야 한다.

투석 환자에게 생기는 성기능 장애의 원인으로는 말초 혈액순환의 장애, 호르몬의 변화, 복용 약물의 부작용, 정신적인 스트레스 등이 있다. 치료는 원인에 따라 달라지지만 기본적으로 에리트로포에틴으로 인한 빈혈의 개선, 적절한 투석, 약물의 교환 등을 고려한다.

투석 중인 가임여성이 임신할 확률은 낮지만 가능성은 충분히 있으며, 남성은 투석을 시작한 후 수개월이나 수년 후에 정자수가 감소되기도 하지만 대개 아이를 가질 수 있다. 임신과 가족계획에 관심이 있는 경우에는 산부인과나 비뇨기과 의사뿐만 아니라 신장전문의와 상담한다.

(5) 투석 치료팀

투석 환자를 치료하기 위해서는 의학적인 치료 외에도 보조적으로 여러 방면의 치료가 함께 이루어져야 한다. 의사, 간호사뿐만 아니라 식사요법이나 의료비 등을 상담하고 도와주는 사람이 팀 구성에 참여해서 유기적으로 협조해야 투석 환자를 적절하게 치료할 수 있다. 광범위하게는 환자 자신과 가족도 투석 치료팀의 일원이다.

1) 신장전문의

신장전문의는 신장질환을 전문적으로 치료하는 의사를 말한다. 신장전문의는 투석 센터에서 각 환자에게 맞는 치료 계획을 세우고 처방하며 규칙적으로 환자를 진찰한다. 또 환자가 투석 생활에 잘 적응할 수 있도록 환자와 가족을 교육하고 상담한다.

2) 간호사

간호사는 신장전문의의 처방에 따라 직접 환자에게 투석을 시행한다. 간호사는 투석에 대해 환자에게 교육하며 투석과 관련한 제반 사항에 대한 정보를 제공한다. 환자와 많은 시간을 함께하기 때문에 환자에 관한 정보를 많이 얻을 수 있고, 환자는 간호사에게 궁금한 사항을 쉽게 질문할 수 있다. 또 간호사는 환자의 투석 일정을 정한다.

3) 영양사

영양사는 투석 환자기 지켜야 할 식시요법에 대해 교육하고 그 실천을 감시한다. 또 환자가 영양실조에 걸리지 않도록 정기적으로 영양 상태를 평가하고 필요하면 그에 대한 조치를 취한다. 환자는 외식을 할 때나 여행할 때 필요한 식사요법에 대해 궁금한 사항이 있으면 영양사에게 묻는다.

4) 사회복지사

사회복지사는 환자와 가족에게 투석 생활 중에 필요한 의료 외적인 사항에 대한 정보를 제공한다. 사회복지사는 투석과 관련한 의료보험, 교통정보, 가족관계, 직업 및 자선 그리고 사회복지 등에 대한 정보를 알려 준다. 환자와 가족은 이러한 사항에 대해 궁금한 점이 있으면 사회복지사에게 질문하고 답을 구할 수 있다.

5) 외과의사

외과의사는 혈액투석을 위한 동정맥루와 동정맥 이식편을 만들고 복막투석을 위한 도관을 복강에 설치한다.

6) 투석 기사

투석 기사는 혈액투석의 경우 혈액투석 기계를 유지하고 관리하며 물의 올바른 공급을 위해 정수기를 정기적으로 점검한다. 투석기를 재사용할 때는 투석기를 소독하는 일도 한다.

(6) 가족의 역할

가족 중 한 사람이 만성신부전이라는 진단을 받아 투석이 필요해지면 가족도 영향을 받는다. 환자가 만성신부전으로 진단받을 때 느끼는 정신적 증상 즉, 불안, 공포, 황폐감, 분노 등의 감정 상태가 가족에게도 나타날 수 있는데 이는 지극히 정상적인 것이다. 가족은 또한 환자의 투석 생활로 인해 시간적·경제적 제약을 받는다.

가족과 환자의 생활은 생활의 변화에 어떻게 적응하는가에 따라 크게 달라진다. 투석 환자의 삶의 질을 향상하기 위해서는 가족의 역할이 매우 중요하다. 가족은 투석 치료팀의 일원으로 환자가 보다 나은 생활을 할 수 있도록 한몫을 담당해야 한다.

1) 환자와의 관계

가족 중 누군가에게 정기적으로 투석이 필요해지면 아마도 가족 관계는 어떤 형태로든 변할 것이다. 이때 만성신부전이란 단지 신장이 제 기능을 하지 못하는 것일 뿐이라는 사실을 이해해야 한다. 그 사실만 제외하면 환자는 예전 그대로이다. 투석을 하기 전에 환자와의 관계가 원만했다면 계속 그 관계를 유지할 수 있다. 투석을 하기 전에 관계가 원만하지 못했다면 투석 생활이 오히려 둘 사이의 관계를 좋게 바꿀 수도 있다.

2) 균형 유지하기

환자가 투석을 하면서 음식물 섭취를 제한하고 많은 약물을 복용해야 한다는 사실에 환자에게 미안한 마음을 가질 수도 있고, 반대로 환자의 투석 생활 때문에 영향을 받아야 한다는 사실에 화가 날 수도 있다. 어느 날은 환자를 도와야 한다는 의무감에 헌신하지만 다른 날은 환자에게 소홀할 수도 있다. 이처럼 생각이나 행동이 편협하거나 일정하지 않으면 환자는 정서적으로 불안감을 느끼게 된다. 따라서 환자가 투석 생활을 원만하게 하도록 하려면 가족은 감정과 행동을 균형 있게 유지하여야 한다.

3) 환자를 돕는 방법

환자를 도울 때는 균형이 있어야 한다. 환자를 일방적으로 도와주거나 일방적으로 도와주지 않는 것은 모두 바람직하지 않다. 환자는 마음이 시시각각 변하면서 요구사항이 바뀔 수도 있다. 지나친 요구를 하는가 하면 돕는 것을 거부하는 경우도 있다.

일반적으로 환자에게 도움을 주는 가장 좋은 방법은 진지하게 대화하는 것이다. 대화를 통해서 환자에게 필요한 도움이 무엇인지 파악할 수 있다. 환자와 대화하다 보면 환자를 돕는 균형감각을 터득하게 된다.

장기적으로는 환자가 독립할 수 있도록 격려하는 것이 바람직하다. 환자가 투석 생활에 적응하여 안정이 되면 환자가 투석 이전에 좋아했고 여전히 할 수 있는 일들에 관심을 갖도록 하는 것도 환자를 돕는 한 가지 방법이다. 투석 환자도 간단한 집안일은 할 수 있으며, 취미생활과 여행을 할 수도 있다. 투석을 하기 전처럼 일을 할 수 있다고 격려하는 것은 환자에게 큰 도움이 된다.

여행을 좋아하면 얼마든지 여행을 할 수 있다. 여행지 근처에 있는 투석 센터에서 투석을 할 수 있도록 미리 연락하여 시간을 조정하면 며칠 또는 1주일 동안 여행하는 것도 가능하다. 여행지의 투석 센터와 투석 시간은 투석 치료팀과 상의하면 어렵지 않게 알 수 있다.

4) 자신의 일 찾기

투석 환자를 돕다 보면 때때로 본인의 일을 잊을 수도 있다. 그러나 투석 생활로 많은 변화가 있더라도 가족은 예전 그대로 일을 계속 하는 것이 중요하다. 가족이 안정적인 생활을 해나가면 환자도 정서적으로 도움을 받는다. 가족이 환자에게 도움을 요청하면 환자도 가족을 위해 무엇인가 할 수 있다는 자부심을 갖게 된다.

만성신부전과 관련된 단체에서 봉사활동을 하면 자신의 가족만 힘들고 외로운 상황이 아니라는 것을 알게 된다. 또 여러 사람을 위해 좋은 일을 한다는 자부심을 느끼게 된다.

5) 투석 치료팀과의 관계

투석 치료팀은 환자뿐만 아니라 가족에게도 중요한 존재다. 투석 치료팀은 가족이 궁금해하는 사항에 대해 알려주고 투석과 관련한 자료를 제공하며 환자의 예후를 설명해준다. 또한 다른 투석 환자의 가족과 교류할 수 있도록 주선해줄 것이다. 따라서 가족은 환자와 관련한 궁금한 사항을 투석 치료팀에게 질문하고 상의하는 데 주저할 이유가 전혀 없다.

투석 센터 근무 시간에 급히 알고 싶은 사항이 있으면 투석 센터로 연락하여 질문하면 된다. 투석 센터의 근무 시간이 아닌 경우에는 응급 담당

간호사에게 연락한다.

  그렇지만 투석 센디를 응급센터로 여기지 않는 것이 바람직하다. 응급상황일 때는 앰뷸런스를 이용하여 직접 응급센터로 가야 한다. 응급상황인지 아닌지를 판단할 수 없는 경우에는 간호사나 의사에게 연락하여 증상을 이야기한다. 투석 치료팀은 투석 센터로 가야 하는지 아니면 응급센터로 가야 하는지 알려줄 것이다.

  투석은 투석 센터에서 미리 계획한 시간표에 따라 이루어지므로 투석 시간을 변경해야 하는 경우에는 미리 전화로 확인해야 한다.

8. NKF-K/DOQI 임상시행지침

  투석의 목적은 단순히 생명을 유지하고 연장하는 것이 아니다. 환자가 투석을 받기 전에 하던 일을 계속하고 또는 하기를 원하는 것을 할 수 있도록 재활하는 데 목적이 있다. 투석 기술의 발달과 에리트로포에틴의 이용으로 투석 치료의 임상 결과가 많이 향상되었다고는 하지만 아직도 개선의 여지가 많다. 투석 환자가 보다 나은 투석 생활을 하기 위해서는 투석 치료를 표준화하며 투석 치료의 결과를 측정하고 평가하는 시스템이 필요하다.

  미국신장재단은 미국의 신장 환자를 돕기 위해 설립된 조직으로, 1995년 3월 만성신부전 환자의 치료 결과를 향상하기 위해 위원회를 발족하였다. 위원회는 1997년에 그동안 투석에 관해 연구되었던 논문들을 분석하여, 증거를 토대로 한 투석 치료의 기준을 제시하는 NKF-DOQI 임상시행지침을 발표하였다. 그 지침에는 혈액투석 적절도, 복막투석 적절도, 혈관접속로, 빈혈에 대한 내용이 포함되어 있는데 나중에 영양에 대한 내용이 추가되었다. DOQI는 Dialysis Outcome Quality Initiative의 약자이다.

NKF-DOQI 임상시행지침은 그동안 미국의 투석 센터에서 서로 다르게 시행되던 투석 치료를 표준화했으며 투석 환자의 삶의 질을 향상하는데 크게 기여하였다. 이 지침은 투석 치료와 관련된 제약회사의 도움으로 만들어졌으며, 미국뿐만 아니라 세계 여러 나라에서 광범위하게 채택해 투석 환자의 치료 지침을 정하는 데 참고하고 있다.

DOQI 임상시행지침은 2000년에 투석 전의 만성신부전 환자에까지 그 범위를 넓혔다. 이는 투석 전에 만성신부전을 올바르게 관리하면 투석을 하지 않을 수도 있고 투석 시기를 늦출 수도 있으며, 투석 치료를 받는 경우에도 치료 결과를 향상할 수 있다는 개념을 토대로 한 것이다. DOQI는 2000년에 K/DOQI(*Kidney Disease Outcomes Quality Initiative*)로 변경되었으며 동시에 1996년 이후에 발표된 연구논문들을 분석하여 만성신부전 환자에 대한 새로운 임상시행지침을 발표하였는데 이것이 NKF-K/DOQI 임상시행지침이다. 2002년에는 만성신부전의 개념에 대해 이해하기 쉽도록 만성신부전을 새롭게 정의하고 5단계로 분류하여 각 단계에 따라 필요한 조치를 제시하였다.

NKF-K/DOQI 임상시행지침이 연구논문의 증거를 토대로 만들어지기는 했으나, 투석 환자의 관리를 표준화할 수는 없으며 단지 추천되는 기준으로 제시되고 있다. 따라서 투석 치료팀은 투석 환자의 관리에 이를 포괄적으로 적용할 수는 있어도, 환자에 따라서 적용하기 어려운 경우도 있음을 염두에 두어야 한다. 임상시행지침에 포함된 내용은 이 책에서 그와 관련된 부분에 기본적으로 많이 인용되고 있다.

참고문헌

1. 투석 생활

Golper T: Patient education: can it maximize the success of therapy? Nephrol Dial Transplant 16(suppl 7):S20-S24, 2001

2. 신장 기능

【인터넷 문헌】

사구체 여과율, 요소 및 크레아티닌 청소율 계산
  http://www.hdcn.com/hd/gfrcalc.htm

3. 만성신부전

대한신장학회 등록위원회: 우리나라 신대체요법의 현황―인산 민병석 교수 기념 말기 신부전 환자 등록사업 2002―. 대한신장학회지 22(2):S353-S377, 2003

National Kidney Foundation: K/DOQI clinical practice guidelines for chronic kidney disease: evaluation, classification and stratification. Am J Kidney Dis 39(suppl 1):S1-S71, 2002

6. 투석 전 만성신부전 관리

Austrian Multicenter Study Group of r-HuEPO in Predialysis Patients: Effectiveness and safety of recombinant human erythropoietin in predialysis patients. Nephron 61:399-403, 1992

Golper T: Patient education: can it maximize the success of therapy? Nephrol

Dial Transplant 16(suppl 7):S20-S24, 2001

Hunsicker LG, Adler S, Caggiula A, England BK, Greene T, Kusek JW, Rogers NL, Teschan PE, The Modification of Diet in Renal Disease Study Group: Predictors of the progression of renal disease in the modification of diet in renal disease study. Kidney Int 51:1908-1919, 1997

Kshirsagar AV, Joy MS, Hogan SL, Falk RJ, Colindres RE: Effect of ACE inhibitors in diabetic and nondiabetic chronic renal disease: a systemic over-view of randomized placebo-controlled trials. Am J Kidney Dis 35:695-707, 2000

Levin A, Singer J, Thompson CR, Ross H, Lewis M: Prevalent left ventricular hypertrophy in the predialysis population: identifying opportunities for intervention. Am J Kidney Dis 27:347-354, 1996

Muirhead N: The rationale for early management of chronic renal insufficiency. Nephrol Dial Transplant 16(suppl 7):S51-S56, 2001

National Kidney Foundation Task Force on Cardiovascular Disease: Controlling the epidemic of cardiovascular disease in chronic renal disease: What do we start? Am J Kidney Dis 32(suppl 3):S5-S13, 1998

Obrador GT, Pereira BJG: Early referral to the nephrologist and timely initiation of renal replacement therapy: a paradigm shift in the management of patients with chronic renal failure. Am J Kidney Dis 31:398-417, 1998

Pereira JG, Cohen JJ, Harrington JT, Madias NE, Zusman CJ: Optimization of pre-ESRD care: the key to improved dialysis outcomes. Kidney Int 57:351-365, 2000

Portoles J, Torrablo A, Martin P, Rodrigo J, Herrero JA, Barrientos A: Cardiovascular effects of recombinant human erythropoietin in predialysis patients. Am J Kidney Dis 29:541-548, 1997

Roubicek C, Brunet P, Huiart L, Thirion X, Leonetti F, Dussol B, Jaber K, Andrieu D, Ramananarivo P, Berland Y: Timing of nephrology referral: influence on mortality and morbidity. Am J Kidney Dis 36:35-41, 2000

7. 투석 생활의 시작

Golper T: Patient education: can it maximize the success of therapy? Nephrol Dial Transplant 16(suppl 7):S20-S24, 2001

Hannah R, Levin NW, London R, Osheroff WJ: Renal disease in the managed care setting: selection and monitoring of outcome criteria. Am J Kidney Dis

33(suppl 1):S4-S9, 1999

LeMaistre J: After the diagnosis: from crisis to personal renewal for patients with chronic illness. Published by Ulysses Press. Berkeley, CA, 1995

Rasgon S, Schwankovsky L, James-Rogers A, Widrow L, Glick J, Butts E: An intervention for employment maintenance among blue-collar workers with end-stage renal disease. Am J Kidney Dis 22:403-412, 1993

8. NKF-K/DOQI 임상시행지침

Eknoyan G, Levin NW, Eschbach JW, Golper TA, Owen WF, Schwab S, Steinberg EP: Continuous quality improvement: DOQI becomes K/DOQI and is updated. Am J Kidney Dis 37:179-194, 2001

National Kidney Foundation: K/DOQI clinical practice guidelines for hemodialysis adequacy. Am J Kidney Dis 37(suppl 1):S37-S64, 2001

National Kidney Foundation: K/DOQI clinical practice guidelines for peritoneal dialysis adequacy. Am J Kidney Dis 37(suppl 1):S65-S136, 2001

National Kidney Foundation: K/DOQI clinical practice guidelines for vascular access. Am J Kidney Dis 37(suppl 1):S137-S181, 2001

National Kidney Foundation: K/DOQI clinical practice guidelines for anemia of chronic kidney disease. Am J Kidney Dis 37(suppl 1):S182-S238, 2001

National Kidney Foundation: NKF-DOQI clinical practice guidelines for nutrition in chronic renal failure. Am J Kidney Dis 35(suppl 2):S1-S140, 2000

제 2 장 _ 혈액투석

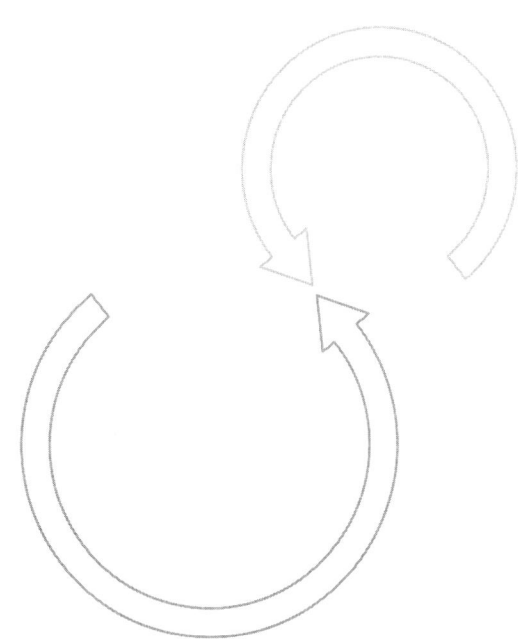

혈액투석은 투석기라는 필터를 사용하여 혈액 속의 노폐물과 수분을 제거하는 것을 말한다. 환자의 몸에서 나와 혈액연결관을 통해 체외순환을 하는 혈액은 투석기를 거치면서 노폐물이 제거되어 깨끗해진 혈액은 다시 몸 안으로 들어간다.

2002년 말 현재 우리나라에서 신대체요법(투석 및 신장이식)을 받는 환자수는 33,993명이다. 이 중 혈액투석 환자는 20,010명으로 58.9%이며, 투석 환자 중에서는 약 77.8%를 차지한다.

1. 혈액투석의 기초

투석은 기본적으로 환자의 몸에 축적된 노폐물을 몸 밖으로 제거하거나 청소한다는 의미를 갖고 있다. 따라서 혈액투석을 할 때 투석이 제대로 되고 있는지 확인하려면 우선 어떤 물질을 청소하는 투석기의 능력에 대한 개념을 알아야 한다.

(1) 청소율

청소율clearance이란 어떤 물질을 몸에서 제거하거나 청소할 수 있는 능력의 정도를 나타내는 용어이다. 즉 투석을 할 때 어떤 물질을 혈액에서 완전히 제거하는 투석기의 능력을 단위 시간에 대한 혈액의 양으로 표시한 것이다.

(2) 요소 청소율

요소는 단백질이 분해된 아미노산 질소로부터 암모니아로 전환된 후 간에서 만들어지며, 체내 노폐물이 소변을 통해 배설되는 대표적인 물질로 노폐물을 반영하는 지표이다. 또한 요소는 분자량이 작아서 투석막을 쉽게 통과하며 혈액의 혈장과 적혈구 사이를 이동하기 때문에 청소율을 측정할 때 적혈구 용적률의 영향을 적게 받는다. 따라서 요소 청소율urea clearance은 어떤 투석기로 체내 노폐물을 얼마나 잘 제거할 수 있는가를 나타낼 때 많이 사용한다.

요소 청소율에 영향을 주는 요소는 다음과 같다.

1) 혈류 속도

혈류 속도는 투석 기계 펌프의 작용으로 체외순환하는 혈액의 속도를 말한다. 일반적으로 혈류 속도가 빨라지면 요소 청소율이 증가한다. 그러나 요소 청소율은 어느 수준에 이르면 혈류 속도가 빨라져도 더 이상 증가하지 않는다.

2) 투석액 속도

투석액 속도를 높이면 일반적으로 요소 청소율이 증가한다. 저유량 투석기를 사용하면 투석액 속도는 보통 500mL/분으로 일정하기 때문에 요소 청소율에 대한 영향은 무시할 정도이다. 그러나 고효율 투석기를 사용하여 혈류 속도를 350mL/분 이상으로 높이고 투석액 속도를 800mL/분으로 유지하면 저유량 투석기를 사용할 때보다 요소 청소율이 약 12% 정도 증가한다.

3) 투석기 요소 청소능

투석기 요소 청소능은 보통 혈류 속도 200mL/분, 투석액 속도 500mL/분에서 측정한 투석기의 요소 청소율로 투석기의 효율을 반영한다. 따라서 요소 청소능이 큰 투석기를 사용하면 요소 청소율이 높아진다.

(3) 투석 적절도

투석 적절도 *dialysis adequacy*란 투석을 시행할 때 투석이 환자에게 적절한가를 나타내는 용어이다. 투석이 적절하면 합병증 발생률 및 사망률이 감소하고 투석 생활의 질이 높아진다. 반면 투석이 부적절하면 환자의 생존율이 감소하고 병원 입원율이 높아진다.

투석 적절도는, 투석이 적절하려면 혈액투석에서 혈류 속도를 어느 정도로 하며 어떤 투석기를 사용하고 투석은 1회에 몇 시간, 1주일에 몇 회 해야 하는지, 또 복막투석은 지속성 휴대 복막투석을 할 것인지 자동 복막투석을 할 것인지, 투석액의 양을 어느 정도로 하고 투석액의 교환횟수는 몇 회로 할 것인지 등에 대한 의문을 해결하기 위한 개념이다.

(4) 투석량

투석 적절도에 대한 개념을 이해하기 위해서는 투석으로 제거된 노폐물의 양을 측정해야 하는데 이를 투석량 dose of dialysis이라고 한다. 일반적으로 노폐물을 대표하는 물질로 요소를 이용하기 때문에 투석량은 투석으로 제거된 요소의 양으로 표시한다.

투석량을 나타내는 지표로 요소 감소율과 Kt/V가 있다. 요소 감소율은 투석 전과 후의 혈액 요소 농도를 측정하여 계산하며, Kt/V는 요소 감소율, 체중, 초미세여과량을 이용하여 구할 수 있지만 계산 과정이 복잡하기 때문에 컴퓨터를 이용해야 한다.

1) 요소 감소율

요소 감소율 urea reduction ratio; URR은 투석 전과 비교하여 투석 후에 감소된 혈액 요소 농도의 비율이다. 계산 방법이 간단해서 투석 적절도의 지표로 가장 많이 사용한다.

$$\text{요소 감소율} = \frac{\text{투석 전 혈액 요소 농도} - \text{투석 후 혈액 요소 농도}}{\text{투석 전 혈액 요소 농도}}$$

$$= 1 - \frac{\text{투석 후 혈액 요소 농도}}{\text{투석 전 혈액 요소 농도}}$$

투석 전 혈액 요소 농도가 100mg/dL이고 투석 후 혈액 요소 농도가 35 mg/dL이면 요소 감소율은 (100-35)÷100 = 0.65가 되며 보통 65%로 표시한다.

NKF-K/DOQI 임상시행지침에서는 적절한 혈액투석이 이루어지기 위한 최소 투석량은 요소 감소율 65%라고 제시하고 있다. 그러나 요소 감소율은 초미세여과량에 따라 달라질 수 있으므로 적절한 투석이 이루어지도록 하기 위해서는 Kt/V를 함께 고려하는 것이 바람직하다.

2) Kt/V

고치Gotch와 사전트Sargent는 투석기의 요소 청소능(K), 투석 시간(t) 그리고 체내 요소분포량(V) 사이의 연관성을 찾아 Kt/V를 투석량의 개념으로 도입하였다. K는 투석기마다 다르며 단위는 L/시간이다. t는 1회 투석에 걸리는 시간이며 단위는 시간이다. V는 체내 요소의 분포량을 말하며 요소가 각 조직 사이를 이동하므로 결국 체내 수분의 분포량과 같으며 일반적으로 남자는 체중의 55%, 여자는 체중의 50% 정도가 된다. V의 단위는 L이므로 결국 Kt/V의 단위는 없다.

Kt/V가 1.0 이하이면 Kt/V가 1.2 이상인 경우보다 상대적 사망 위험도가 높고, 반대로 Kt/V가 0.1 증가할 때마다 사망의 위험은 5~7%가 줄어든다고 보고되고 있다. NKF-K/DOQI 임상시행지침은 투석량이 알맞지 않아 합병증이 발생하는 것을 예방하기 위해서 Kt/V가 최소 1.3 이상이 되도록 처방해야 하며 실제 측정된 Kt/V는 최소한 1.2 이상이 되어야 한다고 설명하고 있다.

3) 잔여신기능

투석 환자라도 신장 기능의 일부는 남아 있을 수 있는데 이를 잔여신기능 residual renal function이라고 한다. 따라서 투석 환자에서 총 요소 청소율은 투석으로 인한 요소 청소율과 환자의 신장에서 나타난 요소 청소율을 더해서 구해야 한다.

일반적으로 잔여신기능은 투석 초기에 어느 정도 남아 있다가 투석 기간이 길어지면서 감소한다. 투석 환자에게 잔여신기능이 많이 남아 있을수록 생존율이 높다고 알려져 있으므로, 투석을 하더라도 환자의 신장이 더 이상 손상되지 않도록 잔여신기능을 잘 보존하고 유지하는 것이 매우 중요하다. 따라서 혈액투석 중에는 저혈압 발생을 최소화해야 하며 신장 기능에 나쁜 영향을 주는 약물의 사용을 가능한 한 피해야 한다.

잔여신기능은 투석 후 혈액 요소 농도를 측정하고 이후 다음 투석을 할 때까지 모은 소변에서 요소 농도를 측정하며, 다음 투석 전 혈액 요소 농도를 측정하여 다음과 같은 공식에 따라 구한다.

잔여신기능 =

$$\text{잔여신기능} = \frac{\text{소변 요소 농도(mg/dL)} \times \text{소변량(mL)}}{\{(\text{투석 후 혈액 요소 농도} + \text{투석 전 혈액 요소 농도}) \div 2\}(\text{mg/dL}) \times \text{투석 간 시간(분)}}$$

예를 들어 투석 후 혈액 요소 농도가 20mg/dL, 다음 투석 전 혈액 요소 농도가 80mg/dL이고 소변량이 1,500mL, 소변 요소 농도가 200mg/dL이며 투석 사이의 시간이 44시간이면 잔여신기능은 다음과 같다.

$$\text{잔여신기능} = \frac{200\text{mg/dL} \times 1,500\text{mL}}{\{(20+80) \div 2\}\text{mg/dL} \times (44 \times 60)\text{분}} \fallingdotseq 2.27\text{mL/분}$$

2. 혈액투석의 구성

혈액투석은 크게 투석 기계, 투석기 및 혈액연결관, 투석액, 정수시스템을 거친 물, 항응고제로 이루어진다. 일반적인 혈액투석의 모습은 다음과 같다.

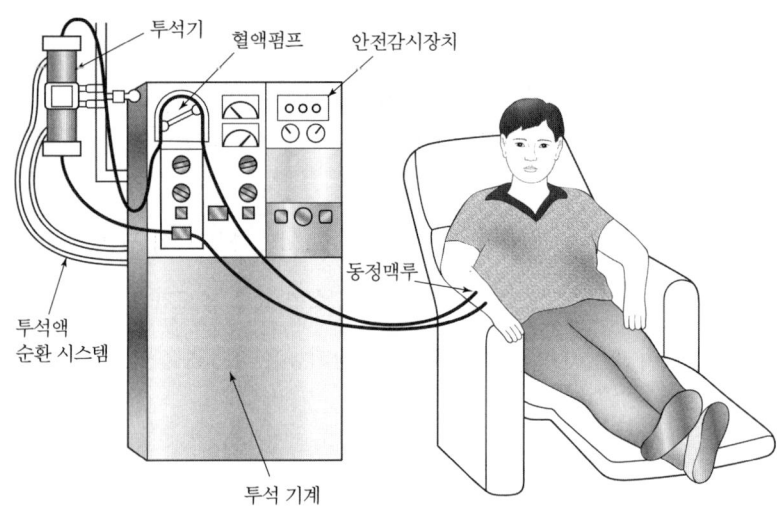

일반적인 혈액투석 모습

(1) 투석 기계

투석 기계는 혈액펌프, 투석액 순환시스템 그리고 안전감시장치로 구성되어 있다.

혈액펌프는 혈관접속로를 통해 혈액을 몸 밖으로 나오게 하여 투석기로 보내고 투석된 혈액을 다시 몸 안으로 들어가게 하는 동력을 만들어낸다. 혈액펌프는 롤러 모양이며 혈액연결관의 두꺼운 부분에 압력을 가해 혈액을 앞쪽으로 이동시킨다. 혈액펌프의 회전 속도는 환자의 혈류 속도를 결정한다.

투석액 순환시스템은 투석 농축액이나 농축가루를 물과 혼합하여 투석기로 보낸다. 이 시스템은 투석액의 농도를 일정하게 유지하고 투석기로 보내기 전에 투석액을 적절한 온도(보통 34.5~36.5℃)로 가열한다.

투석 기계에는 투석이 안전하게 이루어질 수 있도록 여러 가지 감시장치가 있다. 혈액의 흐름을 확인하기 위해 혈액연결관의 동맥라인과 정맥라인에서 압력을 측정하는 장치가 있으며, 공기가 들어가는 것을 막는 공기감지장치와, 투석액의 전해질 농도와 온도를 일정하게 유지하기 위한 장치들이 있다.

(2) 혈액연결관

혈액투석이 이루어지려면 우선 환자의 혈액이 혈관접속로에 삽입된 바늘이나 정맥에 삽입된 도관을 통하여 혈액연결관blood tubings으로 이동해야 한다. 혈액연결관은 혈액이 투석을 위해 체외순환을 할 때 투석기를 제외하고 머무르게 되는 부분이다. 일반적으로 혈액이 혈관접속로에서 나와 투석기로 들어가는 부분을 동맥라인, 투석기에서 몸으로 되돌아가는 부분을 정맥라인이라고 한다. 혈액연결관에는 헤파린 같은 약물을 주입하거나 혈액을 채취할 수 있는 구멍이 있다.

(3) 투석기

투석기는 혈액연결관을 통해 체외순환하는 혈액이 투석액과 교차하면서 투석이 이루어지는 중요한 부분이다. 투석기는 일반적으로 원통형의 모양을 하고 있으며 투석막이라는 반투막을 사이에 두고 혈액 구획과 투석액 구획으로 나뉜다. 혈액 구획은 위아래에 한 개씩 있는 혈액 통로를 통해 혈액연결관과 이어지고, 투석액 구획은 투석기의 옆쪽 위아래에 한 개씩 있는 투석액 통로를 통해 투석액 순환시스템에 연결된다. 투석막은 작은 섬유관으로 되어 있으며 한 투석기에 약 10,000개 전후의 섬유관이 있다.

1) 투석막의 종류

투석막은 재질에 따라 다음과 같이 나누어진다.

① 셀룰로오스 투석막

셀룰로오스 투석막cellulose membrane은 가격은 저렴하지만 혈액과 접촉할 때 다른 투석막보다 면역반응이 더 잘 일어난다. 큐프로판 투석막이 여기에 속한다.

② 대체 셀룰로오스 투석막

셀룰로오스 투석막은 표면에 자유 수산화기free hydroxyl group가 있어 혈액과 접촉할 때 면역반응을 일으키는 것으로 알려져 있다. 대체 셀룰로오스 투석막substituted cellulose membrane은 이 면역반응을 줄이기 위해 자유 수산화기에 화학적으로 아세테이트와 같은 물질을 결합시킨 투석막을 말한다. 셀룰로오스 아세테이트, 셀룰로오스 디아세테이트, 셀룰로오스 트리아세테이트 투석막 등이 여기에 속한다.

③ 셀룰로합성 투석막

셀룰로합성 투석막cellulosynthetic membrane은 셀룰로오스에 합성물질을 결합하여 만든 투석막이다. 셀룰로오스 투석막에 비해 면역반응이 줄어

들어 생체 적합성이 크게 향상되었다. 헤모판 투석막이 여기에 속한다.

④ 합성 투석막

합성 투석막synthetic membrane은 화학적으로 합성한 재질로 만든 투석막으로 폴리아크릴로니트릴, 폴리술폰, 폴리아미드 그리고 폴리메타아크릴레이트 투석막 등이 여기에 속한다.

2) 보체 활성화

보체는 세균이나 항원-항체 결합체를 인지하고 일련의 반응을 거쳐 세포를 분해하는 물질이다. 셀룰로오스 투석막으로 된 투석기로 혈액투석을 하는 경우 투석막의 자유 수산화기와 혈액 속의 혈구세포 사이에 면역 반응이 일어나 보체가 활성화한다. 보체 활성화complement activation는 투석 중에 일어나는 여러 임상 증상과 관련이 있을 것으로 생각되며 투석막의 재질이 인체에 얼마나 적합한지를 나타내는 척도로 사용되기도 한다. 보체 활성화는 주로 셀룰로오스 투석막을 사용할 때 관찰될 수 있으며, 대체 셀룰로오스 투석막, 셀룰로합성 투석막 그리고 합성 투석막을 사용하는 경우에는 덜한 것으로 알려져 있다.

3) 투석기 능력

투석기 능력을 나타내는 지표는 용질 청소능과 초미세여과능이다.

① 용질 청소능

용질 청소능은 혈류 속도 200mL/분 또는 300mL/분에서 측정한 요소, 크레아티닌, 비타민 B_{12} 그리고 β_2-마이크로글로불린에 대한 청소율이다.

용질 청소능은 투석막의 두께, 면적, 치밀도, 구성 디자인 그리고 구멍의 크기에 따라 결정된다.

요소 청소능은 투석의 양을 계산할 때도 이용하기 때문에 투석기 능력을 표시하는 데 가장 많이 사용한다. 요소 KoA(*dialyzer mass transfer area coefficient for urea*)는 혈류 속도와 투석액 속도를 가능한 한 최대로 했을 때 이론적으로 나올 수 있는 투석기의 최대 요소 청소율로, 투석막의 투과상수(Ko)와 유효표면적(A)을 곱해서 구한다. 요소 KoA가 500mL/분 이하인 투석기는 저효율 투석이나 저체중에, 500~700mL/분인 투석기는 중등도 효율의 투석에 그리고 700mL/분 이상인 투석기는 고효율 투석이나 과체중에 사용한다.

크레아티닌 청소능은 일반적으로 요소 청소능의 70~95%이며, 대부분의 경우 요소 청소능과 비례하여 측정되므로 임상적으로 큰 의미는 없다.

비타민 B_{12} 청소능은 요소나 크레아티닌 청소능보다 낮으며 중분자 물질의 청소율을 반영하는 지표이다.

β_2-마이크로글로불린은 분자량이 11,000인 고분자 물질로 최근에는 β_2-마이크로글로불린 청소능을 측정하여 투석기의 효율을 평가하는 데 이용하기도 한다. 그러나 β_2-마이크로글로불린 청소능은 실제로 측정하는 것이 어렵기 때문에 거의 사용되지 않는다. 셀룰로오스 투석막이나 헤모판 투석막 등의 저유량 투석기는 β_2-마이크로글로불린 청소능이 없거나 매우 낮으며, 합성막으로 만들어진 고유량 투석기는 β_2-마이크로글로불린을 의미 있게 제거하는 것으로 알려져 있다. β_2-마이크로글로불린을 투석으로 제거하면 투석과 연관된 아밀로이드증을 줄일 수 있다는 보고가

있으나 임상적 의미는 아직 확실하지 않다.

② 초미세여과능

초미세여과능ultrafiltration characteristics; Kuf은 투석기가 초미세여과시킬 수 있는 능력, 즉 체내 수분을 제거할 수 있는 능력을 말한다. 투석막에 작용하는 단위압력으로 시간당 얼마나 많은 수분을 제거할 수 있는가를 반영하며 단위는 mL/시간/mmHg이다. 투석막에 작용하는 압력이 250 mmHg일 때 시간당 수분을 1,000mL씩 제거한다면 초미세여과능은 4mL/시간/mmHg이다.

4) 투석막의 표면적과 구멍

투석기의 용질 청소능은 투석막 구멍의 특성과 총표면적에 따라 달라진다. 투석막의 총표면적은 0.8~2.1m^{2}로 다양하며 환자의 상태에 따라 선택한다.

5) 투석막 두께

일반적으로 투석막의 두께가 얇으면 두꺼울 때보다 투과성이 더 높다. 반면 투석막에 작용하는 압력에는 그만큼 견디기가 어렵다.

6) 투석기 효율과 유량성

소분자 물질에 대한 투석기의 청소능은 투석막의 디자인과 두께에 따라 어느 정도 영향을 받지만 대부분 투석막의 총표면적에 좌우된다. 투석막의 표면적이 넓어 요소 청소능이 높은 투석기를 고효율 투석기high-efficiency dialyzer라고 하는데, 투석막의 구멍 크기는 중요하지 않다. 따라서 고효율 투석기라도 투석막의 구멍이 크면 β_2-마이크로글로불린을 제거할 수 있지만 구멍이 작으면 β_2-마이크로글로불린을 제거할 수 없다.

고유량 투석기high-flux dialyzer는 투석막의 구멍이 커서 수분 제거율이 높은 투석기로 초미세여과능이 20mL/시간/mmHg 이상이다. 따라서 고유량 투석기는 β_2-마이크로글로불린처럼 분자량이 큰 물질도 의미 있게 제거한다.

7) 투석기 멸균법

투석기를 만들 때 멸균 처리하는 것은 매우 중요하다. 멸균법에는 에틸렌산화물법ethylene oxide, 감마선조사법gamma irradiation, 증기멸균법steam autoclaving 등이 있다.

(4) 투석액

투석액은 투석기에서 혈액과 교차하면서 투석이 일어나게 하는 용액이다. 투석액은 투석기계 안에서 투석액 농축액이나 농축가루가 물과 일정한 농도로 혼합되어 만들어진다.

1) 농축액

농축액은 중탄산염bicarbonate, 나트륨, 칼슘, 포도당 등 투석 환자에게 필요한 여러 물질을 포함하는데 환자 상태에 따라 함량이 달라진다. 고농도의 칼슘과 마그네슘은 중탄산염과 결합하여 침전물을 형성하기 때문에 농축액은 두 개로 나누어 보관한다. 하나는 중탄산염을 포함하고, 다른 하나는 칼슘, 마그네슘 등 전해질과 포도당을 포함한다. 두 농축액은 투석 기계에서 정수된 물과 동시에 혼합되어 투석액으로 만들어지며 최종 투석액의 산도는 보통 pH 7.1~7.3이다.

2) 농축가루

농축액은 세균이 번식할 수 있고 부피가 크기 때문에 운송과 보관이 어렵다. 이러한 농축액의 단점 때문에 농축가루를 만들어 사용하기도 한다. 농축가루는 부피가 작아 보관이 쉽고 개봉해서 직접 투석 기계에 연결하여 사용하므로 감염의 위험이 적다.

(5) 투석용 물

한 번 투석할 때 사용되는 투석액에는 약 120L의 물이 필요하다. 물에 있는 작은 분자량의 물질들이 투석막을 통해 환자의 혈액 속으로 유입될 수 있으므로 투석에 사용하는 물은 정수시스템으로 잘 관리해야 한다. 특히 알루미늄은 골질환, 신경장애, 빈혈을 일으킬 수 있고, 구리와 클로라민은 용혈성 빈혈을 일으키므로 투석을 위해 사용하는 물은 기준에 따라 정기적으로 검사해야 한다.

미국의료기구협회 Association for the Advancement of Medical Instrumentation; AAMI는 투석용 물의 올바른 관리에 필요한 다음과 같은 기준을 제

시했다.

투석막이 필터로 작용하여 투석액에 있는 세균과 내독소*endotoxin*가 혈액으로 유입되는 것을 막아주므로 투석용 물과 투석액이 완전 멸균 상태일 필요는 없다. 그러나 감염을 예방하기 위해 세균집락수는 물 100cfu/mL 이하, 투석액 500cfu/mL 이하로 유지되어야 하며 내독소는 물 2EU/mL, 투석액 5EU/mL 이하여야 한다. 한편 고유량 투석기를 사용할 때는 세균과 내독소로 인한 감염 가능성이 더 크므로 물을 더욱 세심하게 관리해야 한다.

일반 물을 투석용 물로 만드는 과정이 정수시스템이다. 일반적으로 이용되는 정수시스템에는 다음과 같은 과정이 있다.

1) 연화작용

연화작용*softening*이란 각 건물로 공급되는 일반 물의 경도를 이온 교환 방식으로 낮추는 것이다. 이 작용을 통해 칼슘과 마그네슘의 대부분이 제거된다.

2) 탄소필터

탄소필터*carbon filter*는 탄소의 흡착 성질을 이용하여 유기물 및 클로라민 같은 불순물을 제거한다.

3) 역삼투압

역삼투압*reverse osmosis; RO*은 아주 작은 구멍들이 있는 반투막을 통하여 물에 압력을 가해 통과시키는 방법으로, 요소, 나트륨 그리고 염소와 같은 미세한 물질까지도 차단하고 물만 통과하게 하여 물의 순도를 높인다. 이 과정에서 물 속에 있는 불순물의 90% 이상이 제거된다.

4) 탈이온기

탈이온기 *deionizer*는 전기적 성질이 있는 물질을 이온 교환 방식으로 수소 이온이나 수산화 이온으로 치환하여 제거한다.

(6) 혈액응고 예방

혈액투석을 하는 동안 혈액이 혈액연결관과 투석기에 접촉되면 혈액응고 작용이 일어난다. 혈액응고는 혈액에 있는 단백질이 혈액연결관이나 투석기의 이물질과 반응하면서 시작된다. 먼저 혈소판이 부착되고 응집되며, 트롬복신 A_2 *thromboxane* A_2가 발생하고, 혈액응고 인자가 활성화하여 트롬빈 *thrombin*을 형성하며 섬유소가 침착되면 혈전이 만들어진다.

혈전은 혈액이 체외순환하는 길을 막기 때문에 혈전이 생기면 혈액투석은 중단된다. 따라서 효과적으로 혈액투석을 하려면 투석을 할 때마다 혈액응고를 예방하는 항응고제를 사용해야 한다. 헤파린은 현재 가장 많이 사용되고 있는 항응고제로 지금의 혈액투석을 가능하게 한 물질이기도 하다.

1) 헤파린

헤파린은 혈액 속의 항트롬빈 III*antithrombin III*와 결합하고 항트롬빈 III는 혈액응고인자 I, IX, XI 그리고 XII와 결합하여 혈액응고 작용을 억제한다.

헤파린의 반감기는 30~120분이다. 그러므로 투석 후 출혈을 예방하기 위해 투석이 끝나기 30~60분 전에 헤파린 사용을 중단한다. 헤파린에 대한 반응은 환자마다 다르므로 환자에 맞게 헤파린의 용량을 정한다.

에리트로포에틴은 혈액응고의 빈도를 높인다. 따라서 빈혈 치료를 위해 에리트로포에틴을 사용하면 헤파린의 용량을 세심하게 조절해야 한다. 고유량 투석기를 재사용할 때도 혈액응고를 예방하기 위해 헤파린을 더욱 조심해서 사용해야 한다.

헤파린의 주요 합병증은 출혈이다. 따라서 혈액투석 환자에게 출혈의 위험이 있을 때는 헤파린의 용량을 최소한으로 줄여야 한다. 그리고 출혈이 있거나 출혈 위험이 높은 환자, 최근에 수술을 받은 환자, 심장막염 환자 또는 헤파린으로 인한 부작용이 있는 환자에게는 사용하지 않는다.

2) 저분자량 헤파린

일반적으로 사용하는 헤파린은 분자량이 2,000~25,000으로 다양한 물질의 혼합물이다. 반면 저분자량 헤파린*low molecular weight heparin; LMWH*은 분자량이 4,000~6,000인 물질만 화학적으로 추출하여 얻어진다. 저분자량 헤파린은 혈액응고인자 Xa, XIIa 그리고 칼리크레인*kallikrein*을 억제하지만 응고인자 IX와 XI에는 거의 작용하지 않기 때문에 출혈의 위험을 감소시킨다. 따라서 저분자량 헤파린은 출혈의 위험이 있는 환자에게 우선 사용된다. 반감기가 일반 헤파린보다 길기 때문에 투석을 시작할 때 한 번만 투여한다.

저분자량 헤파린의 용량을 결정하고 활성도를 판단하는 데는 anti-factor Xa institute Choay units(aXaICU)를 사용한다. 일반적으로 4시간 동안 혈액투석을 할 때 필요한 저분자량 헤파린의 용량은 10,000~15,000 aXaICU 또는 125~250aXaICU/kg이다.

3. 혈관접속로

혈액투석이 이루어지려면 우선 환자의 혈액이 몸 밖으로 순환할 수 있는 길이 열려야 하는데 이 길이 혈관접속로 vascular access이다. 혈관접속로는 혈액을 체외로 충분하게 내보내야 하고 오랫동안 반복 사용해야 하므로 튼튼해야 한다.

혈관접속로는 혈액투석에 반드시 필요한 기본 조건이다. 혈전증이나 감염 등 합병증이 발생하면 입원치료해야 하며, 정신적, 신체적 고통이 따르기 때문에 혈관접속로는 잘 관리되어야 한다.

(1) 종류

혈관접속로는 크게 영구용과 일시용으로 나눈다. 영구용은 투석 기간 내내 사용하는 혈관접속로이며 일시용은 영구용을 사용할 수 없을 때나 신장이식을 준비하는 동안 일시적으로 사용하기 위한 혈관접속로이다.

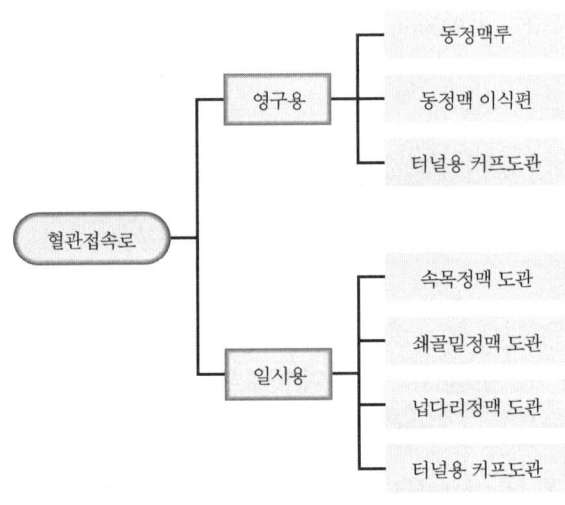

혈관접속로의 종류

(2) 일시용 혈관접속로

일시용 혈관접속로는 대개 2~3개월 정도 사용하는 혈관접속로이다. 속목정맥 internal jugular vein, 쇄골밑정맥 subclavian vein 그리고 넙다리정맥 femoral vein 등 큰 정맥에 삽입하여 사용하는 도관으로 동맥라인과 정맥

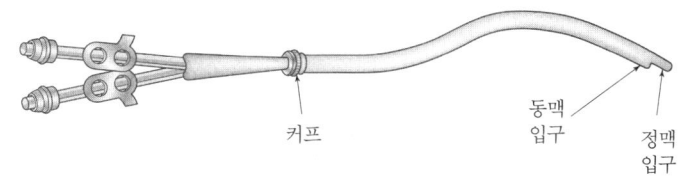

일시용 이중도관

라인을 동시에 가지고 있는 이중도관이다. 터널용 커프도관도 일시용 혈관접속로로 사용하지만 주로 3주 이상 사용해야 할 때 이용한다.

  도관을 삽입하기 위한 정맥으로는 속목정맥을 가장 많이 이용한다. 예전에는 쇄골밑정맥을 많이 이용했으나 혈관 협착의 위험이 높은 것으로 알려지면서 지금은 잘 이용하지 않는다. 넙다리정맥은 도관을 삽입하기는 쉽지만 환자가 다리를 움직이지 말아야 하며 감염 발생률이 높다는 단점이 있다.

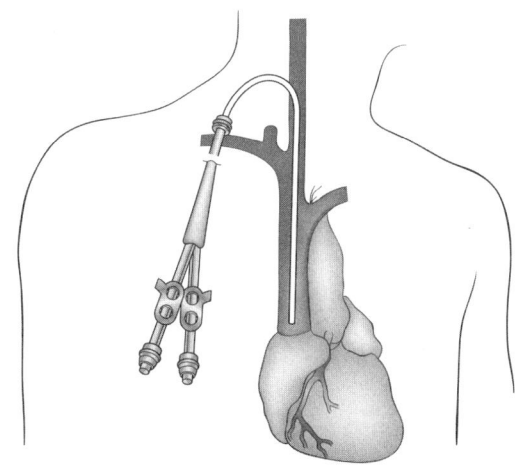

우측 속목정맥 도관

제2장_혈액투석 | **75**

도관이 삽입되는 정맥의 장단점을 요약하면 다음과 같다.

정맥	장점	단점
속목정맥	삽입에 따른 위험이 적다.	목 부위에 노출된다.
쇄골밑정맥	유지하기가 편하다.	혈관 협착률이 높다.
넙다리정맥	삽입이 쉽다.	다리를 움직이지 말아야 한다. 감염 발생률이 높다.

1) 도관의 삽입

도관은 기본적으로 영구용 혈관접속로를 만들 팔이 아닌 다른 팔에 삽입하며, 혈액투석이 필요할 때 침대 위에서 속목정맥 등에 직접 삽입할 수 있다. 도관은 삽입하고 나서 즉시 사용할 수 있는데, 속목정맥이나 쇄골밑정맥에 삽입한 경우에는 혈액투석을 하기 전 정맥에 제대로 삽입되었는지 방사선 검사로 확인해야 한다. 도관 삽입은 시간이 많이 걸리지는 않지만 합병증이 다양하고 심각할 수 있으므로 주의해야 한다. 최근에는 시술과 관련된 합병증을 줄이기 위해 초음파를 이용하기도 한다.

도관 삽입 시 주요 합병증

동맥 뚫림 *arterial puncture*
기흉 *pneumothorax*
혈종 *hematoma*
정맥 관통 *vein perforation*
정맥혈전증 *vein thrombosis*
공기색전증 *air embolism*

2) 도관의 관리

도관은 외부로 노출되어 있고 투석 때마다 혈액연결관과의 연결 및 분리를 반복하기 때문에 감염의 위험이 높고 혈전증이 잘 발생할 수 있으므로 철저히 관리해야 한다.

도관을 혈액연결관에 연결하고 분리하는 동안 간호사와 환자는 마스크나 얼굴가리개를 써야 한다. 투석을 하지 않는 동안에는 도관의 안쪽을 공기에 노출시키지 않게 하고 멸균 상태로 유지해야 한다. 도관 출구 부분은 목욕이나 샤워를 할 때 물에 닿지 않도록 주의해야 한다. 도관 및 그 주위에 대한 처치는 특별한 경우가 아니면 투석 센터에서 해야 한다.

투석이 끝난 후에는 혈액이 응고되는 것을 막기 위해 도관 안에 헤파린을 채운다. 이 헤파린은 다음 투석을 하기 전에 주사기로 제거하며, 도관을 헤파린이 혼합된 생리식염수로 세척한 후 투석을 시작한다.

3) 합병증

① 감염

감염은 도관을 이용해 혈액투석을 하는 동안 도관을 제거해야 하는 가장 큰 원인이다. 감염은 일반적으로 도관을 삽입한 피부 주위에 정상적으로 존재하는 균주가 이동하거나, 투석할 때 도관 안이나 혈액연결관이 오염되면 발생한다. 따라서 감염을 가장 많이 일으키는 균은 포도알균 *staphylococcus*이다.

도관 출구 부분에만 발생한 감염은 약 1~2주 동안 항생제를 적절하게 사용하면 치료할 수 있다. 그러나 도관의 터널감염이나 전신감염은 항생제만으로 치료할 수 없고 대부분 도관을 제거해야 한다. 터널감염이나 전신감염은 심근내막염, 골수염 그리고 혈전정맥염 등의 합병증을 일으킬 수 있으므로 항생제를 사용하고 동시에 도관을 제거할지를 신속하게 결정해야 한다.

② 도관 기능장애

도관을 삽입한 초기에는 도관의 위치가 잘못되거나 혈전증 때문에 도관이 제대로 기능하지 못하는 경우가 생길 수 있다. 단순한 도관 혈전증은 우로키나아제 urokinase나 조직 플라스미노겐 활성제 tissue plasminogen activator 등의 혈전용해제를 주입하면 제거할 수 있다.

(3) 영구용 혈관접속로

영구용 혈관접속로는 수년에서 수십 년까지의 투석 기간 동안 계속하여 바늘로 찌르기 때문에 잘 견딜 수 있도록 만들어야 한다. 영구용 혈관접속로에는 환자의 동맥과 정맥을 연결해 만든 (자가)동정맥루와, 환자의 동맥과 정맥 사이를 인조혈관으로 연결해 만든 동정맥 이식편이 있다. 최근에는 Dacron 커프가 있는 실리콘 재질의 이중도관을 속목정맥에 삽입한 후 피부 밑에 심어서(터널용 커프도관) 영구용으로 사용하기도 한다.

혈관접속로를 오래 사용하려면 환자에게 맞는 혈관접속로를 만들어야 한다. 이를 위해서 환자의 병력을 자세히 조사하고 환자의 동맥, 정맥과 심혈관계를 진찰해야 한다. 때로는 혈관조영술이나 도플러 초음파를 이용해 동맥과 정맥을 검사해야 한다.

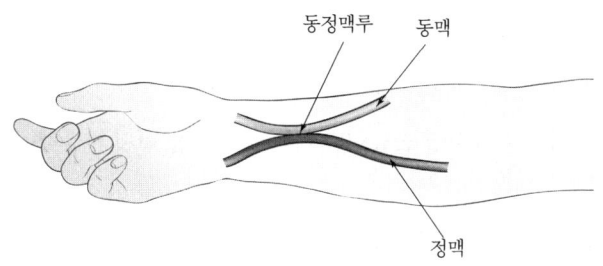

자가 동정맥루

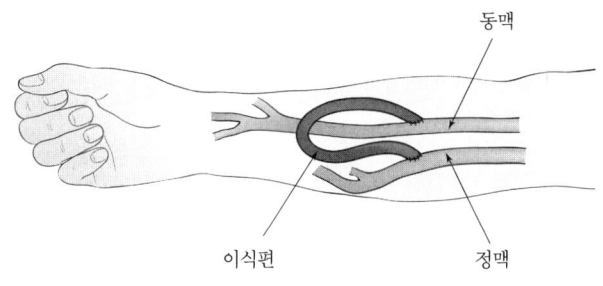

동정맥 이식편

혈관접속로와 관련된 병력
도관 삽입에 대한 과거력
혈관접속로에 대한 과거력
주로 사용하는 팔
당뇨병 유무
심장질환, 암 등의 동반 질환
팔, 목, 가슴에 대한 수술이나 상처의 과거력
혈액응고 장애의 과거력
생체 신장이식의 가능성

만성신부전 환자는 수개월 또는 수년 후에 영구용 혈관접속로가 필요할 수도 있다는 점을 염두에 두고 만성신부전 초기부터 혈관을 보호해야

한다. 영구용 혈관접속로는 우선 팔의 앞쪽에 만든다. 그러므로 팔 앞쪽의 정맥에서 혈액을 채취하거나 수액을 주입하지 말아야 하며, 수액 주입이나 혈액 채취를 하려면 손등이나 다리의 혈관을 먼저 사용해야 한다.

혈관접속로와 관련된 신체검사
말초혈관에서 맥박 촉지
양쪽 팔의 혈압 비교
부종의 유무 확인
팔에 분포하는 정맥 파악
과거 도관 삽입의 흔적 유무 확인
팔, 목, 가슴의 상처 유무 확인
심장부전의 유무 확인

1) 동정맥루

① 특징

동정맥루 arterio-venous fistula; AVF는 동맥과 가까이 있는 정맥을 연결하여 만든다. 현재 사용하는 혈관접속로 가운데 가장 이상적인 것으로 안전하며 오래 사용할 수 있다. 동정맥루는 만들 때 감염이나 혈관 협착 등 합병증 발생이 적으며 시간이 지나면서 기능이 향상된다.

동정맥루는 만든 후 성숙할 때까지, 즉 정맥이 커지고 두꺼워져 사용할 수 있을 때까지 약 2~3개월이 걸린다. 따라서 투석을 시작하기 약 4~6개월 전에 동정맥루를 만들어야 한다. 당뇨병, 동맥경화증이 있는 환자와 노인 환자에게는 동정맥루를 만들 수 없거나 만들어도 성숙하지 않을 수도 있다. 또한 반복되는 혈액 채취 때문에 혈관이 손상된 경우에도 동정맥루를 만드는 것이 불가능하다.

② 수술

일반적으로는 수술실에서 국소마취를 하고 시술한다. 동정맥 간의 연결은 동맥과 정맥의 측면 사이에 하거나 동맥의 측면과 정맥의 끝단 사이에 한다.

동정맥루는 환자가 투석 치료에 참여하는 것을 쉽게 하고 동정맥루가 있는 부위의 기능적 장애를 줄이기 위해 잘 사용하지 않는 팔에 만든다. 그리고 동정맥루는 가능한 한 몸통에서 먼 곳에 먼저 만드는데 이는 동정맥루가 제 기능을 하지 못할 때 몸통의 가까운 곳에 동정맥루를 다시 만들기 위해서이다.

손목의 노동맥radial artery과 노쪽피부정맥cephalic vein을 이용한 노-노쪽피부 동정맥루radio-cephalic fistula가 가장 흔히 사용하는 동정맥루이다. 노-노쪽피부 동정맥루는 다른 동정맥루보다 만들기 쉽고 합병증 발생빈도가 낮으며, 다음에 새로운 동정맥루가 필요할 때를 대비해 몸통에서 가까운 곳의 정맥을 보존할 수 있다.

팔꿈치 앞쪽에서 위팔동맥brachial artery과 노쪽피부정맥을 이용한 위팔-노쪽피부 동정맥루brachio-cephalic fistula는 두 번째로 많이 사용하는 동정맥루이다. 노-노쪽피부 동정맥루보다 혈류의 흐름이 더 많고 바늘 삽입이 쉬우며 쉽게 감출 수 있다. 그러나 노-노쪽피부 동정맥루보다 만들기가 어렵고 팔이 더 잘 붓는다.

③ 초기 관리

수술 후에 동정맥루 부위가 붓거나 통증이 있을 수 있다. 그러나 이러한 증상은 수술 후 초기에 수술 부위를 높게 유지하면 예방할 수 있거나

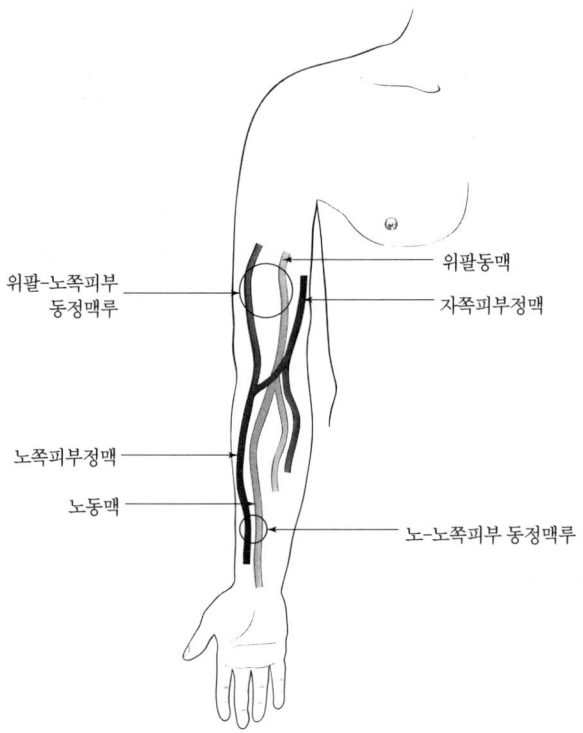

동정맥루 종류 : 노-노쪽피부 동정맥루, 위팔-노쪽피부 동정맥루

치료되며 대개 며칠 내에 좋아진다.

동정맥루의 혈류를 감시하기 위하여 수술 부위를 매일 만져 보거나 청진해야 한다. 규칙적인 손 운동은 동정맥루의 성숙을 돕는다.

2) 동정맥 이식편

① 특징

동정맥 이식편 *arterio-venous graft*; AVG은 노-노쪽피부 동정맥루 또는 위팔-노쪽피부 동정맥루를 만들기 어려운 경우에 시술한다. 동정맥 이식편에 가장 많이 사용하는 인조혈관 재질은 폴리테트라플루로에틸렌 poly-tetrafluoroethylene이며 소를 이용한 생체 이식편보다도 우수한 것으로 알려져 있다.

동정맥 이식편은 표면적이 넓어 바늘 삽입이 수월하고, 수술 후 성숙할 때까지의 기간이 짧으며, 수술할 때 조작이 간편하고, 직선이나 곡선 등 다양한 모양을 만들 수 있다는 점에서 동정맥루보다 낫다. 그러나 동정맥 이식편을 장기간 사용할 가능성은 동정맥루보다 적다.

② 수술

동정맥 이식편은 수술실에서 국소마취를 하고 시술하며 동정맥루와 마찬가지로 주로 사용하지 않는 팔에 먼저 만든다. 팔목의 노동맥과 팔꿈치의 자쪽피부정맥 basilic vein을 직선으로 연결한 노-자쪽피부 이식편 radio-basilic graft이 가장 흔하며 그 외에 위팔동맥과 자쪽피부정맥을 곡선으로 연결한 위팔-자쪽피부 이식편 brachio-basilic graft, 위팔동맥과 겨드랑정맥 axillary vein을 연결한 위팔-겨드랑 이식편 brachio-axillary graft 등이 있다. 팔에 만들기 어려운 경우에는 다리의 넙다리 부위에 동정맥 이식편을 만들 수도 있으나 합병증이 많이 발생한다.

③ 초기 관리

이식편 주위의 피하조직이 잘 붙게 하려면 수술 후 초기에 부종이나 감염이 발생하지 않도록 세심하게 관리해야 한다. 부종은 수술 부위를 주위보다 높게 유지하여 예방하고, 감염을 방지하기 위해서 항생제를 사용해야 할 경우도 있다.

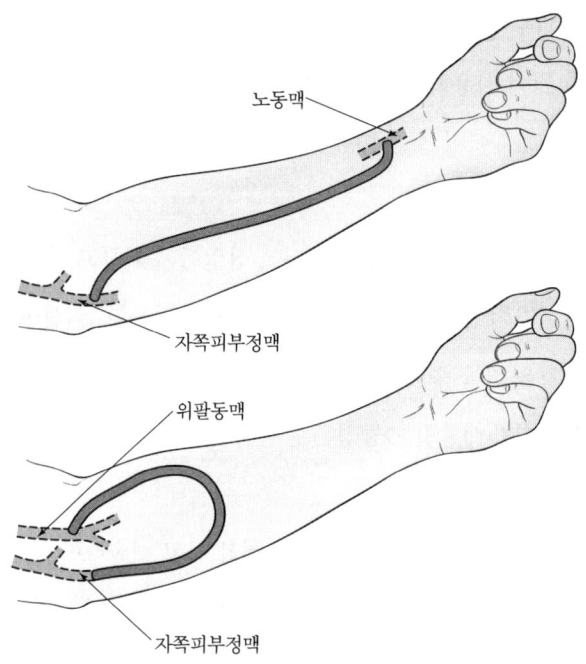

동정맥 이식편 종류 : 노-자쪽피부 이식편(위), 위팔-자쪽피부 이식편(아래)

일반적으로 수술 부위에 부종과 발적이 없어지고 이식편에서 혈류의 흐름이 느껴지면 이식편이 성숙한 것으로 보고 바늘을 삽입한다. 이때 바늘을 잘못 삽입해 이식편 주위에 혈종이 생기면 이식편 안쪽에 압력이 작용해 이식편이 손상될 수 있기 때문에 사용 초기에는 매우 주의해야 한다.

동정맥 이식편은 성숙하는 데 약 2~3주가 걸린다. 따라서 동정맥 이식편은 투석 전 최소한 3~6주에 삽입해야 한다.

3) 합병증

혈관접속로와 관련되어 발생하는 합병증은 혈액투석 환자들이 입원하게 되는 가장 흔한 원인이다. 따라서 동정맥루나 동정맥 이식편의 합병증을 예방하기 위해서는 항상 세심하게 관리하며 문제점을 조기에 발견하여 조치한다.

① 협착

동정맥루의 정맥 부분에 협착stenosis이 생기면 정맥압이 높아지고 혈류속도가 느려지며 대부분의 경우 혈전증이 발생해 동정맥루의 기능을 잃게 된다. 따라서 혈전증이 발생하기 전에 협착을 조기에 발견해서 치료하는 것이 중요한데, 이를 위해서는 협착을 주기적으로 감시해야 한다.

동정맥 이식편의 협착은 주로 내막이 증식하여 생기며 이식편과 정맥이 연결된 부분이나 그 아랫부분에서 주로 발생한다. 협착은 동정맥루보다 동정맥 이식편에서 더 잘 생기며 혈전증과 밀접한 관련이 있다. 동정맥 이식편에 혈전증이 있는 경우 85~90%는 심각한 협착을 동반하는 것으로 알려져 있다.

a. 검사

혈관접속로의 협착을 조기에 발견하기 위한 감시 방법에는 신체검사, 혈관접속로 내 혈류 속도의 측정, 투석 정맥압 측정, 재순환율 측정, 도플러 초음파 검사가 있다. 이 방법들로 협착이 의심되면 정맥조영술을 시행한다.

• 신체검사

신체검사는 가장 쉬운 감시 방법으로 혈관접속로를 눈으로 확인하거나 촉진, 청진하는 것이다. 혈액투석을 할 때 혈류 흐름의 감소, 맥박이나 떨림의 변화가 있거나 바늘 삽입이 어려우면 혈관접속로의 협착을 예상할 수 있다. 동정맥 이식편을 시술받은 환자에게는 매주 주기적으로 신체검사를 하도록 권장하고 있다.

- 혈관접속로 내 혈류 속도

일반적으로 동정맥루 내의 혈류 속도는 평균 500~800mL/분이며 동정맥 이식편 내의 혈류 속도는 약 1,000mL/분이다. 동정맥루는 200mL/분 같이 낮은 혈류 속도에서도 혈류 흐름을 유지할 수 있지만, 동정맥 이식편은 600~800mL/분의 혈류 속도에서도 혈전증이 생기기 시작한다.

혈관접속로 내의 혈류 속도는 초음파나 자기공명영상magnetic resonance imaging; MRI을 이용하여 직접 측정한다. NKF-K/DOQI 임상시행지침은 동정맥 이식편 내 혈류 속도가 600mL/분 이하이면 혈관조영술 시행을 권장하고 있다.

- 투석 정맥압

투석 정맥압dialysis venous pressure이 높으면 대개 동정맥루의 정맥 부분이나 이식편의 정맥 연결 부위에 협착이 있음을 의심할 수 있다. 그러나 투석 정맥압은 단일 측정값보다는 연속적으로 측정한 값이 증가할 때 그 의미가 크다. 투석 정맥압의 변화를 임상적으로 적용하려면 투석할 때 사용되는 바늘의 크기가 일정해야 한다.

- 혈관접속로 재순환

정상적으로 동정맥루를 통해 흐르는 혈류는 평균 500~800mL/분이다. 혈액펌프로 이 혈류의 일부를 투석기로 보내면 보통 250~500mL/분의 흐름이 만들어진다. 투석기로 보내지는 혈류의 흐름이 충분하면 투석이 된 혈액은 모두 환자의 심장으로 되돌아간다. 그러나 투석기로 보내지는 혈류의 흐름이 충분치 않거나 동맥바늘과 정맥바늘이 서로 가까이 있으면 투석이 된 혈액의 일부가 동맥바늘을 통해 다시 투석기를 거치게 되는데 이것이 혈관접속로 재순환access recirculation이다.

혈액접속로 재순환율은 투석을 시작한 후 약 30분에 동맥라인(A)과 정맥라인(V)에서 혈액 요소 농도를 측정하고, 혈류 속도를 120mL/분으로 줄인 지 10초 후에 혈액펌프를 멈추고 동맥라인(S)에서 혈액 요소 농도를 측정하여 다음과 같이 구한다.

$$혈액접속로\ 재순환율 = \frac{S-A}{S-V} \times 100$$

혈관접속로 재순환이 있어도 동정맥루에서 혈류의 흐름은 계속 유지되므로 협착을 찾아내기 위해 재순환율을 측정하는 것은 중요하다. 그러나 실제로 혈관접속로 재순환율 측정은 혈전증 예방에 큰 역할을 하지 못하며 투석량이 줄이드는 것을 막는 데 도움을 준다. 혈액접속로 재순환율이 10% 이상이면 투석량이 낮아지는 것을 막기 위해 정밀검사를 해야 한다.

동정맥 이식편은 이식편 내 혈류 속도가 600~800mL/분일 때도 혈전증의 위험이 있기 때문에, 혈관접속로 재순환율 측정은 동정맥 이식편의 협착이나 혈전증을 예측하는 데 민감도가 낮다.

- 도플러 초음파

도플러 초음파는 협착, 동맥류 등 혈관접속로의 구조적 이상뿐만 아니라 혈류의 이상을 진단하는 검사법이다. 간편하고 바늘을 환자의 혈관에 삽입하지 않는다는 장점이 있으나 비용이 많이 드는 편이다.

• 혈관조영술

조영제를 사용해 혈관접속로 부위를 촬영하는 방법으로 협착, 혈전증 등을 최종적으로 진단하여 치료 방침을 정하는 데 유용하나 바늘을 혈관에 삽입해야 하고 환자가 방사선에 노출된다.

b. 치료

협착이 혈관접속로 안지름의 50% 이상이며 과거에 혈전증이 있거나 투석 정맥압이 높은 경우 그리고 혈전증 발생의 위험이 있으면, 경피경혈관확장술이나 수술로 협착을 즉시 교정해야만 한다.

• 경피경혈관확장술

경피경혈관확장술 percutaneous transluminal angioplasty; PTA은 혈관접속로의 협착을 치료하는 유용한 방법이다. 경피경혈관확장술 후 6개월에 검사해 보면 환자의 약 50%에서 혈관접속로가 정상적으로 유지된다. 경피경혈관확장술은 혈관조영술로 협착이 진단되면 곧바로 시술할 수 있기 때문에 우선 이용해 볼 수 있지만 재발률이 높은 편이다. 경피경혈관확장술은 또한 도관 때문에 발생한 협착을 치료하는 데도 시행된다.

• 수술

협착을 치료하기 위한 수술 후 1년에 약 50% 정도의 환자에서는 혈관접속로가 유지된다. 일반적으로 경피경혈관확장술을 3개월에 2회 이상 시술하게 되면 수술이 필요하다. 경우에 따라 스텐트를 사용하기도 한다.

c. 환자 수칙

혈관접속로를 합병증 없이 오래 사용하기 위해 환자가 알고 실천해야 할 혈관접속로 관리방법은 다음과 같다.

- 투석 후에 혈관접속로를 압박하는 방법을 배운다.
- 혈관접속로를 매일 그리고 투석 전에 세척한다.
- 감염의 증상과 징후에 대하여 배운다.
- 동정맥루의 성숙에 도움이 되는 운동법을 배우고 실천한다.
- 떨림이 있는지 매일 그리고 저혈압, 어지럼증 등이 있을 때 만져 본다.
- 떨림을 촉진할 수 없을 때 반대편 귀로 잡음bruit을 들어 본다.
- 혈관접속로가 있는 팔은 두꺼운 옷 등으로 누르지 않도록 한다.
- 혈관접속로가 있는 팔을 베고 자지 않는다.

② 혈전증

혈관접속로의 혈전증thrombosis은 협착과 밀접한 관련이 있다. 혈전증은 또한 체내 수분이 감소되었거나 저혈압이 있을 때, 외부에서 심한 압박이 가해졌을 때 발생하며 혈액응고 경향이 높은 경우에는 더욱 잘 생긴다.

치료로는 수술을 하거나 우로키나아제와 같은 약물을 사용하는 방법이 있지만 결과는 만족스럽지 않다. 혈전을 제거한 경우에는 혈관조영술로 잔여 협착이 있는지를 확인하고 협착이 있으면 경피경혈관확장술이나 수술로 교정한다.

③ 거짓동맥류

거짓동맥류pseudoaneurysm는 동정맥루의 일부가 꽈리 모양으로 커진 것인데, 지혈을 잘못 했을 때나 투석 후 바늘을 제거할 때 혈액이 새는 경우에 생긴다. 우선 크기의 변화를 관찰하며, 동맥류에서 멀리 떨어진 부위에 바늘을 삽입해야 한다. 너무 크거나 동맥류 부위의 피부가 압력을 받아 터질 염려가 있으면 수술로 제거해야 한다.

④ 스틸 증후군

스틸 증후군steal syndrome은 동정맥루 아래쪽 부위로 혈액의 흐름이 감소되어 나타나는 임상 소견을 말하며 손이나 손가락에 통증, 감각 이상, 피부색의 변화, 근육 위축 등이 생긴다. 일반적으로 당뇨병, 동맥경화가 있는 노인이나 혈관 질환이 있는 환자에게 생긴다. 통증이 심하거나 피부 궤양이 있으면 수술을 한다.

⑤ 감염

동정맥루를 통한 감염은 드물다. 대부분 포도알균이 원인으로 조기에 항생제를 사용하면 치료할 수 있다. 동정맥 이식편은 동정맥루보다 감염이 잘 되며 대퇴부 이식편은 감염의 빈도가 더 높은 것으로 알려져 있다. 원인균은 대부분 포도알균이며 드물게 그람음성균이 원인인 경우도 있다. 부분적인 감염에는 항생제를 사용하고 감염 부위를 제거하면 치료할 수 있지만 감염의 범위가 넓으면 이식편을 제거해야 한다.

(4) 터널용 커프도관

터널용 커프도관tunneled cuffed catheters은 실리콘으로 된 이중도관으로 피부 밑에 터널을 만들어 심는다. 감염을 막기 위해 커프가 있는 것이 특징이다. 이 도관은 주로 오른쪽 속목정맥에 삽입하는데, 피부 밑에 터널을 만들어 커프와 도관을 심으며 커프는 도관의 바깥 출구 쪽의 피부 바로 안쪽에 위치하게 된다.

터널용 커프도관은 주로 3주 이상 사용하기 위한 일시용 도관이지만 동정맥루나 동정맥 이식편 등 영구용 혈관접속로를 이용할 수 없을 때는 영구용 혈관접속로로도 사용한다.

터널용 커프도관은 속목정맥에 쉽게 삽입할 수 있고 시술 후 즉시 사용할 수 있다는 장점이 있다. 반면에 도관을 사용할 수 있는 기간이 짧고 혈류 속도가 낮으며 혈전증과 감염의 발생률이 높고 정맥에 협착을 일으킬 위험이 있다.

4. 혈액투석 처방

혈액투석 처방이란 투석 환자에게 적절한 투석이 이루어지도록 투석량, 초미세여과량, 투석기와 투석액의 종류, 항응고제, 음식물 섭취, 투석 중 발생하는 합병증에 대한 조치 등 혈액투석과 관련된 모든 분야에 대한 처방을 말한다. 투석 중에 혈압, 맥박, 체온 등 활력 징후를 측정하고 환자의 상태를 파악하기 위해 시행하는 혈액검사도 투석 처방을 따른다.

투석 환자가 만성신부전과 투석으로 인한 합병증을 최소화하고 원만한 투석 생활로 재활의 길에 들어서기 위해 의료진은 적절한 투석 처방을 해야 한다.

(1) 혈액투석량 처방

혈액투석량이란 혈액투석으로 제거되는 노폐물의 양을 말하는 것으로 투석이 적절한지를 판단하는 기준이 된다. 일반적으로 요소 청소율을 반영하는 요소 감소율과 Kt/V를 혈액투석량을 반영하는 지표로 이용한다.

NKF-K/DOQI 임상시행지침에 따르면 주 3회 혈액투석을 하며 잔여신 기능이 아주 적은 환자(사구체 여과율 5mL/분 이하)의 경우 투석이 적절하게 이루어지려면 환자에게서 측정한 최소 투석량이 요소 감소율 65% 또는 Kt/V 1.2 이상이어야 한다. 이때 환자에게서 측정한 투석량이 Kt/V 1.2가 되기 위해서 처방 투석량은 Kt/V 1.3이 되어야 한다.

혈액투석량은 처방된 대로 환자에게 전달되지 않을 수도 있다. 따라서 투석 환자에게 적절한 투석량을 제공하기 위해서는 환자에게서 직접 측정한 혈액투석량으로 투석이 적절한지를 판단해야 한다. NKF-K/DOQI 임상시행지침은 혈액투석량을 최소한 한 달에 한 번씩 규칙적으로 측정할 것을 권장하고 있다.

(2) 투석기 처방

목표 투석량을 달성하기 위해 필요한 투석기를 처방할 때는 요소 청소율뿐만 아니라 투석막의 생체 적합성과 수분의 투과성을 나타내는 유량성도 함께 고려해야 한다.

이론적으로는 생체 적합성이 낮은 투석막을 사용하면 보체가 활성화하여 투석 중에 여러 가지 부작용을 일으킬 수 있다. 그러나 보체 활성화가 혈액투석 중에 나타나는 임상 증상과 관련이 있는지에 대해서는 아직 확실하게 알려져 있지 않다. 또한 최근에는 보체를 활성화하는 셀룰로오스 투석막의 사용이 급격히 줄어들고 있기 때문에 투석기 처방에서 생체 적합성의 의미가 그다지 크지 않다.

고유량 투석기는 중분자 물질의 청소율이 높으며 β_2-마이크로글로불린도 제거하므로 아밀로이드증의 발생을 줄이거나 예방할 수 있다는 보고가 있다. 그러나 역투과되면 투석액 속에 있는 내독소가 혈액 속으로 유입되어 발열반응을 일으킬 수 있고 가격이 비싸다는 단점이 있다. 따라서 유량성은 환자의 상태를 고려해 결정한다.

(3) 초미세여과량 처방

1) 건체중

· 건체중 dry weight은 몸에 축적된 과잉 수분을 투석으로 모두 제거한 상태의 투석 후 체중을 말한다. 건체중이 알맞게 설정되면 환자는 투석 후에 편안함을 느끼며 혈압도 적절하게 조절된다.

건체중을 너무 높게 설정하면 투석 후에도 과잉 수분이 체내에 남아 있어 투석과 투석 사이의 기간에 섭취하는 수분 때문에 부종이나 호흡곤란이 일어난다. 건체중을 너무 낮게 설정하면 투석 후반부에 저혈압이 발생할 수 있으며 환자가 투석 후에 근육 경련, 현기증, 나른함 등을 호소한다.

각 환자의 건체중은 임상적으로 시행착오를 거치면서 정한다. 건체중은 주기적으로 변할 수도 있으므로 2주마다 재평가하여 정한다. 만약 건체중이 계속 감소하면 영양 상태가 나빠지는지 또는 다른 동반 질환이 있는지 확인한다.

2) 초미세여과량 결정

투석 전 체중에서 건체중을 빼면 투석할 때 제거해야 할 수분의 양, 즉 초미세여과량이 결정된다. 초미세여과량을 결정할 때는 투석 후 몸으로 되돌아가는 혈액과 투석 중에 섭취하는 음식이나 주입되는 수액제의 양도 고려한다.

(4) 투석액 처방

1) 투석액 속도

혈액투석을 할 때 투석액 속도는 기본적으로 500mL/분이다. 혈류 속도가 400mL/분 이상이고 요소 KoA가 700 이상인 투석기를 사용하면 투석액 속도를 800mL/분까지 올릴 수 있다.

2) 투석액 구성

투석액의 중탄산염 농도는 투석 전 혈액의 중탄산염 농도가 20~23 mEq/L가 되도록 조정하며 다른 성분들은 일반적으로 다음과 같이 구성되도록 처방한다.

투석액의 칼륨 농도는 보통 2.0mEq/L이며 디지탈리스_digitalis_를 복용하거나 투석 전 혈청 칼륨 농도가 4.5mEq/L 이하이면 3.0mEq/L로 맞춘다.

투석액의 나트륨 농도는 135~145mEq/L이다. 145mEq/L 이상이면 투석과 투석 사이에 갈증을 유발하여 체중이 많이 증가할 수 있으며 135 mEq/L 미만이면 투석 중에 저혈압과 근육 경련을 일으킬 수 있다.

투석액의 칼슘 농도는 2.5~3.5mEq/L이며 칼슘-인 대사 및 혈청 부갑상샘 호르몬 농도에 따라 조절한다.

3) 투석액 온도

투석액 온도는 34.5~36.5°C의 범위에서 가능한 한 환자가 불편을 느끼지 않을 정도로 낮게 유지하는 것이 바람직하다.

(5) 항응고제 처방

1) 혈액 응고 시간

항응고제의 용량은 혈액 응고 시간을 기준으로 처방한다. 혈액투석을 할 때 주로 이용되는 혈액 응고 시간은 전혈 부분적 트롬보플라스틴 시간 *whole-blood partial thromboplastin time; WBPTT*과 활성 응고 시간*activated clotting time; ACT*이다. 투석 전에 혈액 응고 시간을 측정하고, 투석 중에는 투석 전의 응고 시간보다 80% 증가하며, 투석 후에는 투석 전의 응고 시간보다 40% 증가하도록 헤파린의 양을 처방한다.

2) 일반적인 헤파린 처방

헤파린 처방 방법은 크게 두 가지이다. 하나는 헤파린을 투석을 시작하면서 한 번 투여하고 투석 중에는 일정하게 주입하는 방법이고, 다른 하나는 투석 중에 헤파린을 간헐적으로 반복하여 주입하는 방법이다. 헤파린을 일정하게 주입하는 방법을 흔히 이용한다.

헤파린을 일정하게 주입하는 방법

- 투석 초기에 헤파린 용량의 일부를 한 번에 주입한다(약 2,000단위).
- 3~5분 후에 나머지 용량을 동맥관에 연결하여 단위 시간 동안 일정하게 주입되도록 한다(예 : 시간당 1,200단위의 속도).
- 혈액 응고 시간을 매시간 검사한다.
- 투석 중 응고 시간이 투석 전 응고 시간보다 80%가 증가하도록 헤파린 주입속도를 조절한다.
- 혈액투석이 끝나기 1시간 전에 헤파린 주입을 중지한다.

출혈의 위험이 있으면 헤파린의 용량을 최소한으로 줄여서 사용한다. 혈액 응고 시간을 검사하여 투석 중 응고 시간을 투석 전 응고 시간보다 40%가 증가하도록 한다. 헤파린 용량의 일부를 한 번에 투여한 후 나머지 용량을 단위 시간 동안 일정하게 주입한다.

출혈이 있거나 출혈의 위험이 높은 환자, 최근에 수술을 받은 환자, 심장막염 환자 또는 헤파린으로 인한 부작용이 있는 환자는 헤파린을 사용하지 않는다. 투석 전에는 생리식염수에 헤파린을 섞어 투석기와 혈액연결관을 세척하고 혈류 속도를 높이며, 투석 중에는 주기적으로 생리식염수로 세척한다.

(6) 합병증에 대한 처방

혈액투석 중에 발생할 수 있는 합병증을 진단 후 신속하게 처치할 수 있도록 예상되는 합병증에 대해 미리 처방한다.

1) 저혈압과 근육 경련에 대한 처방

① 초미세여과율을 낮춘다.

② 환자의 다리를 머리보다 높게 올린다.

③ 생리식염수 100~500mL를 주입한다.

④ 고농도 포도당(50%) 50mL를 주입한다.

⑤ 투석액에서 나트륨 농도를 높인다.

2) 흉부 통증에 대한 처방

① 코로 산소(3L/분)를 주입한다.

② 혈류 속도를 낮춘다.

③ 초미세여과율을 0으로 조정한다.

④ 저혈압이 있으면 즉시 치료한다.

⑤ 협심증이 의심되면 니트로글리세린을 혀 밑에 투여한다.

(7) 혈액검사 처방

혈액투석을 하는 동안 투석이 적절하게 이루어지는지를 판단하고 동반 질환을 진단하며 투석 외에 다른 약물치료가 필요한지 확인하기 위해 정기적으로 검사한다. 대부분의 혈액검사는 투석 전에 하며 검사 결과에 따라 투석 처방, 약물 사용, 식사요법을 결정하거나 조절한다.

정기적인 검사가 필요한 혈액검사 항목, 그 임상적 의미, 목표치, 측정치의 예 및 그에 대한 임상적인 해석은 다음과 같다.

혈액검사 항목	임상적 의미	목표치	측정치	임상적 해석
Kt/V	투석량 반영 초미세여과량 고려	1.2 이상	1.0	투석량 부족
요소 감소량	투석량 반영 초미세여과량을 고려치 않음	65% 이상	60	투석량 부족
혈액 요소 농도	투석량 측정 단백질 영양 상태 반영	60~110mg/dL	55	단백질 섭취 부족 의심
혈청 크레아티닌 농도	근육량과 영양 상태 반영	8~20mg/dL	6	근육량이나 영양 부족 의심
혈청 칼륨 농도	높으면 부정맥 초래	4~5.5mEq/L	7.6	부정맥이나 심장정지 위험
혈청 알부민 농도	영양 상태를 반영하는 주요 지표	4g/dL 이상	2.9	영양 부족 의심
혈청 콜레스테롤 농도	영양 상태 반영 높으면 동맥경화 초래	200mg/dL 이하	275	심혈관계 질환 위험
혈청 저밀도지단백 콜레스테롤 농도	심혈관계 위험 요소	100mg/dL 이하	147	심혈관계 질환 위험
혈청 칼슘 농도	골대사에 관여	8.5~10.5mg/dL	6.5	부갑상샘 기능항진증 위험
혈청 인 농도	골대사에 관여 높으면 석회화 증가	3.5~5.5mg/dL	7	부갑상샘 기능항진증 위험
혈청 알칼리성 인산분해효소 농도	골대사에 관여 높으면 간 질환도 의심	39~117IU/L	160	부갑상샘 기능항진증 의심
혈청 부갑상샘 호르몬 농도	골대사에 관여	150~200pg/mL	350	부갑상샘 기능항진증 진단
혈청 중탄산염 농도	산-염기 상태	20~24mEq/L	15	대사산증 의심
혈청 알라닌 아미노 전이효소 농도	간 기능	40IU/L 이하	75	B 또는 C형 간염 의심
혈색소	빈혈 정도	11~13g/dL	8.5	빈혈 진단
적혈구 용적률	빈혈 정도	33~36%	29	빈혈 진단
트랜스페린 포화도	적혈구 생산을 위한 철의 이용도	20~50%	15	철 부족
혈청 페리틴 농도	체내에 저장된 철의 양	100~800ng/mL	80	철 부족
혈청 알루미늄 농도	높으면 알루미늄 중독증 의심	30μg/L 이하	70	알루미늄 중독 의심

투석량은 혈액 요소 농도를 투석 전후에 측정하여 계산한다. 당뇨병이 있는 경우에는 추가로 혈당 및 당화혈색소HbA_{1c}를 측정한다. 당화혈색소는 혈액검사 전 2개월 동안의 혈당치를 반영하는 지표이다.

목표치는 투석 환자 치료에서 목표로 하는 수치로, 이 수치에서 환자의 사망률과 합병증 발생률이 가장 낮다. 측정치를 해석할 때는 환자의 임상 상태를 함께 고려해야 한다. 특히 혈액 요소 농도 및 혈청 크레아티닌 농도가 낮은 경우에는 투석이 충분히 이루어진 것인지 또는 영양 섭취가 불량한 것인지를 구분해야 한다. 그리고 혈청 칼슘 농도가 낮으면 저알부민혈증으로 인한 영향 때문인지 구별해야 한다.

5. 혈액투석 중의 합병증

(1) 저혈압

저혈압은 혈액투석을 하는 동안에 가장 흔하게 발생하는 합병증으로 환자의 약 20~30%에서 발생한다. 저혈압의 발생은 특히 투석 환자의 연령이 높아지고 동반 질환이 있는 환자가 많아지면서 점점 증가하고 있다. 예전에는 고혈압과 심혈관계 질환과의 연관성을 강조하였으나, 최근 연구들은 투석 중 발생하는 저혈압이 심혈관계 질환과 관련이 있으며 투석 치료 결과에 나쁜 영향을 주는 것으로 보고하고 있다. 투석 중 발생한 저혈압은 잔여신기능을 급격히 저하시키고 혈액투석량을 줄이며 뇌, 심장 등에 허혈성 장애를 일으키고, 심하면 허혈성 심장질환이나 부정맥을 일으켜 생명을 빼앗기도 한다.

1) 발생기전

투석 환자의 혈액량은 일반적으로 약 4.5L인데 이 가운데 혈장의 양은 3L이다. 이는 혈액투석으로 3kg의 수분을 제거한다면 몸에 있는 혈장을 모두 제거해야 한다는 뜻이다. 이때 환자의 혈압이 적절하게 유지되고 혈액순환이 원활한 것은 몸에 보상기전이 있기 때문이다.

보상기전에는 심장의 박동수와 수축력의 증가, 주위 조직으로부터의 혈장 보충, 정맥 및 동맥의 수축 등이 해당된다. 따라서 투석 중 많은 양의 수분이 제거되면서 보상기전이 제대로 작동하지 않으면 저혈압이 발생한다.

저혈압의 원인은 매우 다양하고 여러 가지 요인이 함께 작용하기도 하는데 각 환자에게 맞게 분석하여 교정해야 한다. 일반적으로 저혈압은 다음과 같은 경우에 발생한다.

노인
당뇨병
자율신경 장애
좌심실 비대증과 좌심실 이완기능 장애
심근경색증 또는 심혈관계 수술 병력
증상이 있는 관상동맥 질환
투석과 투석 사이에 체중이 많이 증가하는 경우
잔여신기능이 없는 경우

2) 혈액량과 관련된 저혈압

혈액투석 중에 제거되는 혈액량은 일반적으로 주위 조직으로부터 빠르게 보충됨으로써 전체 혈액량이 유지된다. 그러나 초미세여과율이 높거나 목표 건체중이 너무 낮게 정해졌을 때, 또는 투석액 나트륨 농도가 너무 낮아 투석 중에 제거되는 수분의 양이 보충되는 혈장의 양에 비해 상대적으로 많으면 저혈압이 발생한다.

3) 혈관수축 장애와 관련된 저혈압

혈액량의 80% 이상이 정맥에 있기 때문에 정맥의 수축 능력에 장애가 있으면 심장으로 가는 혈액의 양이 줄어들고 심박출량이 감소하여 저혈압이 발생한다. 따라서 투석액의 온도가 높을 때, 투석 중 음식물을 섭취할 때, 교감신경의 장애가 있을 때, 항고혈압제를 복용했을 때 정맥의 수축능력에 장애가 있으면 저혈압이 발생한다.

4) 심장질환과 관련된 저혈압

좌심실 비대증, 허혈성 심장질환은 심장의 수축력이 감소되는 심장질환으로, 혈액투석으로 많은 양의 수분을 제거할 때 심박출량을 적절하게 유지할 수 없기 때문에 저혈압이 발생한다.

5) 투석 중 저혈압이 발생했을 때 응급조치

① 초미세여과량을 감소시킨다.
② 환자의 다리를 머리보다 높게 올린다.

③ 생리식염수 100~500mL를 3~5분 동안 주입한다.

④ 고농도 포도당(50%) 50~100mL를 주입한다.

⑤ 투석액 나트륨 농도를 높인다.

⑥ 산소를 공급한다.

⑦ 심한 경우에 투석을 중단한다.

6) 투석 중 저혈압을 예방하기 위한 일반 수칙

① 초미세여과 조절장치가 있는 투석 기계를 사용한다.

② 투석과 투석 사이에 체중이 1일 1kg이 증가하지 않도록 교육한다.

③ 건체중 이하로 초미세여과되지 않도록 한다.

④ 투석액 나트륨 농도가 환자의 혈청 농도보다 낮아지지 않게 한다.

⑤ 항고혈압제는 투석 후에 복용하게 한다.

⑥ 적혈구 용적률을 33% 이상 유지한다.

⑦ 투석 중에 음식을 섭취하지 않도록 한다.

⑧ 투석 시간을 늘려 단위 시간당 초미세여과율을 줄인다.

⑨ 필요하면 투석 전에 저혈압 치료약물을 사용한다.

7) 약물치료

투석 중 발생하는 저혈압을 예방하고 치료하려는 노력에도 불구하고 저혈압이 지속적으로 재발하면 약물치료를 해야 한다.

투석 중 발생하는 저혈압에 대한 치료제로는 미도드린 *midodrine*과 아메지늄 메틸황산염 *amezinium methylsulphate*이 있는데 두 가지 모두 효과적이며 안전한 약물로 알려져 있다. 엘 카르니틴 *L-carnitine* 그리고 서트랄린 *sertraline*이 투석 중 발생하는 저혈압에 효과가 있다는 보고가 있으나 더 많은 연구가 필요하다.

① 미도드린

미도드린은 $α_1$ 교감신경 수용체에 작용해서 정맥과 동맥을 수축시켜 혈압을 올리는 경구용 제제이다. $β_1$ 교감신경에는 작용하지 않기 때문에 심장에 대한 부작용이 없으며 혈관-뇌 경계를 통과하지 못해 뇌에 대한 부작용이 없다. 또한 미도드린은 위장관에서 잘 흡수되기 때문에 작용이 빠르며 투석으로 대사 산물이 잘 제거되므로 투석 후 고혈압의 발생이 적다. 부작용으로 두피 저림, 가려움증, 두통, 긴장뇨 등이 있으나 심하지 않다.

미도드린은 투석 30분 전에 투여한다. 용량은 2.5~5mg으로 시작하고 보통 10~20mg이 필요하며 최대 30mg까지 사용한다. 투석 전에 투여한 용량으로 반응이 없으면 투석 도중에 추가로 투여할 수 있다. 활동성 허혈성 심장질환을 제외된 대부분의 환자에게 안전하게 사용될 수 있다.

② 아메지늄 메틸황산염

아메지늄 메틸황산염은 노르아드레날린 *noradrenaline*의 작용을 활발하게 하는 경구용 제제이다. 투석 30분 전에 10mg을 투여하며 안전하게 사용할 수 있다.

(2) 근육 경련

근육 경련은 혈액투석 중에 발생하는 흔한 합병증으로 주로 투석이 끝날 때 발생하며 저혈압이 동반되는 경우가 많다. 투석 중에 수분이 과다하게 제거되거나 투석액 나트륨 농도가 낮을 때 일어난다.

1) 치료

근육 경련과 저혈압이 함께 일어났을 때는 생리식염수를 투여하면 반응이 좋다. 초기에 빨리 치료해야 할 때는 고농도의 식염수나 포도당이 효과적이다. 그러나 고농도 식염수를 사용할 경우에는 투석 후에 갈증이 생길 수 있으므로 당뇨병 환자가 아니라면 고농도 포도당을 권장한다. 일반적으로 근육 경련이 일어났을 때의 응급조치는 저혈압의 경우와 같다.

2) 예방

① 투석과 투석 사이에 체중이 많이 증가하지 않게 한다.
② 저혈압 예방 수칙을 따른다.
③ 투석액 나트륨 농도를 145mEq/L 이상으로 올린다. 때로는 투석 초기에 투석액 나트륨 농도를 150~155mEq/L로 시작하고 투석이 끝날 때쯤 135~140mEq/L로 점차 감소시키는 방법을 사용할 수도 있다.

(3) 오심과 구토

오심과 구토는 혈액투석 환자의 약 10%에서 발생하며 대부분 저혈압과 함께 나타나지만 투석 불균형 증후군 *dialysis dysequilibrium syndrome*의 초기 증세로 나타날 수 있다. 저혈압이 동반되어 있으면 저혈압을 먼저 치료해야 하며 증상이 지속되면 항구토제를 사용한다. 대부분은 투석 중에 혈압이 떨어지는 것을 막으면 예방할 수 있다.

(4) 두통

두통은 혈액투석을 하는 동안에 흔하게 관찰할 수 있다. 원인은 잘 알 수 없으며 투석 불균형 증후군의 증상으로 나타날 수 있다. 심하면 아세트아미노펜acetaminophen을 투여한다.

(5) 흉통

혈액투석 중에 발생하는 가벼운 흉통은 원인이 확실하지 않으며 특별한 치료가 필요하지 않다. 그러나 협심증과의 감별진단이 중요하다.

(6) 부정맥

혈액투석 중에 발생하는 부정맥은 환자가 투석을 하는 동안에 갑자기 사망하게 되는 주요 원인이다. 디지탈리스를 복용하는 환자에게 흔히 발생하며, 디지탈리스를 복용하지 않는 경우에는 허혈성 심장질환이나 좌심실 비대증, 심장막염 등이 선행 요소로 작용한다. 심전도에 영향을 주는 전해질, 즉 칼륨, 칼슘, 마그네슘, 수소 이온 등이 투석 중에 비정상적으로 또는 급격히 변화하여 부정맥이 발생하는 것으로 설명되고 있다.

디지탈리스를 복용하는 환자에서 발생하는 부정맥은 약물 자체 때문이거나 기존의 심장질환 때문이다. 따라서 디지탈리스는 꼭 필요한 경우에만 사용해야 하며, 사용할 때는 부정맥이 발생하는지 잘 감시해야 한다.

디지탈리스를 복용하지 않는 환자에서는 저혈압이 심근허혈을 악화시켜 부정맥이 발생하는 경우가 많다. 부정맥의 발생을 막기 위해서는 협심증 치료, 빈혈 교정, 저혈압 예방 등이 필요하다.

(7) 뇌출혈

뇌출혈은 투석 중에 발생하는 합병증으로는 드물지만 심각할 수 있다. 대개 고혈압과 혈관질환이 있는 상태에서 투석 중에 사용하는 헤파린으로 인해 발생한다. 특히 유전질환인 다낭성 신질환 polycystic kidney disease 환자에게 뇌동맥류 cerebral aneurysm가 있는 경우에 발생할 수 있으므로 주의해야 한다.

(8) 투석 불균형 증후군

투석 불균형 증후군은 투석과 관련하여 발생하는 신경학적 임상 증후군을 말한다. 초기에는 오심, 구토, 두통이 있고 심하면 의식장애, 경련 그리고 사망까지 초래한다.

원인은 확실하지 않으나 투석으로 갑자기 낮아진 혈액의 용질 농도가 뇌세포에 비해 저농도가 되어 혈액 속의 수분이 뇌세포로 이동하여 발생하는 것으로 추정하고 있다.

최근에는 혈액의 용질 농도가 갑자기 변화하지 않도록 조절하기 때문에 투석 불균형 증후군의 발생 빈도가 상당히 줄었으며 그 정도도 대부분 경미하다. 투석 불균형 증후군을 진단하기 위해서는 뇌 기능장애를 일으키는 다른 질환과 구별해야 한다.

증상이 경미하면 증상에 대한 치료로 환자의 대부분이 회복한다. 투석 중에 발생한 경우에는 용질의 제거를 줄이기 위해 혈류 속도를 줄인다. 증상이 심한 경우에는 일단 투석을 중단한다.

(9) 투석기 반응

투석기 반응이란 혈액투석 도중 나타나는 투석기에 대한 부적절한 반응으로, 아나필락시스 $anaphylaxis$와 비특이적 반응으로 나눈다.

1) 아나필락시스

아나필락시스는 특이 물질이 인체에 들어갔을 때 나타나는 과민증이다. 원인은 투석기 멸균제로 사용되는 에틸렌산화물로 추정된다. 고혈압 치료를 위해 안지오텐신 전환효소 억제제를 투여하는 환자가 합성막의 일종인 AN69 투석막을 사용하면 브라디키닌 시스템 $bradykinin\ system$을 활성화하여 아나필락시스가 일어나기도 한다.

아나필락시스는 전형적으로 투석 후 수 분 이내에 나타난다. 증상은 기려움증, 두드러기, 콧물, 기침, 호흡곤란, 열감 등 다양하지만 최근에는 매우 드물게 일어난다.

2) 비특이적 반응

비특이적 반응은 아나필락시스보다 경미하지만 더 흔하게 나타난다. 전형적으로 투석을 시작한 지 1시간 이내에 발생한다. 원인은 아직 확실치 않으며 보체 활성화와 관련된 것으로 추정되지만 증명되지는 않았다. 흉통과 요통이 주요 증상이므로 협심증과의 감별진단이 중요하다. 대개 1시간 후에 증상이 사라지므로 투석은 계속할 수 있다.

6. 투석기 재사용

투석기 재사용 dialyzer reuse이란 같은 투석기를 같은 환자에게 2회 이상 사용하는 것을 의미한다. 즉 투석기를 사용한 후 재사용 공정을 거쳐 보관하고, 같은 환자가 다음 투석을 할 때 다시 사용하는 것이다.

투석기 재사용은 1964년 스탠리Stanley Shaldon가 처음으로 시도했다. 그러나 1970년대 중반까지 미국에서는 투석기를 한 번 사용하고 버리는 것이 일반적이었다. 그 후 효율이 높은 투석기를 사용할 필요성이 대두되고 경제적인 이유로 투석기 재사용이 점차 보편화하였다. 초기에는 투석기를 재사용하면서 발생하는 부작용에 대한 보고가 있었으나, 최근에는 투석기 재사용의 효율성과 안전성이 향상되고 화학 소독제와 장비가 발전되면서 재사용과 관련한 부작용은 급격히 줄었다.

투석기를 재사용하는 횟수는 투석 센터마다 다르나 일반적으로 10회 이상 재사용하는 경우가 많다. 2000년 현재 미국에서는 혈액투석 환자의 약 80%가 투석기를 재사용하고 있는 것으로 보고되고 있다. 우리나라에는 아직 투석기를 재사용하는 투석 센터가 많지 않으나 요즘 빠르게 증가하고 있다.

(1) 투석기 재사용을 위한 공정

투석기 재사용을 위해 시행되는 일반적인 공정은 다음과 같다.
① 헹구기
② 세척
③ 투석기 기능 검사
④ 소독/멸균
⑤ 살균제 제거

1) 헹구기

투석기 섬유관에 남아 있는 혈액을 제거하는 과정이다. 정수시스템을 거친 물로 투석기의 혈액 구획과 투석액 구획을 순서대로 헹군다.

2) 세척

세척제로 섬유관에 축적되어 있는 단백질을 녹이는 과정이다. 주로 사용하는 세척제는 표백제(차아염소산나트륨sodium hydrochlorite), 과산화수소hydrogen peroxide 또는 PHA(peracetic acid/hydrogen peroxide/acetic acid) 혼합물이다.

3) 투석기 기능 검사

투석기 기능 검사는 투석기를 재사용하는 데 문제가 없는지 확인하는 과정으로 기계를 이용해 자동으로 처리한다.

① 섬유관 손상에 대한 압력 검사

투석막 사이에 압력 차이를 만들어 혈액 구획과 투석액 구획에서 압력이 낮아지는지를 검사해서 섬유관이 손상되었는지 알아낸다.

② 혈액 구획 부피 측정

혈액 구획 부피blood compartment volume는 요소처럼 작은 물질에 대한 투석기의 청소능을 간접적으로 반영하며 총세포부피total cell volume; TCV라고도 한다. 총세포부피는 혈액 구획을 채우는 데 필요한 생리식염수의 부피와 같다. 투석기를 처음 사용하기 전에 총세포부피를 측정하여 기준치를 정하고, 재사용 공정을 거칠 때마다 다시 측정해서 기준치에 비해 20% 이상 감소하면 투석기를 더 이상 사용하지 않는다. 총세포부피가 20% 감소한 것은 투석기 요소 청소능이 10% 감소한 것에 해당하며 투석기가 기능을 상실한 것으로 판단한다.

4) 소독/멸균

투석 후 투석기에 남아 있는 세균을 소독 또는 멸균하는 과정이다. 흔히 사용하는 소독제는 PHA 혼합물, 포름알데히드formaldehyde, 글루타르알데히드glutaraldehyde이다. 일반적으로 투석기의 혈액 구획과 투석액 구획 모두에 24시간 동안 주입하여 소독/멸균한다. 최근에는 가열멸균heat sterilization을 하기도 한다.

5) 살균제 제거

사용한 살균제를 제거하는 과정이다. 요즘에는 대부분 자동화되어 있으며 각 살균제에 맞는 검사 용구로 남아 있는 살균제의 양을 측정한다.

(2) 공정 시스템

투석기 재사용을 위한 공정 시스템은 자동과 수동으로 나뉘는데 최근에는 주로 자동 시스템을 이용하고 있다. 주로 사용하는 자동 시스템 기계는 에코Echo, 레나트론 IIRenatron II, 디알에스-4DRS-4 등이다. 에코와 레나트론 II는 기계 1대로 투석기 1개, 디알에스-4는 기계 1대로 투석기 4개의 재사용 공정을 진행할 수 있다. 에코와 디알에스-4에는 멸균제로 PHA 혼합물, 포름알데히드, 글루타르알데히드를 모두 사용하지만, 레나트론 II에는 PHA 혼합물만을 사용할 수 있다. 레나트론 II와 디알에스-4는 컴퓨터를 이용하여 자료를 관리할 수 있다. 투석기 재사용 공정에 걸리는 시간은 투석기 1개당 8~10분으로 세 기계 모두 비슷하다.

(3) 임상적 의미

1) 장점

- 고효율 투석기를 광범위하게 사용할 수 있다.
- 투석기를 만들 때 사용되는 화학제에 대한 노출을 줄인다. 이는 투석기를 처음 사용했을 때 환자에게 나타날 수 있는 부작용을 줄이게 된다.
- 투석기의 생체 적합성을 높인다.
- 투석 치료 비용을 줄인다.
- 투석기의 소비가 줄어들어 버려지는 양이 감소한다.

2) 단점

① 환자
- 세균이나 내독소에 감염될 가능성이 있다.
- 살균제에 노출될 가능성이 있다.

② 재사용 공정 의료진
- 살균제에 노출되어 호흡기, 피부 또는 눈에 손상을 입을 수 있다.

미국의료기구협회는 투석기 재사용을 위한 공정을 시행할 때 필요한 기준을 설정하였다. 이 기준에 따라 시행하면 공정으로 인한 부작용은 무시할 수 있는 정도이다.

3) 투석기 기능의 저하

① 요소 청소능

투석기를 반복하여 사용하면 섬유관에 단백질이 침착하거나 혈액이 응고되어 요소 청소능이 점차 감소된다. 일반적으로 총세포부피가 기준치의 80% 이상이면 요소 청소능에 문제가 없는 것으로 받아들여지고 있다.

② β_2-마이크로글로불린 청소능

β_2-마이크로글로불린은 장기간 투석하는 환자에게 아밀로이드증을 일으키는 물질이다. 따라서 β_2-마이크로글로불린 청소능은 큰 분자물질에 대한 투석기 청소능을 반영하는 지표로 이용된다. 투석기 재사용이 β_2-마이크로글로불린 청소능에 미치는 영향은 재사용 공정 방법, 재사용 횟수 그리고 투석막의 재질에 따라 다르다.

저유량 투석기는 β_2-마이크로글로불린을 제거할 수 없기 때문에 투석기 재사용이 β_2-마이크로글로불린 청소능에 미치는 영향은 없으나, 고유량 투석기는 투석막의 재질과 재사용 공정 중에 사용되는 세척제에 따라 β_2-마이크로글로불린 청소능이 크게 달라진다.

β_2-마이크로글로불린 청소능은 표백제를 사용하면 일반적으로 증가하고 표백제를 사용하지 않으면 투석막의 재질에 따라 달라진다. 셀룰로오스 투석막은 표백제를 사용하지 않으면 β_2-마이크로글로불린 청소능이 심하게 감소된다.

4) 감염

투석기 재사용 공정이 부적절하면 세균 감염이나 내독소로 인한 발열

반응이 발생할 수 있다. 일반적으로 그 원인은 투석기를 세척하고 살균제를 준비하는 데 사용하는 물이다. 따라서 재사용 공정에 사용하는 물은 역삼투압 과정을 거치는 것이 바람직하다. 투석 센터에서는 그 지역의 물의 상태에 따라 보조필터 장치가 필요할 수도 있다.

환자의 안전을 위해 투석기 재사용에 사용하는 물은 매주 검사해야 한다. 미국의료기구협회가 제시한 물의 기준은 세균 균주 수 200cfu/mL 이하, 내독소 2EU/mL 이하이다. 그러나 이 기준보다 더 엄격하게 관리해야 한다는 주장도 있다. 유럽의 기준은 세균 균주 수 100cfu/mL 이하, 내독소 0.25EU/mL 이하이다.

B형 간염균이 있는 환자의 투석기는 일반적으로 재사용하지 않는다. 그러나 B형 간염균 보유 환자들을 위해 재사용 공정 기계를 독립적으로 사용할 수는 있다. 에이즈균(HIV) 또는 C형 간염균 양성 환자의 투석기는 재사용할 수 있다.

5) 투석기 반응

안지오텐신 전환효소 억제제를 사용하는 환자에게 투석기를 재사용하면 간혹 아나필락시스를 일으킬 수 있다. 안지오텐신 전환효소 억제제를 복용하는 환자가 일회용 AN69 투석기를 사용할 때 일어나는 반응과 비슷하다. 즉 PHA 혼합물로 투석기를 처리하면 키닌-칼리크레인 시스템 *kinin-kallikrein system*이 활성화하여 브라디키닌을 생산하는데, 이때 안지오텐신 전환효소 억제제가 브라디키닌의 분해를 억제해 아나필락시스가 일어난다.

6) 단백질 손실

수분 투과율이 매우 높은 폴리술폰 투석막에 대해 표백제를 세척제로 사용하면 섬유관에 축적된 단백질이 제거되면서 알부민 투과율이 증가해 혈액 속의 단백질이 손실될 수 있다.

(4) 궁금증 풀이

1) 투석기 재사용은 안전한가요?

투석기 재사용은 올바른 재사용 공정을 거친다면 일반적으로 안전한 것으로 알려져 있습니다. 미국에서는 미국의료기구협회의 기준을 따르도록 하고 있습니다. 여기에는 물, 세척제 그리고 살균제 등 투석기 재사용 공정에 관계되는 모든 기준이 포함되어 있습니다. 이 기준에 따르면 투석기 세척과 소독에 사용되는 물은 세균 균주 수 200cfu/mL 이하, 내독소 2 EU/mL 이하이어야만 합니다.

2) 투석기는 몇 번까지 안전하게 재사용할 수 있나요?

투석기를 안전하게 재사용할 수 있는 횟수는 일률적으로 정해져 있지 않습니다. 외관상 이상이 없고, 검사하여 기능이 정상인 것으로 판단되면 투석기 재사용은 안전하며 계속 사용할 수 있습니다. 총세포부피가 80% 이상이면 요소 청소율이 90% 이상인 것으로 알려져 있기 때문에 투석기의 기능은 정상인 것으로 판단합니다.

3) 재사용 투석기로 안전하게 투석을 하기 위해서 환자는 무엇을 확인해야 하나요?

① 투석기가 자신의 것인지 투석기에 붙어 있는 라벨을 확인합니다.

② 투석기가 외관상 깨끗한지 확인합니다.

③ 섬유관이나 양쪽 끝에 혈액응고가 없어야 합니다.

④ 총세포부피 등 투석기의 기능에 대해서 투석 치료팀에게 물어봅니다.

7. 매일 혈액투석

혈액투석은 1주에 3회, 1회당 3~5시간씩 하는 것이 일반적이다. 그러나 이러한 투석은 수분과 노폐물을 지속적이고 효율적으로 제거하는 정상적인 신장의 기능과는 큰 차이가 있다.

혈액투석은 복막투석에 비해 상대적으로 효율적이기는 하지만 지속적이지 않아 혈액 용질 농도의 변화가 심하다. 반면 복막투석은 지속적이기는 하지만 저분자물질에 대한 복막의 청소율이 낮아 효율적이지는 않다. 이렇게 볼 때 매일 혈액투석 daily hemodialysis은 투석이 좀더 자주 이루어지고 효율적이어서 이론적으로는 다른 투석 방법보다 정상적인 신장의 기능에 가까운 신대체요법이라고 할 수 있다.

매일 혈액투석은 크게 단시간 매일 혈액투석 short daily hemodialysis과 야간 혈액투석nocturnal hemodialysis으로 나눌 수 있다. 단시간 매일 혈액투석은 1일 1.5~3시간씩 주 6회 혈액투석하는 방법으로 투석 센터나 가정에서 할 수 있다. 주로 투석을 시작한 후 2시간 이내에 노폐물이 제거된다는 개념을 이용한 것으로 일반 혈액투석보다 주당 요소 청소율이 훨씬 증가한다.

야간 혈액투석은 주로 가정에서 자는 동안 1일 약 6~10시간씩 주 5~7일간 하는 방법이다. 투석 시간과 횟수를 늘리면 체내 수분 조절이 용이해 고혈압 관리가 쉬워지고 요독증이 줄어들며 영양 상태가 향상되어 삶의 질과 생존율을 높일 수 있다.

매일 혈액투석의 효과에 대해서는 1969년에 처음 보고되었다. 투석을 하는 동안에 심한 저혈압이 발생하고 투석과 투석 사이에 고혈압이 심한 환자들에게 적용되어 효과가 있었으나, 의료보험의 혜택을 받을 수 없었고 기술적인 문제로 오래 지속되지 못하였다. 그 후 1980년대와 1990년대에 주로 이탈리아에서 시도되었으며, 연구 결과 여러 측면에서 우수하다고 밝혀지면서 북아메리카와 유럽에서도 관심이 높아지고 있다. 야간 혈액투석은 1994년에 캐나다에서 시작되었으며 야간 혈액투석을 하는 환자수가 점차 증가하는 추세이다.

일반적인 혈액투석보다 매일 혈액투석이 삶의 질을 향상시키고, 혈압 조절이 쉬우며, 좌심실 비대증을 완화하고, 빈혈 조절이 쉽기 때문에 에리트로포에틴의 용량을 감소시킨다고 많은 연구들이 보고하고 있다. 또한 매일 혈액투석은 병원 입원율을 낮추며 야간 혈액투석은 혈청 인 농도의 조절이 쉽다고 보고하고 있다.

매일 혈액투석이 일반 혈액투석보다 더 나은 결과를 보이는 이유는 몇 가지로 추론할 수 있다. 야간 혈액투석은 일반 혈액투석보다 훨씬 많은 투석량을 제공하므로 결과가 더 좋은 것으로 쉽게 추측할 수 있다. 그러나 단시간 매일 혈액투석이 많은 투석량만으로 좋은 결과를 나타낸다고 설명하기는 어렵다. 단시간 매일 혈액투석의 주간 총 투석 시간은 일반 혈액투석과 다르지 않기 때문이다. 매일 혈액투석을 오래 하게 되면 큰 분자물질을 더 잘 제거할 수 있는데 이것이 투석의 결과에 좋은 영향을 줄 수도 있다. 실제로 매일 혈액투석을 하면 저혈압과 투석 중 나타나는 임상 증상의 발생이 줄고 영양 상태가 향상되며 염증을 일으키는 물질의 생산이 줄어 합병증 발생률과 사망률이 감소한다고 보고되고 있다.

매일 혈액투석 도입의 가장 큰 장애는 투석 횟수가 증가하면서 비용이 증가한다는 점이다. 그러나 에리트로포에틴, 항고혈압제, 인결합제의 사용이 줄고 입원율이 감소하면서 전체적인 의료비용은 오히려 감소할 수도 있다. 또한 환자의 삶의 질이 향상되어 재활의 길이 넓어지고 사회로 복귀할 수 있으며 가족 단위의 생산성이 높아질 수 있다는 점도 고려해야 한다. 특히 가정 혈액투석은 투석 비용을 감소시킬 것으로 추정하고 있다.

그러나 매일 혈액투석의 비용에 대해서는 아직 논란의 여지가 많다. 특히 매일 혈액투석은 가정 혈액투석과 관련이 있기 때문에 그와 관련되어 발생하는 문제들을 심도 있게 고려해야 한다. 가정 혈액투석은 환자의 교육, 의료진의 역할 등에 대한 제도적인 뒷받침이 필요하며 좀더 사용하기 쉬운 혈액투석기계의 개발이 뒤따라야 한다.

참고문헌

1. 혈액투석의 기초

대한신장학회 등록위원회: 우리나라 신대체요법의 현황―인산 민병석 교수 기념 말기 신부전 환자 등록사업 2002―. 대한신장학회지 22(2):S353-S377, 2003

Ashwini RS, Avi D, Alexander CT: Morbidity and cost implications of inadequate hemodialysis. Am J Kidney Dis 37:1223-1231, 2001

Collins AJ, Ma JZ, Umen A, Keshaviah P: Urea index and other predictors of hemodialysis patient survival. Am J Kidney Dis 23:272-282, 1994

Daugirdas JT: Second generation logarithmic estimates of single-pool variable volume Kt/V: an analysis of error. J Am Soc Nephrol 4:1205-1213, 1993

Daugirdas JT, Depner TA: A nomogram approach to hemodialysis urea modeling. Am J Kidney Dis 23:33-40, 1994

Daugirdas JT, Van Stone JC: Physiologic principles and urea kinetic modeling. Handbook of dialysis(3rd ed.). Published by Lippincott Williams & Wilkins. Philadelphia, PA, 2001, pp.15-45

Depner T, Beck G, Daugirdas J, Kusek J, Eknoyan G: Lessons from the hemodialysis(HEMO) study: an improved measure of the actual hemodialysis dose. Am J Kidney Dis 33:142-149, 1999

Du Bois D, Du Bois EF: A formula to estimate the approximate surface area if height and weight be known. Arch Intern Med 17:863-871, 1916

Fitts SS, Guthrie MR, Blagg CR: Exercise coaching and rehabilitation counseling improve quality of life for predialysis and dialysis patients. Nephron 82:115-121, 1999

Gotch FA, Sargent JA: A mechanistic analysis of the National Cooperative Dialysis Study. Kidney Int 28:526-534, 1985

Held PJ, Port FK, Wolfe RA, Stannard DC, Carroll CE, Daugirdas JT, Bloembergen WE, Greer JW, Hakim RM: The dose of hemodialysis and patient mortality. Kidney Int 50:550-556, 1996

HEMO Study Group, prepared by Daugirdas JT, Depner TA, Gotch FA, Greene T, Keshaviah PR, Levin NW, Schulman G: Comparison of methods to predict equilibrated Kt/V in the HEMO pilot study. Kidney Int 52:1395-1405, 1997

Hume R, Weyers E: Relationship between total body water and surface area in normal and obese subjects. J Clin Pathol 24:234-238, 1971

Leypoldt JK, Cheung AK, Agodoa LY, Daugirdas JT, Greene T, Keshaviah PR, for the Hemodialysis(HEMO) Study: Hemodialyzer mass transfer-area coefficients for urea increase at high dialysate flow rates. Kidney Int 51:2013-2017, 1997

National Kidney Foundation: K/DOQI clinical practice guidelines for hemodialysis adequacy, 2000. Am J Kidney Dis 37(suppl 1):S7-S64, 2001

Owen WF II, Lew NL, Liu Y, Lowrie EG, Lazarus JM: The urea reduction ratio and serum albumin concentration as predictors of mortality in patients undergoing hemodialysis. N Engl J Med 329:1001-1006, 1993

Watson PE, Watson ID, Batt RD: Total body water volumes for adult males and females estimated from simple anthropometric measurements. Am J Clin Nutr 33:27-39, 1980

【인터넷 문헌】
요소동력모델 http://www.hdcn.com/hd/ukmtutor.htm

2. 혈액투석의 구성

Daugirdas JT, Van Stone JC, Boag JT: Hemodialyis apparatus. Handbook of dialysis(3rd ed.). Published by Lippincott Williams & Wilkins. Philadelphia, PA, 2001, pp.46-66

【인터넷 문헌】
투석용 물의 관리 http://www.hdcn.com/hd/wquality.htm

3. 혈관접속로

Farrell J, Gellens M: Ultrasound-guided cannulation versus landmark-guided technique for acute hemodialysis access. Nephrol Dial Transplant 12:1234-1237, 1997

Moss AH, Vasilakis C, Holley JL, Foulks CJ, Pillai K, McDowell DE: Use of a silicone duallumen catheter with a Dacron cuff as a long-term vascular access for hemodialysis patients. Am J Kidney Dis 16:211-215, 1990

National Kidney Foundation: K/DOQI clinical practice guidelines for vascular access, 2000. Am J Kidney Dis 37(suppl 1):S137-S181, 2001

Schwab SJ, Raymond JR, Saeed M, Newman GE, Dennis PA, Bollinger RR: Prevention of hemodialysis fistula thrombosis. Early detection of venous stenoses. Kindey Int 36:707-711, 1989

4. 혈액투석 처방

Du Bois D, Du Bois EF: A formula to estimate the approximate surface area if height and weight be known. Arch Intern Med 17:863-871, 1916

Hume R, Weyers E: Relationship between total body water and surface area in normal and obese subjucts. J Clin Pathol 24:234-238, 1971

National Kidney Foundation: K/DOQI clinical practice guidelines for hemodialysis adequacy, 2000. Am J Kidney Dis 37(suppl 1):S7-S64, 2001

Watson PE, Watson ID, Batt RD: Total body water volumes for adult males and females estimated from simple anthropometric measurements. Am J Clin Nutr 33:27-39, 1980

【인터넷 문헌】

요소동력모델 계산 http://www.hdcn.com/calc.htm

5. 혈액투석 중의 합병증

Daugirdas JT: Dialysis hypotension: a hemodynamic analysis. Kidney Int 39: 233-246, 1991

Daugirdas JT: Pathophysiology of dialysis hypotension: an update. Am J Kidney Dis 38(suppl 4):S11-S17, 2001

Dheenan S, Henrich WL: Preventing dialysis hypotension: a comparison of usual protective maneuvers. Kidney Int 59:1175-1181, 2001

Perazella MA: Approach to patients with intradialytic hypotension: a focus on therapeutic options. Semin Dial 12:175-181, 1999

6. 투석기 재사용

Cheung AK, Agodoa LY, Daugirdas JT, Depner TA, Gotch FA, Greene T, Levin NW, Leypoldt JK, The hemodialysis(HEMO) study group: Effects of hemodialyzer reuse on clearances of urea and β_2 microglobulin. J Am Soc Nephrol 10:117-127, 1999

Kaplan AA, Halley SE, Lapkin RA, Graeber CW: Dialysate protein losses with bleach processed polysulfone dialyzers. Kidney Int 47:573-578, 1995

Kaufman AM, Levin NW: Dialyzer reuse. Handbook of dialysis(3rd ed.). Published by Lippincott Williams & Wilkins. Philadelphia, PA, 2001, pp.169-181

National Kidney Foundation: K/DOQI clinical practice guidelines for hemodialysis adequacy: hemodialyzer reprocessing and reuse, 2000. Am J Kidney Dis 37(suppl 1):S39-S41, 2001

Pegues DA, Beck-Sague CM, Woollen SW, Greenspan B, Burns SM, Bland LA, Arduino MJ, Favero MS, Mackow RC, Jarvis WR: Anaphylactoid reaction associated with reuse of hollow-fiber hemodialyzers and ACE inhibitors. Kidney Int 42:1232-1237, 1992

Task Force on Reuse of Dialyzers, Council on Dialysis, National Kidney Foundation: National Kidney Foundation report on dialyzer reuse. Am J Kidney Dis 30:859-871, 1997

Verresen L, Fink E, Lemke H-D, Vanrenterghem Y: Bradykinin is a mediator of anaphylactoid reactions during hemodialysis with AN69 membrane. Kidney Int 45:1497-1503, 1994

【인터넷 문헌】
미국의료기구협회(AAMI) http://www.aami.org/
투석기 재사용 http://www.hdcn.com/hd/reuse

7. 매일 혈액투석

Andreas P: Introduction: entering the era of daily hemodialysis. Adv Ren Replace Ther 8:223-226, 2001

Bergstrom J, Heimburger O, Lindholm B: Calculation of the protein equivalent of total nitrogen appearance from urea appearance. Which formulas should be used? Perit Int Dial 18:467-473, 1998

Buoncristiani U: Fifteen years of clinical experience with daily haemodialysis. Nephrol Dial Transplant 13(suppl 6):S148-S151, 1998

DePalma JR, Pecker EA, Maxwell MH: A new automatic coil dialyzer system for 'daily' dialysis. Proc Eur Dial Transplant Assoc 6:26-34, 1969

Fagugli RM, Reboldi G, Quintaliani G, Pasini P, Ciao G, Cicconi B, Pasticci F, Kaufman JM, Buoncristiani U: Short daily hemodialysis: blood pressure control and left ventricular mass reduction in hypertensive hemodialysis patients. Am J Kidney Dis 38:371-376, 2001

Mohr PE, Neumann PJ, Franco SJ, Marainen J, Lockridge R, Ting G: The case for daily dialysis: its impact on costs and quality of life. Am J Kidney Dis 37:777-789, 2001

Pierratos A, Ouwendyk M, Francoeur R, Vas S, Raj DS, Ecclestone AM, Langos V, Uldall R: Nocturnal hemodialysis: three-year experience. J Am Soc Nephrol 9:859-868, 1998

Robert ML, Claude K, Daily/nocturnal dialysis study group: Hemeral(daily) hemodialysis. Adv Ren Replace Ther 8:236-249, 2001

Woods JD, Port FK, Orzol S, Buoncristiani U, Young E, Wolfe RA, Held PJ: Clinical and biochemical correlates of starting "daily" hemodialysis. Kidney Int 55:2467-2476, 1999

제3장_복막투석

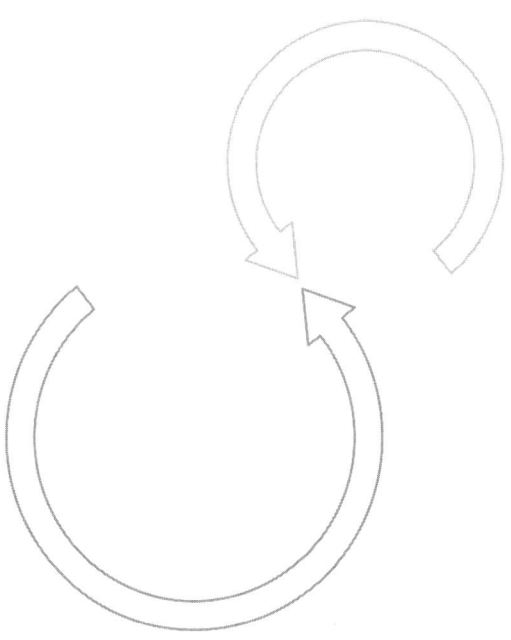

복막투석은 환자 복부의 안쪽(복강)에 있는 복막을 투석 필터로 사용하는 투석법이다. 복막투석액을 복강에 일정 시간 머물게 하여 복막에 분포하는 혈관의 혈액에 있는 노폐물과 과잉 수분을 투석액으로 이동시켜 배출하는 방법이다.

복막투석은 1976년 지속성 휴대 복막투석 continuous ambulatory peritoneal dialysis; CAPD의 도입으로 보편화하였다. 지속성 휴대 복막투석은 복막투석액을 4~6시간 간격으로 1일 4회 교환하여 지속적으로 투석이 이루어지도록 하는 방법이다. 최근에는 기계를 이용하여 주로 야간에 집중적으로 복막투석을 하기도 한다.

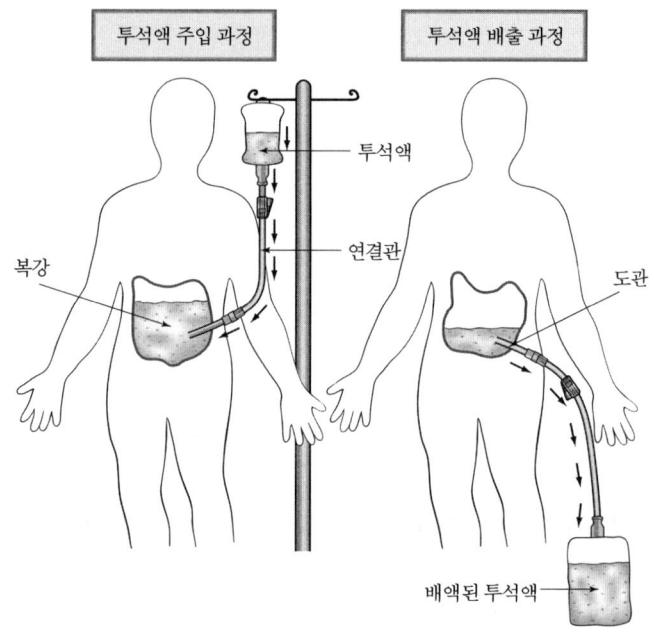

복막투석 모습

1. 복막투석의 원리

복막은 복막에 분포하는 모세혈관의 혈액과 복강 속으로 넣는 투석액을 분리하는 막으로, 이것을 통해 양쪽 용액에 있는 용질과 수분이 이동하게 된다. 복막은 혈액투석의 투석막과 같은 역할을 하는데, 반투막이지만 구멍의 크기와 구성 성분이 일정하지 않기 때문에 구조와 기능이 혈액투석막에 비해 상대적으로 복잡하다.

(1) 복막의 구조

복막은 복강을 둘러싸고 있는 막을 말하며 복강 안에 있는 장기를 둘러싼 내장복막과 복벽에 있는 복벽복막으로 나뉜다. 복막의 표면적은 체표면적과 거의 같아서 성인의 경우 1~1.2m^2 정도이다.

복막은 윤활성의 중피세포mesothelial cell가 단층으로 배열되어 있으며 그 아래에 혈관과 림프관이 있는 간질조직interstitial tissue이 있다.

복막에 분포하는 모세혈관의 내피세포endothelial cell는 용질 이동에 저항성을 일으키는 주요 부분으로 크기가 다른 3종류의 구멍이 있다. 이 구멍들은 복막에서 용질과 수분의 이동에 관여하는 것으로 알려져 있다.

① 대공은 반지름이 20~40nm로 단백질과 같은 큰 분자물질을 이동시킨다.
② 소공은 반지름이 4~6nm로 요소, 크레아티닌, 나트륨, 칼륨 등 작은 분자물질을 이동시킨다.
③ 극소공은 반지름이 0.8nm 미만으로 수분만을 이동시킨다.

(2) 복막의 생리

복막투석액이 복강에 체류하는 동안에 복막을 통해 일어나는 용질과 수분의 이동에는 확산, 초미세여과 그리고 림프 흡수작용이 있으며 이들은 동시에 일어난다.

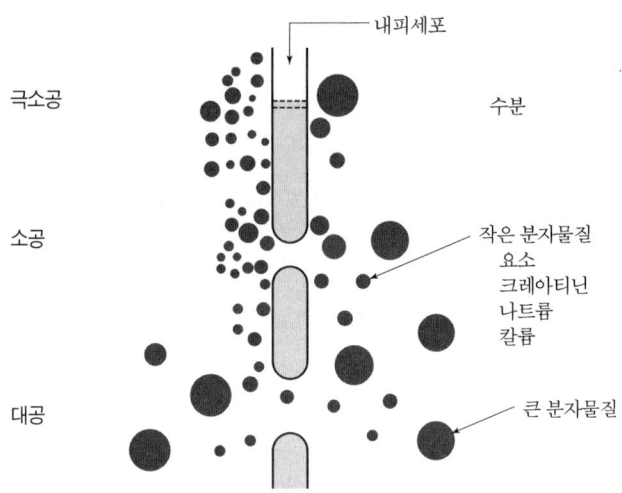

복막에서의 용질과 수분 이동의 모식도

* Modified from Flessner MF: Peritoneal transport physiology: insights from basic research. J Am Soc Nephrol 2:122-135, 1991

1) 확산

복막을 사이에 두고 양쪽에 있는 혈액과 투석액에 있는 용질이 농도 차이에 따라 용질의 농도가 높은 쪽에서 낮은 쪽으로 이동하는 것을 말한다. 혈액 속의 노폐물과 칼륨은 투석액 쪽으로, 투석액 쪽의 포도당, 젖산, 칼슘은 혈액 쪽으로 이동한다.

확산에 영향을 주는 요소는 다음과 같다.

① 농도의 차이

혈액과 투석액 사이의 용질의 농도 차이가 클수록 확산은 커진다. 요소 같은 물질은 투석액 내의 농도가 0이기 때문에 복막투석을 시작할 때 확산이 가장 크며 시간이 지나면서 점차 줄어든다.

② 유효 복막표면적

용질의 이동은 복막의 총표면적보다는 혈관이 분포하는 복막의 표면적에 따라 달라진다. 이를 유효 복막표면적이라고 하는데 확산은 유효 복막표면적이 넓을수록 잘 일어난다. 유효 복막표면적은 환자마다 다르며 동일 환자도 상황에 따라 달라진다. 예를 들어 복막염이 있는 경우에는 혈관 분포가 증가하기 때문에 유효 복막표면적이 넓어진다.

③ 복막 저항성

복막에는 용질의 이동을 억제하는 저항층이 있다. 모세혈관 내피세포, 내피세포 기저막, 간질조직 등이 주요 저항층이다. 복막 저항성이 클수록 확산은 줄어든다.

④ 용질의 분자량

용질의 분자량이 적을수록 분자 운동의 속도가 빨라지면서 확산은 커진다.

2) 초미세여과

초미세여과란 혈액과 투석액 사이의 삼투압과 정수압의 차이로 인해 수분이 이동하는 것을 말한다. 초미세여과는 주로 투석액에 포함되어 있는 삼투 물질의 삼투압 영향을 받는데 혈액에 있는 과잉 수분이 투석액 쪽으로 이동한다.

초미세여과에 영향을 주는 요소는 다음과 같다.

① 삼투 물질의 농도

삼투 물질은 초미세여과를 일으키기 위해 투석액에 넣는 물질로 주로 포도당을 이용한다. 투석액에 포함된 삼투 물질의 농도가 클수록 초미세여과는 커진다.

투석액과 혈액의 삼투 물질 농도 차이는 투석을 시작할 때 가장 크다. 시간이 지나면서 수분이 투석액 쪽으로 초미세여과되고 포도당이 혈액으로 흡수되어 투석액의 포도당 농도가 옅어지면서 양쪽의 농도 차이가 줄어든다.

환자의 혈당이 높으면 혈액과 투석액의 포도당 농도 차이가 작아 초미세여과가 줄어든다. 고농도의 포도당 투석액을 사용하거나 투석액의 체류 시간을 짧게 하고 자주 교환하면 두 용액의 포도당 농도 차이가 커져 초미세여과가 늘어나게 된다.

② 유효 복막표면적

유효 복막표면적이 넓을수록 혈액과 투석액 사이의 삼투압이 일어나는 부위가 많아지면서 초미세여과가 커진다.

③ 복막의 수력학적 전도

복막의 수력학적 전도 hydraulic conductance는 복막의 수분 투과성을 뜻한다. 이는 복막 모세혈관의 소공과 극소공의 밀도, 모세혈관과 복막의 중피세포 사이의 거리에 따라 달라지며 환자마다 다르다.

④ 삼투 물질의 반사계수

삼투 물질의 반사계수 reflection coefficient는 삼투 물질이 투석액에서 혈액으로 얼마나 효과적으로 확산되는가를 반영하는 지수이다. 반사계수는 0부터 1 사이의 값으로 정해지며 수치가 클수록 투석액과 혈액의 삼투 물질의 농도 차이가 더디게 감소하여 초미세여과가 잘 일어난다.

삼투 물질로 흔히 사용하는 포도당의 반사계수는 약 0.03인 데 비해 요즘 새로 개발된 아이코덱스트린icodextrin의 반사계수는 1에 가깝다.

⑤ 정수압 차이

정수압이란 어떤 구획에 있는 물에 작용하는 압력을 의미하며 중력의 영향을 받는다. 정상적인 복막투석의 경우 모세혈관 내의 압력이 복강압보다 높아 그 정수압의 차이만큼 초미세여과가 가능하다. 그러나 복강압이 증가하는 경우에는 초미세여과가 일어나지 않을 수 있다. 누워 있을 때가 서 있을 때보다 복강압이 낮아 초미세여과가 더 잘 일어난다고 할 수 있다.

⑥ 혈액의 교질삼투압

교질삼투압이란 알부민이 수분을 끌어당기는 힘을 말한다. 따라서 혈액의 교질삼투압이 크면 초미세여과를 억제한다. 반대로 저알부민혈중인 경우에는 교질삼투압이 작아져 초미세여과를 잘 일으킨다.

3) 선별효과

복막투석에서 초미세여과는 혈액투석에서와 마찬가지로 단순히 수분만을 이동시키는 것이 아니라 대류convection를 통해 용질도 이동시킨다. 그러나 혈액투석과 다르게 용질이 혈액 속의 농도에 비례하여 이동하지는 않는다. 복막에 있는 극소공들이 수분 이동에 따른 용질의 이동을 구별하기 때문인데 이를 선별효과sieving effect라 한다. 따라서 복막투석에서 초미세여과로 인한 용질의 이동은 혈액투석에 비해 상대적으로 적다.

4) 림프 흡수

림프 흡수 lymphatic absorption는 복강에 있는 투석액의 수분과 용질이 림프 시스템을 통해 지속적이고 일정하게 흡수되는 것을 말한다. 일반적으로 복강 속의 정수압이 크면 림프관을 통한 수분의 흡수는 증가한다.

2. 복막투석의 종류

복막투석은 크게 지속성 휴대 복막투석과 자동 복막투석 automated peritoneal dialysis; APD으로 나뉜다.

지속성 휴대 복막투석은 기계를 이용하지 않으며 상대적으로 비용이 저렴하기 때문에 가장 보편적으로 이용하는 복막투석법이다. 일반적으로 2L 투석액을 1일 4회 복강에 체류시키며 1회 체류 시간은 4~8시간이다.

자동 복막투석은 사이클러 cycler라는 기계를 이용하여 밤에 자는 동안 투석액을 3~10회 교환하는 방법이다. 우리나라에서는 2002년 말 현재 복막투석 환자 중 4.6%가 자동 복막투석을 하고 있으며 점점 증가하는 추세를 보이고 있다.

자동 복막투석은 낮에 투석액을 복강에 체류시키고 밤에는 사이클러를 사용하여 투석하는 지속성 순환 복막투석 continuous cycling peritoneal dialysis; CCPD과, 낮에 투석액을 복강에 체류시키지 않고 밤에만 사이클러를 이용하여 투석하는 야간 간헐성 복막투석 nocturnal intermittent peritoneal dialysis; NIPD으로 나뉜다.

일반적으로 사이클러를 사용하는 데는 8~10시간이 소요된다. 1회에 체류하는 투석액의 양은 1.5~3.0L이고 투석액의 교환 횟수는 3~10회이다. 따라서 밤 동안 사용되는 총 투석액의 양은 8~20L로 다양하다.

자동 복막투석의 한 형태로 주기성 복막투석tidal peritoneal dialysis; TPD이 있다. 투석액 주입과 배출 사이에 복강이 비워져 투석이 이루어지지 않는 것을 막기 위해, 투석액을 한꺼번에 모두 배출하지 않고 일부는 남겨 용질 청소율을 높이는 방법이다. 주기성 복막투석은 투석액을 불편하지 않을 정도로 최대한 복강에 넣고 짧게 체류시킨 후 투석액의 반은 배출하고 나머지 반은 새 투석액으로 교환한다. 그러나 주기성 복막투석은 비용이 많이 들고 복압이 증가하여 탈장 같은 합병증이 발생할 위험이 높다.

용질 청소율이나 수분 제거율을 높이기 위해 지속성 휴대 복막투석과 자동 복막투석을 함께 사용하기도 한다. 즉 지속성 휴대 복막투석을 하면서 밤에 추가로 사이클러를 사용하여 투석액을 교환하거나, 자동 복막투석을 하면서 낮에 투석액을 추가로 교환하는 방법으로 낮에 투석액이 오래 머물러 있어 발생할 수 있는 부작용을 막을 수 있다.

3. 복막투석 도관

복막투석을 하기 위해 투석액을 복강에 넣고 배출하는 것을 쉽게 하려

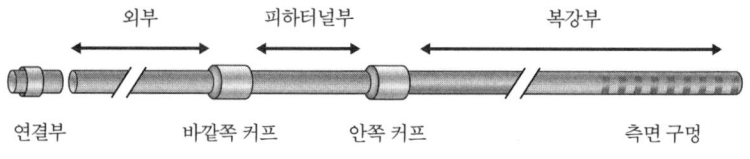

복막투석 도관의 구성

면 우선 복강에 도관*catheter*을 삽입해야 한다. 만성신부전 환자가 장기적으로 복막투석을 할 수 있게 된 것은 텐크호프Tenckhoff가 오래 사용할 수 있는 도관을 개발했기 때문이다.

NKF-K/DOQI 임상시행지침에 따르면 복막투석 도관은 투석이 시작되기 2~4주 전에 삽입한다.

(1) 도관의 구성

도관은 실리콘이나 폴리우레탄으로 만들어지며 보통 두 개의 커프가 있고 크게 복강부, 피하터널부, 외부 등 세 부분으로 나누어진다.

복강부는 도관이 복강에 머무르는 부분이며 측면에 작은 구멍이 많이 있다. 피하터널부는 복벽에 묻혀 있는 부위로 보통 2개의 커프가 있다. 바깥쪽 커프는 도관이 맞닿는 피부의 바로 안쪽에 놓이고 안쪽 커프는 복벽복막을 감싸는 근막 바로 바깥쪽에 놓이며 두 커프 사이는 복벽의 터널에 놓이게 된다. 외부는 피부 밖으로 노출된 부위를 말한다.

(2) 도관의 종류

　최근에는 기본적인 도관의 디자인을 기초로 합병증의 발생을 줄이기 위해 다양한 도관들이 개발되었다.

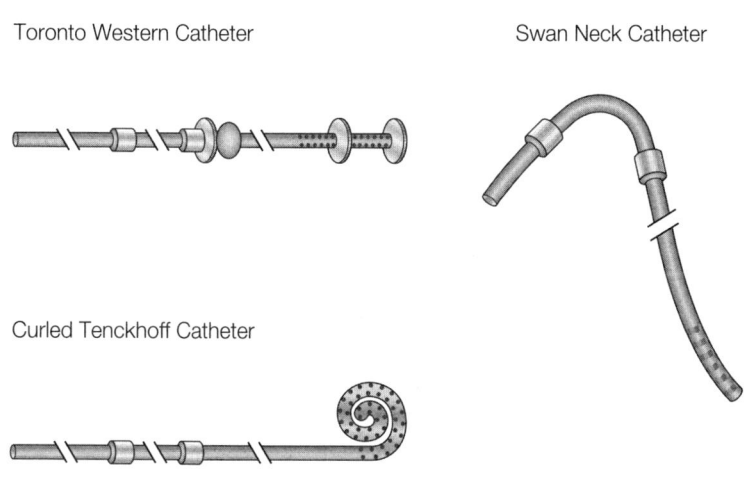

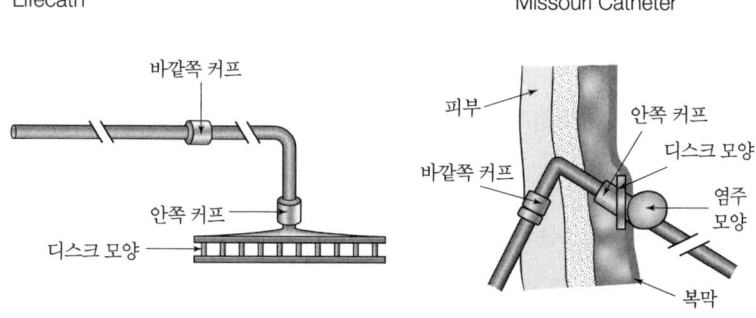

복막투석 도관의 종류

도관의 특징

종류	특징
Straight Tenckhoff	삽입하기가 쉽다. 제거 또는 교환하기가 쉽다. 직장의 불편감이 상대적으로 많다. 배출 장애가 상대적으로 많다.
Curled Tenckhoff	Straight Tenckhoff와 같으나, • 배출 장애가 상대적으로 적다. • 직장의 불편감이 상대적으로 적다.
Toronto Western	Straight Tenckhoff와 유사하지만, • 커프 한쪽이 디스크와 염주 모양이다. • 복강부에 2개의 실리콘 디스크가 있다.
Swan neck	Straight Tenckhoff와 유사하지만, • 피하터널부가 구부러져 있다.
Missouri	Toronto Western과 Swan neck을 조합한 형태 수술법으로만 삽입할 수 있다.
Lifecath	수술법으로만 삽입할 수 있다.

(3) 도관 삽입 방법

도관을 복강에 삽입하는 방법에는 수술법, 트로카*trocar* 또는 유도철사 *guide wire*를 이용한 맹삽입법*blind placement*, 그리고 복강경과 미니트로카 *minitrocar*를 이용하는 방법이 있으며 각각의 장단점은 다음과 같다.

방법	장점	단점
수술법	직접 보면서 시술할 수 있다. • 복부 장기 손상의 위험이 낮다. • 도관을 원하는 곳에 삽입할 수 있다. 장의 유착을 제거할 수 있다. 모든 형태의 도관을 삽입할 수 있다.	수술실 등 준비가 많이 필요하다. 비용이 많이 든다. 피부를 많이 절개해야 한다. • 치유 기간이 길다. • 투석액 누액의 위험이 높다.
맹삽입법	준비가 간단하고 빨리 삽입할 수 있다. 신장전문의가 직접 할 수 있다. 비용이 적게 든다. 치유 기간이 짧다.	복부 장기 손상의 위험이 높다. 실패율이 높다. 큰 도관은 삽입할 수 없다.
복강경법	직접 보면서 할 수 있다. 장이 유착되었을 때도 가능하다. 도관을 원하는 곳에 삽입할 수 있다. 투석액 누액의 위험이 낮다. 신장전문의가 직접 할 수 있다.	복강경이 비싸다. 복강경 사용 경험이 필요하다. 큰 도관은 삽입할 수 없다.

(4) 복막투석 도관과 관련된 합병증

복막투석 도관과 관련된 대표적인 합병증에는 도관 주위로의 투석액 누액*pericatheter leak*, 투석액 배출 장애*outflow obstruction*, 도관 감염*catheter infection* 등이 있다. 그 밖에도 투석액을 복강에 넣을 때 통증이 있을 수 있으며 복벽을 통한 탈장이 발생할 수 있다.

1) 도관 주위 누액

도관 주위 누액은 일반적으로 도관을 삽입한 후 첫 1주일 안에 발생한다. 비만 환자에게서 더 잘 나타나며, 도관을 삽입한 후 일상적으로 사용할 때까지의 기간이 짧을수록 잘 생긴다.

투석액의 양을 줄이거나 투석을 일시 중단해야 하며 복막투석을 계속할 경우에는 밤에 사이클러를 이용하여 누운 자세로 투석한다.

2) 투석액 배출 장애

투석액 배출 장애는 도관 주위에 누액이 없는데도 배출된 투석액의 양이 복강에 넣은 투석액의 양보다도 적을 때 의심할 수 있다. 일반적으로 도관 삽입 후 즉시 또는 복막염이 생겼을 때 잘 발생하며 변비도 투석액 배출 장애를 일으키는 주요 원인 중의 하나이다.

투석액 배출 장애가 발생했을 때는 다음과 같은 방법으로 해결한다.

- 도관이 꼬이지 않았나 확인한다.
- 변비가 있으면 변비약이나 관장약으로 치료한다.
- 복막염의 경우 항생제 치료를 한다.
- 응고된 혈액이 보일 때는 헤파린을 투여한다(250~500U/L).
- 혈전용해제를 사용한다.
- 도관의 위치를 바꾼다.
- 도관을 새것으로 교환한다.

3) 도관 감염

도관 감염은 도관출구부 감염과 터널 감염으로 나눌 수 있다.

도관출구부 감염은 도관이 외부로 노출되는 피부 주위가 감염되는 것으로, 발적, 부종, 동통을 수반하며 때로 고름이 보일 수 있다. 대부분 염증 부위를 깨끗이 하고 포비돈 같은 국소 소독제를 매일 도포하면 낫는데 항생제를 사용해야 하는 경우도 있다.

터널 감염은 도관의 피하터널 부위에 발적, 통증, 부종이 있으면 의심할 수 있으며 발열과 같은 전신 증상이 동반될 수 있다. 대개 도관출구부 감염이 확장되어 발생하며 반복적으로 발생하는 복막염의 원인이 되기도 한다. 초음파 검사로 피하터널 부위에 염증으로 인한 액(삼출액)이 고인 것이 나타나 진단할 수도 있다. 터널 감염은 항생제를 정맥주사로 투여해서 치료해야 하는데 반응하지 않으면 도관을 제거해야 한다.

4) 투석액 주입과 관련한 통증

투석액 주입과 관련한 통증은 투석액의 산도가 낮을 때, 투석액의 온도가 높을 때, 도관이 복강 내의 그물막 $omentum$에 붙어 있을 때, 도관 끝이 직장 등 주위 조직을 자극할 때 생긴다. 투석액의 산도가 낮은 경우에는 수산화나트륨이나 탄산나트륨으로 산도를 높이면 통증이 가라앉으며, 도관이 복강 내 장기를 자극할 때는 도관의 위치를 바꾸어야 한다.

4. 복막투석 장비

(1) 지속성 휴대 복막투석

1) 복막투석액

일반적으로 투석액을 1일 4회 교환하므로 복강에 투석액 양이 일정하게 존재한다. 복강에 체류시킨 후 배출하고 새로운 투석액을 주입하는 과정이 수동으로 진행되며, 투석액은 중력으로 인해 복강으로 들어가고 다시 나오게 된다.

복막투석액은 주로 플라스틱 용기에 들어 있다. 만드는 회사에 따라 1.5L, 2.0L, 2.5L 또는 3.0L의 용량으로 포장되어 있는데 일반적으로 2.0L 용량을 사용한다. 용질 청소율을 높이려면 많은 용량의 투석액이 필요하지만 체구가 작으면 적응하기가 쉽지 않다.

① 복막투석액의 조성

일반적으로 사용되는 복막투석액의 조성은 다음과 같다.

구성 성분	농도(mEq/L)
나트륨	132.0
칼륨	0.0
마그네슘	1.5
칼슘	3.5
염소	102.0
젖산	35.0
포도당(g/dL)	1.5 또는 2.5 또는 4.25

복막투석액은 투석 환자의 산성 체액을 중화하기 위해 필요한 중탄산염을 생산하는 염기로 젖산lactate을 사용한다. 포도당이 캐러멜처럼 되는 것을 막기 위해 투석액의 산도는 pH 5.5로 맞춘다. 인결합제로 탄산칼슘이나 인산칼슘을 사용하는 경우에는 고칼슘혈증을 막기 위해 칼슘 농도가 2.5mEq/L인 투석액을 사용하는 경향이 있다.

투석액의 낮은 산도, 염기로서의 젖산, 고농도의 포도당 등 복막투석액의 조성은 인체의 생리에는 적합하지 않다.

② 투석액의 삼투 물질

포도당은 가장 많이 사용하는 삼투 물질이다. 일반적으로 1.5%, 2.5%, 4.25% 포도당 농도를 포함하는 투석액이 상품으로 나와 있다. 포도당 농도가 높을수록 초미세여과량이 많아지는데, 복강 내 체류 시간이 2~3시간일 때 초미세여과가 가장 많이 일어나며 시간이 지날수록 감소한다.

포도당은 안전하고 값이 싸며 열량이 있다는 장점이 있다. 반면에 고혈당, 지질대사 이상, 비만이 나타날 수 있으며 장기적으로는 복막을 손상하는 단점이 있다. 또한 일부 환자에게는 초미세여과를 충분히 일으키지 못한다.

최근에는 새로운 삼투 물질로 아미노산이나 아이코덱스트린을 이용하기도 한다. 아이코덱스트린은 수용성 다당물질로 반사계수가 높아 포도당보다 효과적으로 초미세여과를 일으킨다. 따라서 아이코덱스트린을 포함한 투석액은 복강 내에 오래 체류하더라도 비교적 안정된 상태로 초미세여과가 일어나, 지속성 휴대 복막투석에서 밤에 투석액을 오래 체류시키는 경우나 자동 복막투석에서 낮에 투석액을 오래 체류시키는 경우 등에 유용하다.

2) 연결관

복막투석액이 플라스틱 용기에서 도관을 통해 복강으로 주입되기 위해서는 연결관transfer set을 거쳐야 한다. 연결관은 형태에 따라 크게 세 가지로 나뉘며 투석액을 교환하는 방법이 조금씩 다르다.

① 직선 연결관

직선 연결관straight transfer set은 한쪽은 도관에, 다른 한쪽은 투석액 용기에 연결하는 직선형 플라스틱 관이다. 연결관과 투석액 용기 사이의 연결고리에 있는 잠금장치를 풀면 새 투석액을 복강에 주입할 수 있다. 복막염의 발생률이 높아 최근에는 거의 사용하지 않는다.

② Y형 연결관

Y형 연결관Y set은 Y자 모양의 연결관으로 한쪽은 투석액이 들어 있지 않은 빈 투석액 용기에, 다른 한쪽은 투석액이 들어 있는 용기에, 나머지 한쪽은 도관에 연결된다. 투석이 끝난 투석액을 배출한 후 새로운 투석액을 복강에 주입하기 전에, 투석액 약 100ml를 배출액을 담는 빈 용기로 보낸 후(그림 A) 나머지 투석액을 복강에 주입하는 것(그림 B)이 특징이다. 이는 Y자 모양의 연결 부분에 잠복해 있는 세균을 제거하는 효과가 있어 복막염의 발병률을 낮춘다.

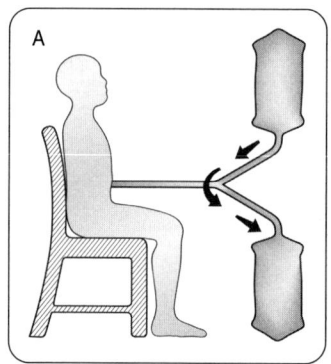 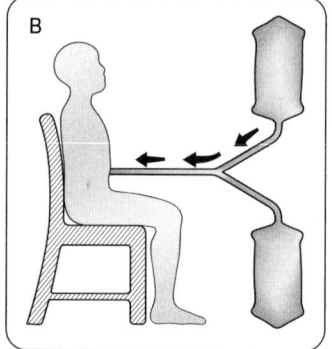

Y형 연결 시스템

③ 이중용기 시스템

이중용기 시스템double-bag system은 Y형 연결관의 변형된 형태로 Y자의 양쪽에 투석액이 들어 있는 용기와 들어 있지 않은 용기가 미리 연결되어 있는 것이다. 따라서 투석액을 교환하는 방식은 Y형 연결관과 비슷하나, 환자는 연결관이 도관에 연결된 부분만을 분리하고 연결하면 된다. Y형 연결관보다 간편하고 복막염의 발생률이 낮은 것으로 알려져 있어 현재 가장 많이 사용하고 있다.

(2) 자동 복막투석

1) 복막투석액

지속성 휴대 복막투석에 사용하는 투석액과 같다. 밤에 많은 양의 투석액이 필요하기 때문에 3L 또는 5L 용량을 사용하기도 한다.

2) 사이클러

투석액을 복강 속으로 자동으로 주입하고 배출하는 기계이다. 사이클러는 투석액을 주입 전에 데울 수 있으며 주입 시간, 체류 시간, 배출 시간을 조절할 수 있다. 환자는 시작 시간, 투석

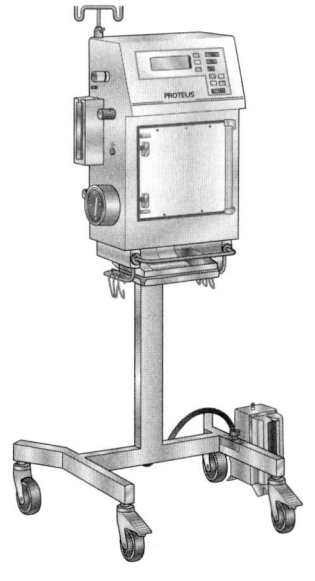

사이클러

액량, 체류 시간 그리고 투석 시간이나 종료 시간만을 입력해 사이클러를 작동한다. 현재 사용하는 사이클러는 작고 가벼워 여행 중에도 사용할 수 있다.

3) 연결관

투석액 용기 여러 개를 동시에 연결할 수 있도록 만들어졌다. 한쪽은 사이클러와, 다른 한쪽은 환자의 도관과 연결한다.

5. 복막 기능 검사

복막을 통한 용질과 수분의 이동은 환자에 따라 차이가 많으며 초미세여과량은 동일 환자에서도 시간이 지남에 따라 변하는 것으로 알려져 있다. 따라서 복막투석이 적절하게 이루어지도록 처방하기 위해서는 용질과 수분 이동에 대한 복막의 상태를 파악해야만 한다. 트바르도프스키 Twardowski 등이 제시한 복막 평형검사는 용질과 수분 이동에 대한 복막의 기능을 평가하기 때문에, 복막투석 처방의 기준이 되며 발생할 수도 있는 합병증을 예측하는 데 도움이 된다.

복막 평형검사peritoneal equilibration test; PET는 투석액과 혈액 사이의 요소, 크레아티닌, 나트륨 등의 평형비율을 이용하여 복막의 기능을 평가하는 검사다. 주로 확산으로 인한 물질의 이동을 반영하지만 초미세여과로 인한 물질의 이동도 함께 파악할 수 있다.

일반적으로 2.5% 포도당 투석액 2L를 복강에 주입한 후 즉시, 2시간째 그리고 4시간째에 투석액과 혈액을 동시에 채취해 요소, 크레아티닌, 나

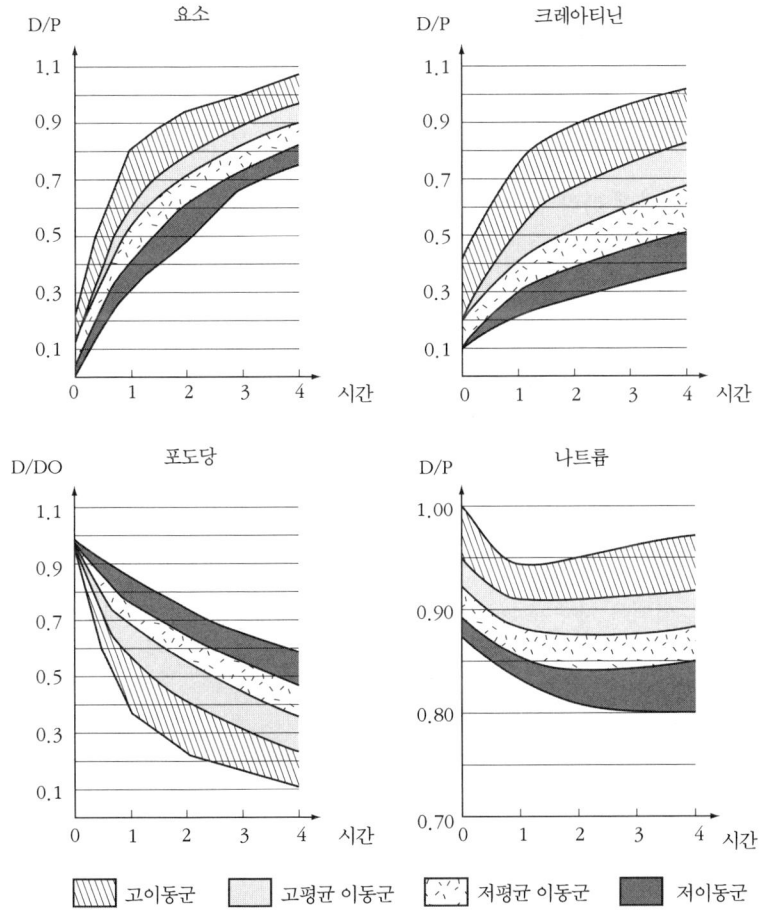

요소, 크레아티닌, 나트륨, 포도당 이동에 대한 표준 복막평형곡선

*Modified from Twardowski ZJ, et al: Peritoneal equilibration test. Perit Dial Bull 7:140, 1987

트륨의 농도를 측정하여 평형비율을 구한다. 그리고 4시간 동안 복강 내에 체류한 후 배출된 투석액의 양을 측정한다.

복막의 수분제거 기능을 평가하기 위해 투석액을 주입한 즉시 그리고 투석이 끝날 때의 포도당 농도를 측정하여 그 비율을 구한다.

투석액(D)과 혈액(P) 사이의 요소 또는 크레아티닌 농도의 비(D/P), 그리고 투석이 끝날 때(D)와 투석을 시작할 때(DO) 사이의 포도당 농도의 비(D/DO)를 표준 복막평형곡선에 대입하면 복막의 기능을 평가할 수 있다. 이 결과에 따라 복막의 기능을 고이동군high-transporter, 고평균 이동군high-average-transporter, 저평균 이동군low-average-transporter, 저이동군low-transporter으로 분류한다.

임상적으로 고이동군은 확산이 잘 일어나 용질의 제거가 쉽지만 초미세여과는 잘 되지 않으며, 저이동군은 초미세여과가 잘 이루어지지만 확산은 잘 되지 않아 용질의 제거가 쉽지 않다. 따라서 고이동군에는 초미세여과량을 최대로 늘리기 위하여 자동 복막투석처럼 체류 시간을 짧게 하고 투석액을 자주 교환하는 복막투석 방법을 권장한다. 반대로 저이동군에는 확산을 최대화하기 위하여 오래 체류하고 많은 양의 투석액을 사용하는 방법을 처방하는 것이 바람직하다.

6. 복막투석 처방

복막투석 환자의 예후는 투석량의 영향을 크게 받는다. 특히 잔여신기능이 전체 투석량에 미치는 영향이 크기 때문에 투석량을 측정할 때는 잔여신기능을 함께 고려해야 하며 투석이 충분하게 이루어지도록 처방해야 한다.

(1) 복막투석 방법의 선택

복막투석 방법은 환자의 개인적 사정, 사회적 여건 그리고 복막투석량이 적절하게 제공될 수 있는지를 고려해 선택한다. 환자와 관련하여 고려해야 할 사항은 직업 등 낮 시간의 활동 여부, 스스로 투석을 할 수 있는지, 가족의 도움을 받을 수 있는지 등이다. 투석 적절도 측면에서는 용질이 적절하게 청소되는지와 과잉 수분이 충분히 제거되는지를 고려해야 한다. 때로는 경제적인 문제가 복막투석 방법을 선택하는 데 가장 중요할 수도 있다.

흔히 하는 복막투석 방법의 장단점을 요약하면 다음과 같다.

	지속성 휴대 복막투석	자동 복막투석	
		지속성 순환 복막투석	야간 간헐성 복막투석
장점	비용이 적게 든다. 기계에 의존하지 않는다. 투석이 지속적이다. 체내 수분 조절이 쉽다. 혈당 조절이 쉽다.	낮에 투석액 교환이 필요없다. 투석이 지속적이다. 정서적으로 안정된다. 남의 도움을 덜 필요로 한다.	낮에 투석액으로 인한 부담이 없다. 탈장 환자에게 유용하다. 정서적으로 안정된다. 남의 도움을 덜 필요로 한다.
단점	투석액 교환이 번거롭다. 체류되는 투석액량이 제한적이다. 용질 청소율이 제한적이다.	비용이 많이 든다. 낮에 투석액이 과도하게 흡수된다.	비용이 많이 든다. 용질 청소율이 불충분할 수 있다. 투석이 간헐적이다.

(2) 청소율

복막투석에서 잔여신기능은 혈액투석에서보다 오랫동안 지속되기 때문에 청소율을 측정할 때 매우 중요하다. 따라서 복막투석 환자의 청소율은 복막에서의 청소율과 잔여신기능으로 인한 청소율을 더해서 구한다.

복막 청소율은 복막투석으로 인한 용질의 청소율로, 확산과 초미세여과로 인한 용질의 제거 효과에서 수분 흡수로 인한 영향을 뺀 결과이다. 투석액이 복강에 체류하기 시작할 때 가장 크며 시간이 지나면서 감소한다.

1) 청소율 측정

복막투석에서 청소율은 보통 Kt/V 또는 크레아티닌 청소율creatinine clearance; CrCl로 표시한다.

① Kt/V 측정

복막투석 환자의 Kt/V는 복막에서의 Kt/V와 신장에서의 Kt/V를 더한 값이다. 따라서 총 Kt/V를 구하려면 먼저 복막 Kt/V와 신장 Kt/V를 각각 구한 후 더한다.

복막 Kt는 24시간 동안 배출된 투석액을 모아 측정한 요소 농도를 24시간 동안의 평균 혈액 요소 농도로 나누어 구한다. 혈액 요소 농도의 측정을 위한 혈액의 채취 시기는 투석법에 따라 다르다. 지속성 휴대 복막투석의 경우 혈액 요소 농도가 시기에 상관없이 일정하므로 아무 때나 채취해도 괜찮으나, 지속성 순환 복막투석과 야간 간헐성 복막투석의 경우에는 평균 혈액 요소 농도를 반영하기 위해 오후 1시와 5시 사이에 혈액을 채취하는 것이 바람직하다.

환자의 신장 Kt는 24시간 소변을 모아 복막 Kt와 같은 방식으로 계산한다. 환자의 신장 Kt를 올바르게 구하기 위해서는 소변을 단위 시간에 정확하게 모으는 것이 중요하다. 소변 보는 횟수가 1일 3회 이상인 경우에는 24시간 동안 모으는 것으로 충분하지만 1일 2회 미만인 경우에는 48시간 동안 소변을 모아야 한다.

V는 체내 수분량을 반영하는 것으로 왓슨Watson 방식으로 다음과 같이 구할 수 있다.

남성 : $V = 2.447 + 0.3362 \times W + 0.1074 \times H - 0.09516 \times A$
여성 : $V = -2.097 + 0.2466 \times W + 0.1069 \times H$
〔W : 체중(kg), H : 신장(cm), A : 나이(년)〕

이와 같이 구해진 Kt/V는 1일 Kt/V이며, 복막투석에서는 흔히 주당 Kt/V를 이용하므로 7을 곱해야 한다.

② 크레아티닌 청소율 측정

크레아티닌 청소율을 측정하는 방법은 Kt/V를 측정하는 방법과 비슷하다. 총 크레아티닌 청소율 역시 복막의 크레아티닌 청소율과 환자 신장의 사구체 여과율을 더해서 구한다.

복막 크레아티닌 청소율은 24시간 배출된 투석액을 모아 크레아티닌 농도를 측정하고 이를 혈청 크레아티닌 농도로 나누면 된다. 신장 사구체 여과율은 소변에서 측정한 요소 청소율과 크레아티닌 청소율을 더한 뒤 2로 나눈 값이다. 그리고 총 크레아티닌 청소율은 복막 크레아티닌 청소율과 신장 사구체 여과율을 더한 후 체표면적 1.73m^2에 해당하는 것으로 교정해야 한다.

총 크레아티닌 청소율 = 복막 크레아티닌 청소율 + 신장 사구체 여과율

체표면적은 뒤부아Du Bois 공식에 체중과 신장을 대입하여 구할 수 있다.

체표면적(m^2) = $0.007184 \times W^{0.425} \times H^{0.725}$
〔W : 체중(kg), H : 신장(cm)〕

지속성 휴대 복막투석 환자의 청소율 측정 방법을 예를 들어 설명하면 다음과 같다.

체중이 66kg이고 신장이 158cm인 50세 남성 복막투석 환자가 2.0L의 투석액을 1일 4회 교환한다. 하루 총 초미세여과량은 1.5L이고 혈액 요소 농도는 70mg/dL, 혈청 크레아티닌 농도는 10mg/dL이다. 24시간 투석액에서의 요소와 크레아티닌 농도는 각각 63mg/dL와 6.5mg/dL이다. 그리고 24시간 소변에서 측정한 요소와 크레아티닌 청소율은 각각 2mL/분과 4mL/분이다. Kt/V와 크레아티닌 청소율은 얼마인가?(왓슨 공식으로 구한 V는 36L이고 뒤부아 공식으로 구한 체표면적은 1.66m²이다.)

- Kt/V

1일 복막 Kt : 9.5L×(63÷70) = 8.55L
1일 복막 Kt/V : 8.55L÷36L = 0.2375
주당 복막 Kt/V : 0.2375×7 = 1.6625

신장 Kt : 2mL/분 = 주당 20.16L
주당 신장 Kt/V : 20.16L÷36L = 0.56

총 주당 Kt/V : 1.6625+0.56 = 2.2225

- 크레아티닌 청소율(CrCl)

1일 복막 크레아티닌 청소율 : 9.5L×(6.5÷10) = 6.175L
1일 복막 크레아티닌 청소율(체표면적 1.73m²) : 6.175L×(1.73÷1.66)
$\quad\quad\quad\quad\quad\quad\quad\quad\quad$ ≒6.435L
주당 복막 크레아티닌 청소율(체표면적 1.73m²) : 6.435L×7 = 45.0L

신장 사구체 여과율 : (2+4)÷2mL/분 = 3mL/분 = 주당 30.24L
신장 사구체 여과율(체표면적 1.73m²) : 30.24L×(1.73÷1.66)
$\quad\quad\quad\quad\quad\quad\quad\quad\quad$ ≒주당 31.5L

총 주당 크레아티닌 청소율 : 45.0L+31.5L=76.5L

2) 목표 청소율

복막투석 환자의 치료 결과를 향상시키기 위해서는 적절한 청소율을 유지해야 한다. 목표 청소율의 개념은 아직 정립되지는 않았지만 NKF-K/DOQI 임상시행지침에 따르는 것이 현실적이다.

NKF-K/DOQI 임상시행지침에 따르면 복막투석 환자에게 적절한 투석이 이루어지기 위해 요구되는 최소 목표 청소율은 다음과 같다.

	지속성 휴대 복막투석	지속성 순환 복막투석	야간 간헐성 복막투석
주당 Kt/V	2.0	2.1	2.2
주당 크레아티닌 청소율(L/1.73m^2)	60	63	66

3) 청소율 측정 횟수

NKF-K/DOQI 임상시행지침에 따르면 복막투석 환자의 Kt/V와 크레아티닌 청소율은 투석 첫 6개월에는 3회 측정하고, 그 후에는 4개월에 1회 측정할 것을 권장하고 있다. 환자의 임상 상태에 변화가 있거나 투석 처방이 크게 달라진 경우에는 추가로 측정해야 한다. 또한 신장의 청소율은 그 기능이 소멸될 때까지, 즉 주 Kt/V가 0.1 미만이 될 때까지 2개월에 1회 측정할 것을 권장하고 있다.

4) 청소율에 영향을 미치는 요인들

복막투석 환자의 청소율에 영향을 미치는 요인들은 크게 처방할 수 있는 요인과 처방할 수 없는 요인으로 나눌 수 있다.

① 처방할 수 없는 요인

- 잔여신기능
- 체구
- 복막의 용질 이동에 대한 특성

【잔여신기능의 중요성】

　잔여신기능은 복막투석 청소율에 영향을 미치는 중요 인자로 신장의 사구체 여과율 1mL/분은 대략 다음과 같은 수치로 나타낼 수 있다.

　주당 Kt/V : 0.25
　주당 크레아티닌 청소율 : 10L/1.73m^2

　잔여신기능은 큰 분자와 중분자물질을 제거하는 데 중요한 역할을 하며 복막투석 환자의 치료 결과를 예측할 수 있는 중요 인자이다. 따라서 복막투석 환자의 치료 결과를 향상시키기 위해서는 잔여신기능이 소실되지 않도록 하는 것이 중요하다.
　일반적으로 복막투석 환자의 잔여신기능을 감소시키는 요인은 다음과 같다.

- 복막염
- 약물(아미노글리코시드, 진통소염제 등)
- 당뇨병
- 체내 수분 부족
- 초미세여과량이 많은 경우
- 좌심실 기능장애

② 처방할 수 있는 요인

지속성 휴대 복막투석	자동 복막투석
투석액의 교환 횟수	낮 동안의 투석액 교환 횟수
투석액의 양	낮 동안 체류하는 투석액의 양
투석액의 포도당 농도	낮 동안 체류하는 투석액의 포도당 농도
	사이클러 사용 시간
	밤 동안의 투석액 교환 횟수
	밤 동안 체류하는 투석액의 양
	밤 동안 체류하는 투석액의 포도당 농도

(3) 목표 청소율을 달성하기 위한 처방

1) 지속성 휴대 복막투석

① 투석액의 양을 늘린다.

체구가 큰 환자에게 효과가 있다. 투석액의 양을 늘리면 허리 통증이나 복부팽만감이 발생할 수 있으며 탈장이 일어나거나 도관 주위로 투석액이 샐 위험이 커지기도 한다.

② 투석액 교환 횟수를 늘린다.

투석액의 교환을 1일 4회에서 5회로 늘린다. 그러나 투석액을 늘리는 것만큼 청소율이 증가하지는 않는다. 낮에 투석액을 한 번 더 교환하면 생활의 리듬이 깨질 수 있으므로 밤에 하는 것이 좋다.

③ 투석액의 포도당 농도를 높인다.

투석액의 포도당 농도를 높이면 청소율뿐만 아니라 초미세여과를 증가시키는 장점이 있으나 고혈당, 고지질혈증, 비만이 발생하고, 장기적으로 복막을 손상할 수 있다.

2) 자동 복막투석

① 낮에 투석액을 체류시킨다.

이는 야간 간헐성 복막투석 환자에 해당하는 것으로 1일 복막 Kt/V와 크레아티닌 청소율을 25~50% 높이며 경제적으로 매우 유용하다. 그러나 체류 시간이 길기 때문에 고이동군 및 고평균 이동군 환자는 수분이 몸 안으로 흡수될 수 있으므로 조심해야 한다.

② 투석액의 양을 늘린다.

환자가 밤에 누운 상태에서 투석이 이루어지므로 지속성 휴대 복막투석에서와 같은 부작용이 적다.

③ 사이클러의 사용 시간을 늘린다.

사이클러를 사용하는 시간이 길수록 청소율이 높아진다.

④ 투석액의 교환 횟수를 늘린다.

일반적으로 사이클러를 9시간 사용하는 동안에 투석액을 6~9회 교환하는 것이 바람직하다. 그러나 고이동군 환자의 경우 목표 청소율을 달성하기 위해 투석액의 교환 횟수를 늘리기도 한다.

⑤ 투석액의 포도당 농도를 높인다.

초미세여과를 증가시킴으로써 청소율이 향상될 수 있으나 지속성 휴대 복막투석에서와 같은 합병증이 발생할 수 있다.

(4) 복막의 용질 이동 성질에 따른 처방

목표 청소율을 얻기 위해서는 복막의 용질 이동 성질에 따라 처방이 달라진다. 각 성질에 따라 추천되는 투석 처방을 요약하면 다음과 같다.

1) 저이동군

① 지속성 휴대 복막투석 : 2.5~3L 1일 4회 교환
② 지속성 휴대 복막투석 : 2.5~3L 1일 5회 교환(1회는 밤에)
③ 자동 복막투석 : 밤 9시간 동안 3L 투석액 3회 교환, 낮 동안 2.5L 투석액 1회 교환

2) 고이동군

① 자동 복막투석 : 밤 9시간 동안 2.5~3L 투석액 4~7회 교환(때로는 투석액을 추가로 낮에 3~4시간 동안 체류시킨다)
② 자동 복막투석 : 낮에 아이코덱스트린 투석액을 체류시킨다.

3) 평균 이동군

평균 이동군은 고이동군과 저이동군에 비해 용질 제거와 초미세여과의 문제가 크지 않기 때문에 투석 처방을 반드시 변경할 필요는 없다. 일반적으로 생활 방식에 맞추어 투석 처방을 하고 환자 개개인에게 맞게 처방을 조절한다.

7. 복막투석의 합병증

(1) 복막염

복막염은 복막투석의 아킬레스건이라고 할 만큼 복막염의 발생 여부가 복막투석의 성공과 실패를 결정한다. 투석 방법이 개선되면서 복막염의 발생률이 급격히 줄어들기는 했으나 복막염은 아직도 복막투석에서 가장 의미 있는 합병증이다. 지속성 휴대 복막투석의 경우 Y형 연결관과 이중 용기 시스템이 도입된 후에 복막염의 발생률이 약 24개월에 1회로 줄어 들었다.

1) 발생 경로
① 도관 내 : 가장 흔함
② 도관 주위
③ 장의 벽을 통과
④ 혈행성
⑤ 질을 통과 : 여성 환자에 해당

2) 자가 방어기전의 역할
복막의 백혈구는 복강을 침범하는 세균과 싸우면서 자가 방어기전의 역할을 한다. 그러나 다음과 같은 조건 때문에 백혈구의 포식 기능이 저하되면 복막염의 발생이 증가한다.

① 투석액의 낮은 산도(산성), 높은 삼투성, 젖산의 존재
② 투석액의 낮은 칼슘 농도
③ 복강액의 낮은 면역글로불린 G 농도

3) 원인균

복막염의 원인균으로 표피포도알균 *staphylococcus epidermidis*(30~45%)이 가장 흔하며, 그 외에 황색포도알균 *staphylococcus aureus*, 사슬알균 *streptococcus species*, 대장균 *coliforms*, 녹농균 *pseudomonas* 등이 있다. 흔하지는 않지만 간혹 결핵균이나 진균 등으로도 복막염이 발생한다.

4) 진단

다음의 세 가지 중 두 가지 소견이 있으면 복막염으로 진단한다.

① 복막 염증의 증상 및 징후
② 탁한 투석액, 증가된 투석액 내 세포 수(100개/μL 이상) 및 호중구 수 (50% 이상)
③ 투석액의 그람염색 *Gram staining* 또는 균배양 검사에서 원인균의 증명

복막염은 복통, 오심과 구토, 열과 오한 등의 증상이 있으며 탁한 투석액, 복부 동통, 복부 반사동통 등의 징후가 있다.

5) 감별진단

탁한 투석액은 균으로 인한 복막염일 때 나타나는 가장 흔한 임상 징후

지만 다음과 같은 경우에도 나타날 수 있으므로 감별진단해야 한다. 비감염성 원인은 크게 세포성 및 비세포성으로 나누어 생각할 수 있다.

비감염성 복막염이면서 투석액이 탁한 경우

	원인	증상
세포성	적혈구	역류성 생리, 배란, 난소낭종 파열 등
	호중구	충수염, 담낭염, 췌장염 등
		내독소 오염
		약물 : 암포테리신 B, 반코마이신
	호산구	도관이나 투석액에 대한 알레르기
		약물 : 반코마이신 등
		공기의 복막 자극
		역류성 생리
	비정형 세포	암 전이, 림프암
비세포성	과다한 섬유소	
	중성지방 증가	췌장염
		복막암
		약물 : 칼슘 통로 차단제
		림프관 손상

6) 치료

복막염 치료의 기본은 항생제 사용이다. 항생제 사용법에 대해서는 그동안 논란이 많았으나 최근에는 국제복막투석학회의 권고를 일반적으로 적용하고 있다. 예전에 많이 시행했던 복강 세척에는 요즘 크게 의미를 두지 않는다.

항생제 사용법은 투석액에 대한 그람염색과 균배양 검사에 따라 크게 달라진다. 따라서 검사 결과를 알 수 없는 복막염 초기와, 검사 결과를 확인할 수 있는 24~48시간 후의 사용법이 서로 다르다.

① 초기 경험적 치료

복막염이 의심되면 먼저 세파졸린cephazolin이나 세팔로틴cephalothin 등의 1세대 세팔로스포린cephalosporin을 세프타지딤ceftazidime과 함께 사용한다. 잔여신기능이 있는 경우에는 가능한 한 아미노글리코시드는 사용하지 않는 것이 바람직하다. 반코마이신vancomycin은 저항균이 발견된 이후 더 이상 초기 치료제로 사용하지 않으며, 메티실린 내성 황색포도알균methicillin-resistant staphylococcus aureus 치료에 사용한다.

초기 용량을 투여하는 경우에는 복통으로 인한 불편감을 줄이기 위해 2L가 아닌 1L짜리 투석액을 사용하기도 한다. 복막염이 있으면 투석액의 섬유소가 잘 응고되고 이로 인해 도관이 폐쇄될 수 있으므로 항생제와 함께 헤파린을 사용하는 것이 좋다.

지속성 휴대 복막투석에서 복막염의 초기 치료로 흔히 처방되는 예는 다음과 같다.

① 복막염이 의심되면 투석액을 배출하여 세포 수를 측정하고 균배양 검사를 한다.
② 연결관을 교환한다.
③ 초기 용량(1.5% 투석액 2L 또는 1L에 포함되는 양)
  • 세프타지딤 500mg
  • 세파졸린 1,000mg
  • 헤파린 1,000U/L
④ 복강에 3시간 동안 체류시킨다.
⑤ 유지 용량
  • 세프타지딤 125mg/L
  • 세파졸린 125mg/L
  • 헤파린 1,000U/L

② 배양 결과에 따른 치료

• 그람양성균에 대한 치료

투석액을 24~48시간 배양하여 황색포도알균, 표피포도알균, 사슬알균이 발견되면, 초기에 사용한 항생제 중에서 세프타지딤이나 아미노글리코시드를 빼고 1세대 세팔로스포린을 단독으로 사용하거나 리팜핀 rifampin을 추가한다. 반면에 장내구균enterococcus이 발견되면 일반적으로 암피실린ampicillin과 아미노글리코시드를 사용한다.

• 그람음성균에 대한 치료

그람음성균은 치료가 쉽지 않기 때문에 여러 가지 항생제를 오랜 기간 사용해야 한다. 그리고 그람음성균으로 인한 복막염이 있으면 복강 내 장기에 농양이나 천공 등이 동반되어 있는지를 의심해야 한다. 일반적으로 균이 녹농균인지 또는 단일균인지, 복합균인지에 따라 항생제 사용법이 달라진다.

복막염의 원인균이 녹농균일 때는 세프타지딤을 계속 사용하면서 시프로플록사신ciprofloxacin이나 피페라실린piperacillin을 추가하는 것이 일반적이지만, 임상적인 반응과 항생제 감수성 검사에 따라 달라질 수 있다.

복막염의 원인균이 단일균일 때는 항생제 감수성 검사에 따라 항생제를 사용한다. 일반적으로 1일 소변량이 100mL 이상인 경우에는 세프타지딤을, 소변량이 100mL 미만인 경우에는 아미노글리코시드를 사용한다.

복막염의 원인균이 복합균일 때는 세파졸린과 세프타지딤을 계속 사용하면서 메트로니다졸metronidazole을 추가한다. 그러나 임상 결과가 좋아지지 않으면 개복수술을 고려해야 한다.

- 균이 발견되지 않은 경우

투석액을 배양하는 경우 균은 대개 24~48시간에 발견되는데 때로는 5~7일이 걸리기도 한다. 따라서 투석액을 48시간 배양하여 균이 발견되지 않으면 처음 사용한 항생제에 대한 임상적 반응에 따라 항생제를 처방한다.

항생제를 사용한 후 96시간 내에 복통이 약해지고 열이 내리거나, 투석액이 깨끗해지고 세포 수가 감소하면 세팔로스포린은 계속 사용하며 세프타지딤이나 아미노글리코시드는 사용을 중단한다. 그러나 초기 치료 후에도 복통과 열이 지속되고 투석액이 탁하면 투석액에 대해 그람염색과 균배양 검사를 다시 해야 한다.

7) 결핵균으로 인한 복막염

복막염이 의심되나 균배양 검사로 균이 발견되지 않을 때 또는 항생제로 치료되지 않을 때는 결핵균으로 인한 복막염을 의심해야 한다. 투석액의 균배양 검사로 결핵균을 증명하거나 항산균 acid-fast bacterium; AFB 양성 반응이 나타나면 결핵균으로 인한 복막염으로 진단한다. 치료로 이소니아지드 isoniazid, 리팜핀, 피라진아마이드 pyrazinamide 등 항결핵제를 사용하며 보통 도관을 제거해야 한다. 다른 항결핵제인 스트렙토마이신 streptomycin 이나 에탐부톨 ethambutol은 사용하지 말아야 한다.

8) 진균으로 인한 복막염

진균 복막염은 이전에 항생제를 많이 사용했을 때, 면역 기능이 억제되어 있을 때, 영양 결핍이 심한 경우에 잘 나타난다. 일반적으로 항진균제 사용과 함께 도관을 제거해야 한다.

(2) 도관출구부 감염

도관출구부 감염은 복막염 발생의 원인이 되며 복막염의 약 20%에서 일시적으로 동반하여 발생하는 것으로 알려져 있다. 최근에는 발생 빈도가 줄어 한 환자당 24~48개월에 1회 정도 발생한다.

주로 황색포도알균이나 그람음성균으로 인해 발생한다. 황색포도알균은 코나 피부에 잠복하기 때문에 황색포도알균으로 인한 감염을 예방하기 위해서는 잠복한 균을 미리 제거하는 것이 중요하다.

도관출구부에 발적만 나타난 경우에는 국소 부위에 소독제나 항생제 연고를 바르면 대부분 치료된다. 그러나 발적과 함께 염증으로 인한 액(삼출액)이 나오는 경우에는 삼출액에 대한 그람 염색과 균배양 검사 결과에 따라 치료법이 달라진다.

원인균이 그람양성균인 경우에는 1세대 세팔로스포린을, 그람음성균인 경우에는 시프로플록사신을 우선 사용할 수 있고, 균배양 검사 결과가 나오면 항생제 감수성 검사에 따라 항생제를 바꾼다.

(3) 초미세여과 실패

복막투석의 주요 목적 가운데 하나는 체내 수분 조절이다. 투석이 제대로 되지 않아 체내 수분이 축적되는 경우에는 환자가 심혈관계 질환으로 사망할 위험이 커진다. 따라서 복막의 초미세여과능은 임상적으로 매우 중요하다.

복막투석에서 나타나는 체내 수분 과다는 흔히 초미세여과 실패ultra-filtration failure로 발생한다. 초미세여과 실패는 2L, 4.25% 포도당 투석액으로 4시간 체류 후 초미세여과량이 400mL 이하인 경우로 정의한다. 일반적으로 복막 평형검사는 한 번 실시해서 진단하기보다는 연속적으로 검사하여 변화가 있을 때 더 의미가 있다. 따라서 모든 복막투석 환자에 대해 투석을 시작한 후 3~6주에 기본적으로 복막 평형검사를 하고 체내 수분 과다 현상이 있을 때 추가로 검사를 해서 기본 검사와 비교해 초미세여과 실패 여부를 평가한다.

1) 종류

① I형 초미세여과 실패

초미세여과량은 적지만 용질 이동은 높은 경우로 가장 흔히 관찰할 수 있는 초미세여과 실패이다. 포도당이 투석액으로부터 복막의 모세혈관으로 빠르게 흡수되어 두 용액 사이에 삼투압의 차이가 없어지기 때문에 발생한다. 원인은 잘 알려져 있지 않지만 복막이 복막염으로 인해 손상되거나, 고농도 투석액에 오랜 기간 노출되어 모세혈관의 투과성이 증가되어 생기기도 한다. 복막투석을 처음 시작하는 초기에는 흔하지 않으나 시간이 지나면서 발생 빈도가 증가한다.

투석 처방은 우선 투석액을 자주 교환하여 체류 시간을 짧게 하는 것이다. 그리고 포도당 투석액 대신에 아이코덱스트린 투석액으로 처방하는 방법도 있다.

② II형 초미세여과 실패

초미세여과량과 용질 이동이 모두 감소하는 경우이다. 이는 복막의 수분 투과성이나 표면적이 감소하기 때문인데 복막염이나 지속적인 염증 반응 때문에 복막에 섬유화 반응이 일어나 발생하는 것으로 추측된다. II형 초미세여과 실패는 I형보다는 흔하지 않다.

투석 처방으로는 우선 투석액을 자주 교환하여 체류 시간을 짧게 한다. 그러나 많은 환자의 경우 목표 청소율을 달성하기 위해서는 혈액투석으로 전환해야 한다.

③ III형 초미세여과 실패

초미세여과량은 적지만 용질 이동은 정상인 경우이다. 이는 투석액이 림프관으로 과도하게 흡수되어 발생한다. 일반적으로 투석액이 림프관으로 흡수되는 양은 4시간에 약 320mL인데, III형 초미세여과 실패의 경우에는 4시간에 약 600~700mL이다. 원인은 아직 확실하게 알려져 있지 않지만 복막의 중피세포와 혈관 내피세포에 있는 수분 이동물질인 아쿠아포린 *aquaporin*이 소실되어 발생하는 것으로 설명하기도 한다.

투석 처방은 우선 투석액을 자주 교환해 체류 시간을 짧게 하는 것이다.

2) 예방

초미세여과 실패는 치료가 쉽지 않고 복막투석을 중단하게 되는 주요 원인이므로 예방이 중요하다. 초미세여과 실패의 원인은 아직 확실하게 밝혀지지 않았지만 다음의 지침은 복막을 보호하고 유지하는 데 도움이 된다.

① 복막염이 발생하지 않도록 한다.

② 고농도 포도당 투석액을 가능한 한 사용하지 않는다.

③ 중탄산염 완충제나 새로운 삼투 물질 등을 포함하는 생체 적합성 투석액의 사용을 고려한다.

④ 당뇨병 환자는 혈당을 적절하게 조절한다.

⑤ 정기적으로 복막 평형검사를 하고 이상이 있으면 신속하게 조치한다.

참고문헌

1. 복막투석의 원리

Flessner MF: Peritoneal transport physiology: insights from basic research. J Am Soc Nephrol 2:122-135, 1991

2. 복막투석의 종류

대한신장학회 등록위원회: 우리나라 신대체요법의 현황-인산 민병석 교수 기념 말기 신부전 환자 등록사업 2002-. 대한신장학회지 22(2):S353-S377, 2003

3. 복막투석 도관

Park MS, Yim AS, Chung SH, Lee EY, Cha MK, Kim JH, Song KI, Han DC, Hwang SD, Moon C, Lee HB: Effect of prolonged subcutaneous implantation of peritoneal catheter on peritonitis rate during CAPD: a prospective, randomized study. Blood Purif 16:171-178, 1998

【인터넷 문헌】

복막도관 삽입 방법 http://www.hdcn.com/pd/cath

4. 복막투석 장비

Krediet RT, Ho-Dac-Pannekeet MM, Imholz ALT, Struijk DG: Icodextrin's effects on peritoneal transport. Perit Dial Int 17:35-41, 1997

Sorkin MI, Blake PG: Apparatus for peritoneal dialysis. Handbook of dialysis(3rd ed.). Published by Lippincott Williams & Wilkins. Philadelphia, PA, 2001, pp.297-308

5. 복막 기능 검사

Oreopoulos DG, Rao PS: Assessing peritoneal ultrafiltration, solute transport, and volume status. Handbook of dialysis(3rd ed.). Published by Lippincott Williams & Wilkins. Philadelphia, PA, 2001, pp.361-372

Twardowski ZJ, Nolph KD, Khanna R, Prowant BF, Ryan LP, Moore HL, Nielsen MP: Peritoneal equilibration test. Perit Dial Bull 7:138-147, 1987

Twardowski ZJ: Clinical value of standardized equilibration tests in CAPD patients. Blood Purif 7:95-108, 1989

Twardowski ZJ: The fast peritoneal equilibration test. Semin Dial 3:141-142, 1990

6. 복막투석 처방

Blake PG, Diaz-Buxo JA: Adequacy of peritoneal dialysis and chronic peritoneal dialysis prescription. Handbook of dialysis(3rd ed.). Published by Lippincott Williams & Wilkins. Philadelphia, PA, 2001, pp.343-360

Churchill DN, Taylor DW, Keshaviah PR for the Canada-USA(CANUSA) peritoneal dialysis study group: Adequacy of dialysis and nutrition in continuous peritoneal dialysis: association with clinical outcomes. J Am Soc Nephrol 7:198-207, 1996

Churchill DN, Thorpe KE, Nolph KD, Keshaviah PR, Oreopoulos DG, Page D for the Canada-USA(CANUSA) peritoneal dialysis study group: Increased peritoneal membrane transport is associated with decreased patient and technique survival for continuous peritoneal dialysis patients. J Am Soc Nephrol 9:1285-1292, 1998

National Kidney Foundation: K/DOQI clinical practice guidelines for peritoneal dialysis adequacy, 2000. Am J Kidney Dis 37(suppl 1):S65-S136, 2001

Shemin D, Maaz D, Pierre DS, Kahn SI, Chazan JA: Effect of aminoglycoside use on residual renal function in peritoneal dialysis patients. Am J Kidney Dis 34:14-20, 1999

Twardowski ZJ: Clinical value of standardized equilibration tests in CAPD patients. Blood Purif 7:95-108, 1989

Watson PE, Watson ID, Batt RD: Total body water volumes for adult males and females estimated from simple anthropometric measurements. Am J Clin Nutr 33:27-39, 1980

7. 복막투석의 합병증

Burkart JM: Significance, epidemiology, and prevention of peritoneal dialysis catheter infections. Perit Dial Int 169(suppl 1):S340-S346, 1996

Keane WF, Bailie GR, Boeschonten E, Gokal R, Golper TA, Holmes CJ, Kawaguchi Y, Piraino B, Riella M, Vas S: Adult peritoneal dialysis-related peritonitis treatment recommendations: 2000 update. Perit Dial Int 20:396-411, 2000

Krediet RT, Ho-Dac-Pannekeet MM, Struijk DG: Preservation of peritoneal membrane function. Kidney Int 50(suppl 56):S62-S68, 1996

Leevey DJ, Gandhi VC, Daugirdas JT: Peritonitis and exit site infection. Handbook of dialysis(3rd ed.). Published by Lippincott Williams & Wilkins. Philadelphia, PA, 2001, pp.373-398

Oreopoulos DG, Rao PS: Assessing peritoneal ultrafiltration, solute transport, and volume status. Handbook of dialysis(3rd ed.). Published by Lippincott Williams & Wilkins. Philadelphia, PA, 2001, pp.361-372

Rocklin MA, Teitelbaum I: Noninfectious causes of cloudy peritoneal dialysate. Semin Dial 14:37-40, 2001

Twardowski ZJ: Clinical value of standardized equilibration tests in CAPD patients. Blood Purif 7:95-108, 1989

제4장 _ 투석 생활에 영향을 주는 주요 요소

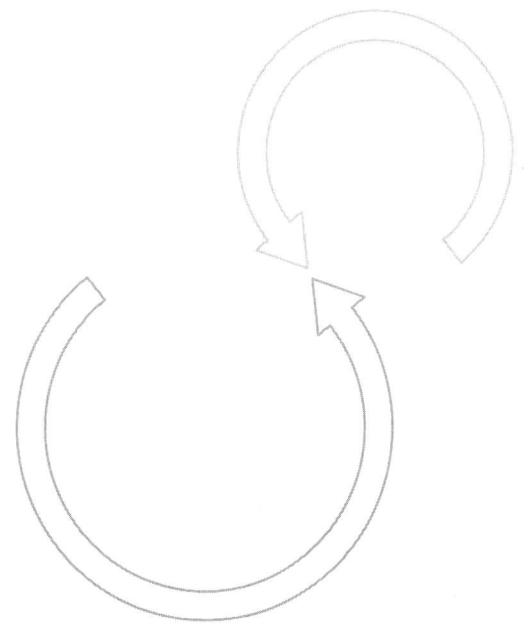

1. 빈혈

    빈혈은 투석 환자에게 가장 흔히 동반되는 임상 소견이다. 빈혈은 어지럼증, 피로감 그리고 전신 쇠약감 등의 증상을 나타내고 좌심실 비대증을 일으켜 심장부전을 초래하기도 한다. 따라서 빈혈은 투석 환자가 재활 프로그램을 통해 삶의 질을 향상시키는 데 가장 큰 장애가 되기도 한다.

    그러나 유전자 재조합으로 만들어진 조혈제 호르몬인 에리트로포에틴 *erythropoietin*을 빈혈 치료에 이용하면서, 환자는 식욕을 회복하여 영양 상태가 호전되었고 신체 기능이 향상되었으며 정신적으로도 활기를 띠게 되었다. 따라서 에리트로포에틴은 투석 환자가 재활의 길에 적극적으로 들어서는 계기를 마련하고 투석 생활의 질을 향상시킬 수 있는 기반을 만들었다.

(1) 원인

　투석 환자에게 빈혈이 생기는 가장 큰 원인은 신장에서 에리트로포에틴의 생산이 감소하는 것이다. 에리트로포에틴은 신장 세뇨관 주위에 있는 내피세포에서 정상적으로 생산되는 호르몬으로, 골수의 적혈구 전구세포에 작용하여 새로운 적혈구를 생산하게 한다.
　신장 기능이 저하되면 크레아티닌 청소율의 감소에 비례하여 에리트로포에틴 생산이 줄어든다. 따라서 만성신부전 환자에게 빈혈이 발생하는 것은 당연하다. 혈청 크레아티닌 농도가 2.0mg/dL 이상이 되면 빈혈이 생길 수 있고, 투석이 필요한 말기에 이르면 거의 모든 환자에게서 빈혈을 관찰할 수 있다. 만성신부전 말기에 적혈구 용적률 hematocrit 은 보통 18~24%이다.
　에리트로포에틴 생산의 감소 외에도 투석 환자에게 빈혈을 일으키는 원인은 다양하고 또 복합적이다. 대부분의 경우 어떤 요독소가 적혈구의 생산을 억제하여 빈혈을 일으키는 것으로 판단하고 있다. 이는 투석량이 부족한 환자보다 충분한 환자의 혈색소 hemoglobin 또는 적혈구 용적률이 더 높으며, 투석 시간을 늘려 요독소 제거율을 높이면 빈혈이 개선된다는 보고에 따른 것이다. 또한 요독 상태에서 적혈구의 수명은 정상인의 120일에서 60~90일로 줄어든다. 빈번하게 발생하는 위장 출혈, 투석 과정 중에 생길 수 있는 혈액의 손실 그리고 영양 결핍으로도 빈혈이 발생할 수 있다.
　빈혈에 대한 원인 분석은 투석을 하기 전의 만성신부전에서부터 시작해야 한다. K/DOQI 임상시행지침은, 혈청 크레아티닌 농도가 2.0mg/dL 이상인 만성신부전 환자에게는 빈혈검사를 해야 하며 폐경 전 여성과 사춘기 전 청소년은 혈색소가 11g/dL(적혈구 용적률로는 33%) 미만, 남성과 폐경 후 여성은 혈색소가 12g/dL(적혈구 용적률로는 37%) 미만인 경우 빈혈의 원인에 대해 분석할 것을 권고하고 있다.

일반적으로 기본적인 빈혈검사에서 만성신부전 외의 다른 원인이 발견되지 않으면 빈혈의 주요 원인은 신장에서 생산되는 에리트로포에틴의 감소이다.

(2) 기본적인 빈혈검사

빈혈은 혈색소와 적혈구 용적률 정도로 판단한다. 일반적으로 빈혈을 정량화하는 데 두 지표 모두 사용하지만 혈색소가 적혈구 용적률에 비해 더 정확하다. 빈혈검사를 위해 채취한 혈액을 상온에서 보관할 때, 혈색소는 안정되어 있기 때문에 변하지 않지만 적혈구 용적률은 혈액을 24시간 이상 보관하면 2~4% 정도 증가한다. 또 적혈구 용적률은 혈당이 높은 경우 실제보다 수치가 증가하여 나타나기 때문에 빈혈을 정량화하는 데는 혈색소가 적혈구 용적률보다 더 정확한 것이다.

투석 환자에게 빈혈을 진단하고 에리트로포에틴 치료에 대한 반응을 추적 감시하기 위해 기본적으로 시행하는 검사는 다음과 같다.

① 혈색소 또는 적혈구 용적률
② 적혈구 지표RBC indices
③ 세망세포수reticulocyte count
④ 대변 잠혈검사stool occult blood test
⑤ 철 지표iron indices
- 혈청 철 농도serum iron concentration
- 총철결합능total iron binding capacity; TIBC
- 트랜스페린 포화도transferrin saturation; TSAT
- 혈청 페리틴 농도serum ferritin concentration

(3) 철 지표 검사

투석 환자의 체내 철 상태를 파악하고 감시하기 위해 가장 많이 사용하는 검사법은 트랜스페린 포화도와 혈청 페리틴 농도이다. 이들 중 어느 것으로도 철 결핍을 정확하게 진단할 수 없지만 체내 철 상태를 대략적으로 판단하는 데는 유용한 검사법이다.

트랜스페린 포화도는 적혈구 생산에 즉각 이용되는 철의 양을 반영하는 것으로 직접 측정할 수는 없다. 혈청 철 농도를 총철결합능으로 나눈 다음 100을 곱해 구하며 단위는 %이다. 이때 혈청 철 농도는 혈색소의 생산을 위해 즉각 이용할 수 있는 철의 양을 반영하지만, 하루에도 여러 번 변하기 때문에 체내 철 상태를 파악하는 것은 어렵다. 총철결합능은 철결합성 당단백질인 트랜스페린의 혈청 농도를 반영하며 철 결핍 상태에서 증가한다.

혈청 페리틴 농도는 체내에 저장된 철의 총량을 반영하는 지표로 일반인의 철 결핍 진단에 가장 유용하다. 그러나 투석 환자는 저장된 철의 이용도가 떨어지고 염증 반응 등으로 인해 혈청 페리틴 농도가 증가할 수 있어, 혈청 페리틴 농도가 실질적인 체내 철 상태를 충분히 반영하지는 못한다. 하지만 투석 환자의 혈청 페리틴 농도는 에리트로포에틴을 투여할 때 철의 보충 여부를 결정하는 데 이용된다.

모든 투석 환자에게 가장 알맞은 트랜스페린 포화도나 혈청 페리틴 농도는 알려져 있지 않다. K/DOQI 임상시행지침에서는 에리트로포에틴을 투여받는 투석 환자가 적혈구를 효과적으로 생성하게 하려면 트랜스페린 포화도가 20% 이상, 혈청 페리틴 농도가 100ng/mL 이상이 되어야 하며 그 미만인 경우에는 철을 보충하라고 권고하고 있다. 에리트로포에틴에 대한 반응에 저항성이 있는 것으로 판단되는 경우에는 트랜스페린 포화도 30% 미만 또는 혈청 페리틴 농도 300ng/mL 미만일 때 철을 보충한다.

(4) 에리트로포에틴 치료

1) 이점

① 투석 환자의 사망률, 병원 입원율이 크게 감소한다.

② 수혈량이 줄어들어 수혈 반응, 바이러스 감염, 철분 축적 등이 감소한다.

③ 환자의 신체 기능과 삶의 질이 향상된다.

④ 좌심실 비대증 발병률이 낮아진다.

⑤ 집중력과 인지능력이 향상된다.

⑥ 혈액응고 작용이 향상된다.

2) 대상

만성신부전으로 인한 빈혈은 대부분 에리트로포에틴 치료의 대상이다. 그러나 에리트로포에틴을 투여하기 전에 만성신부전 외에 다른 원인들이 있는지 감별진단해야 하며 철 결핍성 빈혈이 있는 경우에는 먼저 교정한다.

에리트로포에틴 치료는 만성신부전에 대한 투석을 하기 전부터 시행할 수 있다. 일반적으로 크레아티닌 청소율이 35mL/분 이하이고 혈색소가 10~11g/dL(적혈구 용적률로는 30~33%) 이하인 경우에 에리트로포에틴을 투여한다. 투석을 시작하는 환자의 혈색소가 지속적으로 10g/dL(적혈구 용적률로는 30%) 이하이면 에리트로포에틴 치료를 해야 한다.

3) 목표 혈색소(또는 적혈구 용적률)

투석 환자에게 적절한 혈색소(또는 적혈구 용적률)가 얼마인지는 아직 잘 알려져 있지 않다. 혈색소(또는 적혈구 용적률)를 일반인의 정상치로 유지하는 경우 오히려 부작용이 발생한다는 연구 보고가 있다. K/DOQI 임상시행지침에 따르면 투석 환자의 에리트로포에틴 치료를 통한 목표 혈색소는 11~12g/dL이고 목표 적혈구 용적률은 33~36%이다.

4) 투여 방법

혈액투석 환자에게 에리트로포에틴을 투여하는 방법에는 피하주사법과 정맥주사법이 있다. 복막투석 환자에게는 피하 및 정맥주사법 외에도 복강투여법을 사용할 수 있다.

피하주사법은 모든 투석 환자에게 에리트로포에틴을 투여하는 데 가장 선호되는 방법이다. 피하주사로 에리트로포에틴을 투여하면 반감기가 정맥주사보다 길어 목표 혈색소(또는 적혈구 용적률)를 맞추는 데 더 적은 용량을 사용해도 된다. 에리트로포에틴을 피하주사할 경우 약간 아플 수도 있지만 대부분의 환자가 어렵지 않게 적응할 수 있다.

정맥주사법은 혈액투석 환자에게 투석이 끝날 즈음 혈액연결관을 통해 에리트로포에틴을 주사하는 방법으로 환자가 통증을 느끼지 않는다. 그러나 복막투석 환자에게 정맥주사로 에리트로포에틴을 투여하는 것은 매우 불편하기 때문에 거의 사용하지 않는다.

피하주사법에 적응하지 못하는 복막투석 환자에게는 복강투여법을 사용할 수 있다. 에리트로포에틴의 흡수율을 높이려면 투석액을 완전히 배출한 후 투여한다. 그러나 복강투여법은 에리트로포에틴의 흡수율이 낮아 정맥주사나 피하주사로 투여할 때보다 더 많은 용량이 필요하다.

5) 초기 용량

혈색소(또는 적혈구 용적률)를 서서히 증가시켜 2~4개월 후에 목표 혈색소(또는 적혈구 용적률)에 도달하게 하는 용량을 초기 용량으로 설정한다. 피하주사법의 초기 용량은 주당 80~120U/kg(보통 주당 6,000U)로 주 2~3회에 걸쳐 나눠서 주사한다. 정맥주사법은 주당 120~180U/kg(보통 주당 9,000U)로 주 3회에 걸쳐 나눠서 투여한다. 혈색소가 너무 빨리 증가하면 고혈압이나 발작 등이 발생할 수 있으므로 조심한다.

6) 에리트로포에틴에 대한 반응과 용량 조절

에리트로포에틴에 대한 반응은 환자마다 다르고 시간이 지나면서 변할 수 있기 때문에 지속적으로 감시해야 한다. 대부분의 경우 처방된 에리트로포에틴의 용량에 비례하여 혈색소(또는 적혈구 용적률)가 증가하지만 에리트로포에틴에 반응하지 않는 환자도 일부 있다.

에리트로포에틴을 처음 사용하거나 용량을 조절한 경우에는 에리트로포에틴에 대한 반응을 감시하기 위해 목표 혈색소(또는 적혈구 용적률)에 도달할 때까지 혈색소(또는 적혈구 용적률)를 1~2주마다 측정해야 한다. 목표 혈색소(또는 적혈구 용적률)에 도달하고 에리트로포에틴 용량이 정해지면 혈색소(또는 적혈구 용적률)를 2~4주마다 측정한다.

에리트로포에틴을 처음 투여하거나 용량을 늘린 후 2~4주 동안 적혈구 용적률이 2% 미만으로 증가하면 에리트로포에틴 용량을 50% 늘린다.

에리트로포에틴을 처음 투여하거나 용량을 늘린 후 4주 동안 혈색소가 3g/dL(적혈구 용적률로는 8%) 이상 증가했거나 목표 혈색소(또는 적혈구 용적률)에 도달했다면 에리트로포에틴 용량을 25% 줄인다.

에리트로포에틴 투여로 목표 혈색소(또는 적혈구 용적률)에 도달하면 그 반응 속도에 따라 에리트로포에틴 용량을 조절한다. 적혈구 용적률이 4주에 8% 이상 증가한 경우에는 에리트로포에틴 투여를 중단하고 1~2주 후에 원래 용량의 75%를 다시 투여하거나 원래 용량을 횟수를 줄여 다시 투여한다. 그러나 적혈구 용적률 증가 속도가 4주에 8% 미만이면 에리트로포에틴 투여를 중단하지 말고 용량을 줄여 계속 사용한다. 왜냐하면 에리트로포에틴 투여를 1주 이상 중단하면 적혈구 생산이 억제되어 혈색소

(또는 적혈구 용적률)가 처음의 수치까지 감소할 수 있으며 혈색소(또는 적혈구 용적률)를 다시 증가시키려면 더 많은 에리트로포에틴 용량과 더 오랜 기간이 필요하기 때문이다.

7) 투여 방법의 변화

에리트로포에틴 투여 방법은 에리트로포에틴에 대한 반응과 환자의 순응도에 따라 바꿀 수 있으며 이때 에리트로포에틴 용량도 달라진다.

정맥주사법에서 피하주사법으로 바꾸는 경우 에리트로포에틴 용량은 혈색소(또는 적혈구 용적률)가 목표치에 도달했는가에 따라 달라진다. 목표 혈색소(또는 적혈구 용적률)에 도달하지 않은 경우에는 주당 총 정맥주사 용량을 주 2~3회로 나누어 피하주사로 투여하며, 목표 혈색소(또는 적혈구 용적률)에 도달한 후에는 주당 총 정맥주사 용량의 약 70%를 피하주사의 초기 용량으로 설정한다. 그러나 에리트로포에틴에 대한 반응은 환자마다 다르므로 정맥주사법에서 피하주사법으로 바꾸더라도 더 많은 양이 필요할 수도 있다. 따라서 투여 방법을 바꾼 경우에는 용량에 대한 반응을 세심하게 감시해야 한다.

피하주사법에 순응하지 못하는 혈액투석 환자에게는 정맥주사법을 사용한다. 정맥주사로 투여할 때의 에리트로포에틴 용량은 피하주사 때의 용량보다 50% 정도 더 많아야 하며 혈액투석을 할 때마다 나누어 투여한다.

8) 에리트로포에틴에 대한 부적절한 반응

일반적으로 저장철이 충분한 상태에서 에리트로포에틴을 주 450U/kg의 용량으로 정맥주사하거나 주 300U/kg의 용량으로 피하주사하면 환자의 96%가 투여 후 4~6개월에 목표 혈색소(또는 적혈구 용적률)에 도달한다고 알려져 있다. 따라서 같은 조건에서 목표 혈색소(또는 적혈구 용적률)에 도달하지 못하면 에리트로포에틴에 대한 반응이 부적절하다고 할 수 있다.

에리트로포에틴에 대한 반응이 부적절한 원인은 다음과 같이 다양하다. 철 결핍이 가장 흔한 원인이며 감염과 염증, 만성 혈액손실, 부갑상샘 기능항진증 등도 흔히 관찰할 수 있다. 나머지는 드물기는 하지만 원인이 확실치 않은 경우에 고려해야 한다.

> 철 결핍
> 감염과 염증
> 만성 혈액손실
> 부갑상샘 기능항진증
> 알루미늄 중독
> 지중해빈혈 $thalassemia$ 또는 낫적혈구 빈혈 $sickle\ cell\ anemia$
> 엽산 또는 비타민 B_{12} 결핍
> 불충분한 투석
> 다발성 골수종 또는 암
> 영양 결핍

9) 에리트로포에틴 투여 시 부작용

① 고혈압의 발생 또는 악화

에리트로포에틴 투여로 빈혈이 개선되는 동안 고혈압이 발생하거나 이미 존재하는 고혈압이 악화되는 경우가 비교적 흔하다. 에리트로포에틴을 투여받는 환자 가운데 약 33%에 대해 혈압 조절을 위해 항고혈압제 투여량을 증가시켜야 한다고 보고되고 있다. 그러나 혈압이 조절되지 않아 에리트로포에틴 투여를 중단하는 경우는 거의 없다. 특히 이미 고혈압이 있는 경우, 혈색소(또는 적혈구 용적률)가 빨리 증가하는 경우 그리고 투석 전에 빈혈이 심했던 경우에는 에리트로포에틴 투여 시 혈압 관리에 더욱 주의해야 한다. 에리트로포에틴 투여와 관련된 고혈압의 치료에는 작용 시간이 긴 칼슘 통로 차단제가 효과적이다.

② 발작

발작은 에리트로포에틴을 투여할 때 혈색소(또는 적혈구 용적률)가 빠르게 증가하는 경우 고혈압과 관련하여 발생할 수 있다. 그러나 에리트로포에틴을 기준에 맞게 투여하면 거의 발생하지 않는다. 발작에 대한 염려로 환자의 행동을 제한할 필요는 없으며 발작에 대한 과거력이 있더라도 에리트로포에틴 투여기 금기사항은 아니다.

③ 혈관접속로 응고

에리트로포에틴 투여로 혈색소(또는 적혈구 용적률)가 목표치를 넘으면 동정맥 이식편이 응고하는 경우가 증가한다는 보고가 일부 있기는 하나, 목표 혈색소(또는 적혈구 용적률) 이내에서는 증명되지 않았다. 따라서 에리트로포에틴을 투여한다고 해서 혈관접속로의 혈전증에 대한 감시를 더 철저히 하거나 헤파린의 용량을 늘릴 필요는 없다.

(5) 철 결핍

철은 적혈구의 생성에 필수적이기 때문에 투석 환자에게 철 결핍이 있으면 에리트로포에틴을 투여해도 빈혈이 잘 개선되지 않는다. 따라서 에리트로포에틴을 투여할 때는 규칙적으로 체내 철 상태를 감시해야 하며 철 결핍이 있으면 철을 보충한다.

체내 철 상태는 주로 트랜스페린 포화도와 혈청 페리틴 농도로 감시한다. 트랜스페린 포화도가 20% 미만, 혈청 페리틴 농도가 100ng/mL 미만이면 철 결핍이 있으며 적혈구를 생성하는 데 철의 보충이 필요하다는 것을 의미한다.

에리트로포에틴 투여를 시작하고 목표 혈색소(또는 적혈구 용적률)에 도달할 때까지 철 상태를 파악하기 위해, 정맥주사용 철을 투여받지 않는 환자는 매달 한 번씩, 정맥주사용 철을 투여받는 환자는 최소한 3개월에 한 번씩 트랜스페린 포화도 및 혈청 페리틴 농도를 측정해야 한다.

1) 원인

철 결핍은 복막투석 환자보다 혈액투석 환자에게 더 잘 발생하며 혈액투석 환자에게 발생할 수 있는 철 결핍의 원인은 다음과 같다.

① 혈액 손실

혈액투석 환자는 투석 때마다 투석기와 혈액연결관에 혈액이 남게 되어 혈액이 손실된다. 또한 혈액투석을 하는 과정에서의 사고나 검사용 혈액 채취로 혈액이 손실될 수 있다. 혈액투석 환자는 미세한 위장관 출혈로도 혈액이 손실될 수 있다.

② 철의 흡수 장애

혈액투석 환자에게 철 결핍이 있을 때는 일반인에게 철 결핍이 있는 경우보다 위장관에서의 철의 흡수율이 더 줄어든다. 또한 환자들이 복용하는 인결합제와 위궤양 치료제 때문에 철의 흡수율이 감소되기도 한다.

③ 기능적 철 결핍

에리트로포에틴 투여로 적혈구 생성이 증가하면서 철의 요구량이 급격히 늘어나면 저장철이 충분해도 철 결핍 상태를 일으킬 수 있는데 이를 '기능적 철 결핍'이라고 한다. 기능적 철 결핍은 만성 염증 등으로 저장소에 있는 철이 혈액으로 이동하지 못하기 때문에 발생한다. 이 경우 혈청 페리틴 농도는 100ng/mL 이상이며 트랜스페린 포화도는 20% 미만이다.

2) 철 보충

에리드로포에틴을 두여받는 투석 환자의 빈혈을 효과적으로 치료하려면 철 결핍을 막고 저장철이 적절하게 유지될 수 있도록 철을 보충해야 한다. 일반적으로 체내에 철이 과다하게 있지 않는 한 에리트로포에틴을 투여받는 모든 투석 환자에게 철을 보충해야 한다.

일반적인 철 보충의 기준은 트랜스페린 포화도 20% 미만이거나 혈청 페리틴 농도 100ng/mL 미만이다. 그러나 에리트로포에틴에 대한 반응에 저항성이 있어 에리트로포에틴 용량이 예상보다 많이 필요한 경우 혈색소가 11g/dL(적혈구 용적률로는 33%) 이하이면 철 보충의 기준은 트랜스페린 포화도 30% 미만 또는 혈청 페리틴 농도 300ng/mL 미만이다.

철은 경구 또는 정맥주사로 보충한다.

① 경구용 철

경구용 철은 값이 싸서 투석 환자에게 철을 보충할 때 많이 사용해 왔다. 그러나 경구용 철은 장에서의 흡수 장애로 효과가 일정하지 않으며 변비, 소화불량 등 소화기계 부작용 때문에 최근에는 사용 빈도가 줄어들고 있다. 특히 에리트로포에틴에 대한 반응에 저항성이 심하면서 트랜스페린 포화도가 20% 미만이고 혈청 페리틴 농도가 150ng/mL 미만이면 경구용 철에 대한 효과가 낮으므로 정맥주사용 철을 사용해야 한다.

복막투석 환자 또는 투석 전 만성신부전 환자가 에리트로포에틴을 투여받는 경우에는 정맥주사용 철을 사용하기가 매우 불편하기 때문에 주로 경구용 철을 이용한다.

경구용 철은 1일 철 200mg을 2, 3회로 나누어 복용한다. 효과를 높이기 위해서 식사와 인결합제 간에 최소한 2시간의 간격을 두고 복용해야 하며 위산 분비를 억제하는 약물은 철의 흡수를 방해하므로 피해야 한다. 그렇지만 공복에 철을 복용하면 위장 장애가 더 잘 생길 수 있다.

② 정맥주사용 철

일반적으로 정상인은 1일 철 1mg을 흡수하면 체내 철이 균형을 이룬다. 그러나 혈액투석 환자는 1일 철 3~12mg을 흡수해야 철의 균형이 잡히기 때문에 경구용 철로는 부족하고 정맥주사용 철이 필요하다.

정맥주사용 철은 경구용 철에 비해 효과가 좋고 혈액투석을 할 때 사용할 수 있으므로 순응도가 높다는 장점이 있는 반면 값이 비싸고 투여 후 심각한 과민 반응인 아나필락시스가 일어날 수 있다는 단점이 있다.

현재 주로 사용되고 있는 정맥주사용 철은 철덱스트란iron dextran, 글루콘산염화제이철sodium ferric gluconate 그리고 철당액iron sucrose이다. 철덱스트란은 미국에서 제일 먼저 사용된 정맥주사용 철로 투여받은 환자의 0.7%가 아나필락시스를 일으켰다. 글루콘산염화제이철과 철당액은 유럽에서 처음 사용했으나 최근에는 미국도 인정하며 사용하고 있다. 효과는 철덱스트란과 비슷하나 심각한 아나필락시스는 더 적은 것으로 알려져 있다. 우리나라에서는 정맥주사용 염화제이철이 사용되기도 한다.

정상적으로 사람의 몸에 저장되어 있는 철의 총량은 약 1,000mg이다. 정맥주사용 철은 1,000mg을 혈액투석 8~10회로 나누어 연속적으로 투여하는 것을 기본으로 한다. 일반적으로 철덱스트란과 철당액은 100mg씩 10회 투여하며 글루콘산염화제이철은 125mg씩 8회 투여한다. 철덱스트란과 철당액은 500mg을 2회에 걸쳐 서서히 정맥주사하기도 한다.

NKF-K/DOQI 임상시행지침에 따르면 트랜스페린 포화도가 50% 이상이거나 혈청 페리틴 농도가 800ng/mL 이상이면, 적혈구 생성 효과가 더 이상 증가하지 않고 오히려 부작용이 발생할 수 있으므로 모든 철의 보충을 3개월간 중단할 것을 권고하고 있다. 추적 검사한 트랜스페린 포화도와 혈청 페리틴 농도가 각각 50% 미만, 800ng/mL 미만이 되면 정맥주사용 철을 원래 용량의 33~50%로 다시 투여하기 시작한다. 일부 보고에 따르면 혈청 페리틴 농도가 500ng/mL 이상이면 철을 보충하는 의미는 없고 부작용만 증가시킨다고 한다.

목표 혈색소(또는 적혈구 용적률)에 도달하고 철이 충분히 보충된 경우 정맥주사용 철의 유지 용량은 주당 25~125mg이며 환자마다 다르다. 이

때 철을 보충하는 목적은 안정된 철의 농도를 유지하면서 목표 혈색소(또는 적혈구 용적률)에 지속적으로 도달하는 것이다. 이를 위해서는 정맥주사용 철을 보충하면서 최소한 3개월마다 한 번씩 트랜스페린 포화도와 혈청 페리틴 농도를 측정하여 체내 철 상태를 파악해야 한다. 이때 체내 철 상태를 정확히 알기 위해 철을 투여한 후 2주의 간격을 두고 트랜스페린 포화도와 혈청 페리틴 농도를 측정해야 한다.

NKF-K/DOQI 임상시행지침에 따른 철 상태의 기준

	철 결핍(철 보충 필요)	철 과다(철 보충 중단 필요)
트랜스페린 포화도	20% 미만	50% 이상
혈청 페리틴 농도	100ng/mL 미만	800ng/mL 이상

(6) 다비포에틴 α

에리트로포에틴은 일반적으로 주 2, 3회 피하주사 또는 정맥주사로 투여하도록 권장되고 있다. 그런데 이 방법은 복막투석 환자 또는 투석 전 신부전 환자들이 병원에 자주 와야 하는 불편이 따른다. 에리트로포에틴을 투여받기 위하여 환자들은 따로 병원을 방문해야 하는 것이다.

다비포에틴 α*darbepoetin α*는 이러한 불편을 줄이기 위해 개발되었는데 에리트로포에틴보다 분자량이 크고 혈청 반감기가 약 3배로 늘어나 인체에서 작용하는 능력이 커져 투여 횟수를 줄일 수 있게 한 것이다. 다비포에틴 α는 인체에서 생산되는 에리트로포에틴 또는 유전자 재조합으로 생산되는 에리트로포에틴과 같은 작용을 하여 적혈구의 생성을 자극한다.

에리트로포에틴은 60%의 단백질과 40%의 탄수화물로 구성되어 있으며 폴리펩티드에 있는 3개의 N 결합 아미노산과 1개의 O 결합 아미노산에 당사슬이 부착되어 분자량이 30,400달톤이다. 반면 다비포에틴 α는 당사슬이 부착되는 폴리펩티드의 N 결합 아미노산이 에리트로포에틴에 비해 2개가 더 많아 분자량이 37,100달톤으로 크기 때문에 작용 시간이 늘어난다.

(7) 안드로겐

안드로겐은 남성호르몬인데 적혈구 생성을 일으키는 기전은 명확하지 않지만 에리트로포에틴을 이용하기 전 투석 환자의 빈혈 치료에 종종 사용했다. 에리트로포에틴을 보편적으로 이용하게 되면서 안드로겐의 사용이 급격히 줄었으며 지금은 고령의 남성 투석 환자에게 에리트로포에틴의 보조제로 사용하거나 단독으로 사용하고 있다. 에리트로포에틴으로 빈혈이 개선되지 않는 경우에 안드로겐을 사용할 수 있다. 특별한 부작용은 없으나 남성호르몬이기 때문에 여성 환자에게 사용해서는 안 된다.

2. 고혈압

고혈압은 만성신부전의 주요 원인질환인 동시에 만성신부전 때문에 발병하기도 해서 투석을 시작하는 환자의 90% 이상에서 관찰된다. 고혈압은 투석 환자의 병원 입원율 및 사망률과 연관되는 독립적인 인자로 좌심실 비대증과 동맥경화증의 위험을 증가시키는 주요 원인이다. 좌심실 비대증은 투석 환자에게 심혈관계 질환의 위험을 증가시키는 인자이며, 심혈관계 질환은 투석 환자의 제1의 사망원인으로 알려져 있으므로 고혈압에 대한 적절한 관리는 매우 중요하다.

(1) 혈압의 측정 시기와 기준

투석 환자의 혈압을 감시하고 적절하게 조절하기 위해서는 투석할 때뿐만 아니라 투석을 하지 않을 때도 혈압을 측정하도록 권장하고 있다. 투석할 때 측정한 혈압만으로는 투석 환자의 혈압을 정확하게 파악할 수 없다. 투석을 끝내고 다음 투석 때까지의 44시간 동안 혈압을 측정한 연구 결과에 따르면, 혈압은 투석한 그날에는 밤까지 지속적으로 떨어지고 다음날 아침에는 투석 전의 혈압과 같아지며 밤에는 혈압이 더 이상 떨어지지 않는다고 한다.

투석할 때의 혈압은 투석 전, 투석하는 동안 그리고 투석 후에 측정하는데, 이 중 투석 전의 혈압을 여러 번 측정하여 평균한 값이 좌심실 질량*left ventricular mass*과 가장 밀접한 관계라고 보고되고 있다. 그리고 이완기 혈압이나 평균 동맥압보다 수축기 혈압이 심혈관계 질환의 발생 위험과 더 관련이 있는 것으로 알려져 있다. 따라서 투석 환자의 고혈압을 진단하고 치료하는 기준은 주로 투석 전 수축기 혈압이다.

(2) 고혈압의 정의

일반적으로 투석 환자가 건체중을 유지한 것으로 판단되는 상황에서 수축기/이완기 혈압이 150/90mmHg 이상이거나 평균 동맥압이 106mmHg를 넘으면 고혈압으로 정의한다. 이때 평균 동맥압은 이완기 혈압에 수축기 혈압과 이완기 혈압 차이의 1/3을 더한 수치이다.

평균 동맥압 = 이완기 혈압 + 1/3 × (수축기 혈압 − 이완기 혈압)

수축기 혈압이 150mmHg 이상이고 이완기 혈압이 정상인 수축기 고혈압 환자에게는 평균 동맥압이 의미가 없다.

(3) 고혈압의 발생 기전

투석 환자의 혈관에 수분이 과다하게 축적되는 것이 고혈압이 발생하는 가장 중요한 요인으로 알려져 있다. 투석 환자의 50~70%는 투석으로 과잉 수분이 제거되면 혈압이 정상으로 돌아온다. 물론 투석 환자의 고혈압 발생에는 혈관 내 수분 증가 외에도 다음과 같이 여러 요인이 관여한다.

- 혈관 내 수분 증가
- 레닌-안지오텐신 활성도의 부적절한 증가
- 교감신경 활성도의 증가
- 혈관확장 장애

- 요독소
- 에리트로포에틴 투여로 빈혈 교정
- 부갑상샘 기능항진증
- 나트륨(소금)의 과다 섭취
- 유전적 요인

(4) 치료

1) 목표 혈압

투석 환자의 고혈압을 치료할 때 목표 혈압은 일반적으로 고혈압의 형태에 따라 다르다. 일반적으로 전형적인 수축기/이완기 고혈압의 투석 전 목표 혈압은 140/90mmHg 이하이며, 수축기 고혈압에서는 투석 전 수축기 혈압이 150~160mmHg가 되게 할 것을 권고하고 있다. 그러나 모든 투석 환자의 목표 혈압을 일률적으로 정하기는 어렵다. 환자의 임상 상태, 나이, 심장질환 유무, 자율신경계 장애 유무, 동반 질환 유무 등에 따라 목표 혈압을 정하는 것이 바람직하다.

투석 전 혈압이 너무 낮으면 사망률이 높아진다고 알려져 있다. 혈압과 사망률의 관계는 'U형'으로 투석 전 수축기 혈압이 180mmHg 이상일 때뿐만 아니라 110mmHg 이하일 때도 사망률이 높아진다. 특히 노인 환자와 동맥경화성 질환이 있는 환자는 투석 전 혈압을 너무 낮추면 오히려 위험하다.

투석 전 수축기 혈압이 낮은 환자의 사망률이 높은 이유는, 이러한 환자에게는 관상동맥 질환이 있어 심혈관계 합병증이 많이 발생하기 때문으로 설명한다. 따라서 투석 전 수축기 혈압이 낮거나 투석 중 저혈압이 자주 발생하면 심혈관계 질환이 있는지 검사한다.

2) 체내 수분 조절

투석 환자의 고혈압을 조절하려면 우선 체내에 수분이 과다하게 축적되지 않도록 해야 한다. 체내 수분이 알맞게 조절되지 않으면 항고혈압제를 사용하더라도 고혈압이 지속된다. 따라서 대부분의 혈액투석 환자에서 고혈압을 약물만으로 조절하는 것은 쉽지 않다.

체내 수분을 조절하기 위해서는 저염식이 필수적이다. 저염식은 1일 섭취하는 나트륨의 양을 2g 이하로 제한하는 것이다. 동시에 수분 섭취량을 줄이고 혈액투석의 경우에는 초미세여과로 과잉의 수분을 제거하여 건체중을 알맞게 유지해야 한다.

따라서 환자는 음식물에 소금이 얼마만큼 들어 있는지에 대해 알아야 하며, 맛에 영향을 주지 않으면서도 소금의 섭취를 줄일 수 있는 방법을 알아야 한다. 소금은 갈증을 일으켜 수분의 섭취를 유발하기 때문에 소금을 많이 섭취하면서 수분 섭취를 줄이려는 노력은 의미가 없다.

투석과 투석 사이에 체중이 많이 증가하면 초미세여과로 과잉의 수분을 충분히 제거하기 어렵고 건체중을 맞출 수 없어 혈압이 계속 높게 유지된다. 일반적으로 혈액투석 시간은 1주일에 12시간이다. 12시간은 1주 168시간에서 단지 7%에 불과해, 투석과 투석 사이에 체중이 많이 늘면 환자는 대부분의 시간을 혈압이 높은 상태에서 지내게 된다. 따라서 고혈압 환자는 투석과 투석 사이에 체중이 건체중의 2.5~5% 이상 늘지 않도록 조심해야 한다.

초미세여과량을 늘려 과잉 수분을 제거함으로써 고혈압을 조절할 수 있다. 그러나 초미세여과량이 많아지면 근육 경련이나 저혈압이 발생할 수 있고, 이는 다시 체내에 수분이 과다하게 축적되는 요인이 될 뿐만 아니라 투석량을 감소시키는 위험이 커질 수 있다. 따라서 체내 수분을 효과적으로 조절하면서 혈압을 알맞게 유지하려면 초미세여과가 충분한 시간 동안 이루어지도록 해야 한다. 환자의 체내 수분을 알맞게 유지하기 위해 때로는 투석 시간을 늘리거나 투석 횟수를 주 4회로 늘려야만 한다. 주 4회 이상 투석을 하면 혈압을 조절할 뿐만 아니라 좌심실 비대증을 감소시킨다는 보고도 있다.

3) 약물치료

① 약물치료 기준

투석 환자의 고혈압을 약물로 치료할 때는 혈압 수치뿐만 아니라 에리트로포에틴의 사용과 좌심실 비대증 여부도 고려해야 한다. 투석 전 평균 동맥압이 106mmHg 이상인 경우에는 약물치료가 필수적이며, 투석 전 평균 동맥압이 98~106mmHg인 경우에는 에리트로포에틴을 사용할 계획이거나 좌심실 비대증이 있으면 약물치료를 해야 한다.

② 항고혈압제의 종류

투석 환자의 혈압을 조절하기 위해 사용하는 약물로, 본태성 고혈압 환자에게 사용하는 항고혈압제 중 이뇨제를 제외한 나머지 모든 약물을 사용할 수 있다. 대부분의 항고혈압제는 대체로 안전하게 사용할 수 있다. 그러나 각 약물은 약간의 부작용이 있기 때문에 투석 환자의 임상 상태에 따라 선택해서 사용해야 한다. 투석 환자에게 사용하는 항고혈압제는 크게 6가지로 분류할 수 있다.

- 칼슘 통로 차단제 calcium channel blockers
- β 아드레날린 차단제 β-adrenergic blockers
- 안지오텐신 전환효소 억제제 angiotensin converting enzyme inhibitors
- 안지오텐신 II 수용체 차단제 angiotensin II receptor blockers
- 아드레날린 조율제 adrenergic modulators
- 혈관확장제 vasodilators

a. 칼슘 통로 차단제

체내 수분 조절로 잘 관리되지 않는 고혈압 치료에 가장 많이 사용하는 약물이다. 칼슘 통로 차단제는 크게 디하이드로피리딘 dihydropyridines, 페닐알킬아민 phenylalkylamines, 벤조티아제핀 benzothiazepines 계열로 나뉜다.

디하이드로피리딘 계열은 심장보다는 말초혈관의 평활근에 주로 작용하여 말초혈관 이완작용이 강하고, 페닐알킬아민과 벤조티아제핀 계열은 말초혈관에 대한 작용은 약하고 심근수축과 신경전도에 주로 관여한다.

【분류】

- 디하이드로피리딘 : 암로디핀 amlodipine, 펠로디핀 felodipine, 니페디핀 nifedipine, 니카르디핀 nicardipine, 레르카르디핀 lercardipine
- 페닐알킬아민 : 베라파밀 verapamil
- 벤조티아제핀 : 딜티아젬 diltiazem

【특징】

- 혈압강하 효과는 체내 수분 과잉 상태에서 더 뚜렷하다.

- 수분 조절에 저항성이 있는 고혈압에는 작용 시간이 긴 약물이 효과적이다.
- 간장에서 대사되어 용량 조절이 필요없다.
- 단백질과의 결합 능력 때문에 혈액투석 시 제거되지 않는다.
- β 아드레날린 차단제와 함께 사용할 때 심장부전의 위험이 있다(특히 베라파밀의 경우).
- 부작용으로 발목 부종, 두통, 얼굴 발적, 가슴 두근거림 등이 있다.

b. β 아드레날린 차단제

β 아드레날린을 차단하여 혈압을 낮추는 약물이다. 혈액 레닌의 활성도를 낮추기 때문에 레닌-안지오텐신 활성도가 높은 투석 환자의 고혈압 치료에 도움이 된다. 또한 많은 β 아드레날린 차단제는 심근허혈증이나 심근경색증에서 심장 보호 효과가 있는 것으로 알려져 있으며, 좌심실 비대증의 감소에도 효과가 있다.

β 아드레날린 차단제는 칼슘 통로 차단제와 함께 사용하면 심장부전이 발생할 수 있으므로 주의해야 한다. β 아드레날린 차단제는 또한 고지질혈증과 고칼륨혈증을 일으킬 수 있으며, 당뇨병 환자에게는 저혈당의 증세를 느끼지 못하게 해서 인슐린으로 인한 저혈당을 악화시킬 수 있다.

【분류】

β 아드레날린 차단제는 심장선택성의 여부에 따라 분류할 수 있으며, 물용해성인지 지방용해성인지에 따라서도 분류할 수 있다. 최근에는 α와 β 아드레날린을 함께 차단하는 α/β 아드레날린 차단제인 카르베딜롤 carvedilol, 라베탈롤 labetalol 등을 항고혈압제로 사용하기도 한다.

- 심장선택성 : 주로 심장에 작용하며 말초혈관이나 기관지에서의 작용은 약하다(아테놀롤atenolol, 메토프롤롤metoprolol, 아세부톨롤acebutolol, 비소프롤롤bisoprolol).
- 비선택성 : 심장, 말초혈관에 작용할 뿐만 아니라 기관지 수축 작용도 한다(프로프라놀롤propranolol).
- 물용해성 : 물용해성 β 아드레날린 차단제는 주로 신장에서 배설되기 때문에 만성신부전 환자에게 사용할 경우에는 용량을 줄여야 한다. 혈액투석으로 제거되므로 투석 중 고혈압을 일으킬 수 있어 조심해야 한다(아테놀롤, 나돌롤nadolol).
- 지방용해성 : 지방용해성 β 아드레날린 차단제는 간에서 대사되므로 만성신부전 환자에게 사용할 때 용량을 조절할 필요가 없다. 그러나 아세부톨롤은 그 대사 산물의 일부가 물용해성이므로 신부전 환자에게 사용할 경우에는 용량을 줄여야 한다(메토프롤롤, 프로프라놀롤, 아세부톨롤).

c. 안지오텐신 전환효소 억제제

안지오텐신 전환효소 억제제는 레닌-안지오텐신 시스템에서 안지오텐신 전환효소로 인한 안지오텐신 II의 생성을 억제하여 혈압을 조절한다. 안지오텐신 전환효소 억제제는 또한 혈관확장 작용을 하는 브라디키닌의 분해를 억제한다. 따라서 안지오텐신 전환효소 억제제는 혈액 레닌 활성도가 높은 투석 환자에게 특히 효과적이다.

안지오텐신 II는 좌심실 비대증을 일으키므로 안지오텐신 전환효소 억제제를 사용하면 좌심실 비대증을 예방하고 이미 존재하는 좌심실 비대중도 회복시키는 것으로 알려져 있다. 따라서 안지오텐신 전환효소 억제제는 투석 환자에게 흔히 동반되는 심혈관계 질환의 예방과 치료에도 효과가 있다.

반면에 안지오텐신 전환효소 억제제는 브라디키닌의 분해를 억제해서 투석 중 아나필락시스를 일으킬 수 있다. 이는 AN69 투석막을 사용하는 경우에 주로 발생하였으나, 최근에는 AN69 투석막이 아닌 투석기를 사용하는 경우에도 발생하는 것으로 보고되고 있다. 그 외에 안지오텐신 전환효소 억제제의 부작용으로는 고칼륨혈증, 기침 등이 있다.

만성신부전에서는 안지오텐신 전환효소 억제제의 반감기가 길어지기 때문에 용량을 조절해야 한다. 혈액투석에서는 대부분 제거된다.

【종류】

캡토프릴*captopril*, 에날라프릴*enalapril*, 포시노프릴*fosinopril*, 리시노프릴*lisinopril*, 라미프릴*ramipril*, 페린도프릴*perindopril*

d. 안지오텐신 II 수용체 차단제

안지오텐신 II 수용체를 차단하는 약물로, 투석 환자에게는 안지오텐신 전환효소 억제제의 효과와 비슷하고 부작용은 적은 것으로 판단되고 있으나 아직 연구 결과가 많지 않다. 브라디키닌에 대한 영향이 없어 아나필락시스가 적으며 안지오텐신 전환효소 억제제를 사용했을 때 흔히 관찰되는 기침의 부작용이 없다. 주로 간에서 대사되므로 용량을 조절할 필요가 없다.

【종류】

로사르탄*losartan*, 칸데사르탄*candesartan*, 발사르탄*valsartan*, 에르브사

르탄*erbsartan*

e. 아드레날린 조율제

교감신경의 흐름을 조절하여 고혈압을 치료하는 약물로 교감신경의 활성도가 증가되어 있는 투석 환자에게 사용할 수 있다. 뇌에 있는 α 아드레날린 수용체에서 교감신경의 흐름을 억제하여 고혈압을 조절하는 약물과 말초에서 작용하는 α 수용체 차단제로 나눌 수 있다.

【분류】

- 중추성 아드레날린 차단제 : α 메틸도파*α-methyldopa*, 클로니딘*clonidine*

중추성 아드레날린 차단제는 값이 싸다는 이점이 있으나, 심각한 부작용을 일으킬 수 있어 실제로는 많이 사용되지 않는다. 부작용으로 구강건조증, 우울증, 기립성 저혈압 등이 있다. 특히 클로니딘은 사용을 갑자기 중단하면 반사성 고혈압을 야기할 수 있고 α 메틸도파는 간을 손상하기도 한다.

주로 신장을 통해서 배설되므로 만성신부전 환자는 용량을 조절해야 하며 α 메틸도파는 혈액투석을 할 때 제거된다.

- α 수용체 차단제 : 프라조신*prazocin*, 독사조신*doxazocin*, 테라조신*terazocin*

α 수용체 차단제는 말초에 있는 $α_1$ 수용체를 차단하는 항고혈압제이다. 프라조신은 기립성 저혈압을 일으킬 수 있으므로 처음 사용할 때는 취침 전에 복용하는 것이 안전하다.

f. 혈관확장제

혈관확장제는 동맥 혈관에 직접 작용하여 말초혈관의 저항성을 감소시켜 혈압을 낮춘다. 좌심실 비대증을 감소시키지 않고 교감신경을 반사적으로 자극하기 때문에 고혈압 치료의 일차약제로는 잘 사용하지 않는다. 일반적으로 교감신경의 자극을 조절하려면 β 아드레날린 차단제나 아드레날린 조율제를 동시에 사용해야 한다.

【종류】

- 하이드랄라진 hydralazine : 값이 싸고 효과적이기는 하지만 단일 약물로 사용하지는 않는다. 루푸스와 비슷한 증상을 유발할 수 있다.
- 미녹시딜 minoxidil : 주로 다른 약물에 잘 반응하지 않는 고혈압에만 사용한다. 부작용으로 가슴 두근거림, 현기증, 협심증의 악화와 심장막염 등이 있으며, 이 약 때문에 털이 많이 날 수 있어 되도록 여성에게는 사용하지 않는다.

4) 당뇨병이 있는 투석 환자의 고혈압 치료

당뇨병은 투석 환자의 약 40%에서 동반되어 있으며 다른 질환이 있을 확률도 높기 때문에 항고혈압제를 선택할 때 주의해야 한다. 일반적으로 당뇨병 환자의 고혈압은 혈액 레닌 활성도가 낮고 체내 수분의 양에 따라 혈압이 높거나 낮아진다. 이러한 환자에게 맞는 항고혈압제는 환자마다 다르지만 일반적으로 다음과 같은 상황을 고려하는 것이 바람직하다.

① 아드레날린 조율제는 기립성 저혈압을 악화시킬 수 있다.
② 클로니딘을 약물 복용 시 빠뜨리면 반사성 고혈압이 일어날 수 있다.
③ β 아드레날린 차단제는 저혈당의 증세를 숨길 수 있다.

④ β 아드레날린 차단제는 울혈심장부전을 악화시킬 수 있다.

⑤ 혈관확장제를 단독으로 사용하면 협심증을 일으킬 수 있다.

5) 고혈압 치료 시 고려사항

① 심혈관계 상태를 평가한다.

② 건체중을 결정하는 과정에는 되도록 적은 양의 항고혈압제를 사용한다.

③ 건체중이 설정된 후에도 혈압이 높으면 항고혈압제를 사용한다.

④ 항고혈압제를 사용하면서 주기적으로 건체중을 재평가한다.

⑤ 항고혈압제를 1일 1회 복용하는 경우에는 되도록 저녁 시간에 복용한다.

⑥ 투석을 충분히 시행한다.

⑦ 흡연, 지질대사 이상, 당뇨병, 과도한 음주, 비활동적 생활습관 등을 치료한다.

⑧ 투석과 투석 사이에 체중이 과도하게 증가하지 않도록 한다.

⑨ 에리트로포에틴 투여 시 혈색소가 빨리 증가하지 않도록 용량을 조절한다.

⑩ 집에서도 규칙적으로 혈압을 측정한다.

⑪ 심혈관계 위험 요소에 대한 치료도 함께 시행한다.

⑫ 1년에 한 번씩 심장초음파 검사를 한다.

3. 심혈관계 질환

심혈관계 질환은 투석 환자가 생명을 잃게 되는 가장 중요한 위험 요소이다. 투석 환자에게 심혈관계 질환이 발생할 위험성은 일반인에 비해 훨씬 높다. 투석 환자의 허혈성 심장질환의 유병률은 약 40%, 좌심실 비대증의 유병률은 약 75%이다. 심장부전도 투석 환자의 주요 사망 원인으로 허혈성 심장질환과 좌심실 비대증 때문에 주로 발생하며 유병률은 약 40%이다.

투석 환자에게서 심혈관계 질환이 많이 발생하는 이유는 투석 환자가 심혈관계 질환을 일으키는 위험 요소에 많이 노출되어 있기 때문이다. 투석 환자는 기본적으로 고혈압과 당뇨병을 동반하는 경우가 많고 동맥경화증의 위험이 높다. 요독증과 관련한 고지질혈증, 부갑상샘 기능항진증, 체내의 과다한 수분, 전해질 불균형, 심장 및 혈관 석회화, 칼슘-인 대사 이상, 빈혈 그리고 고호모시스테인혈증hyperhomocysteinemia 등도 심혈관계 질환의 원인이 된다. 투석 환자가 고령이고 신체의 활동력이 낮으면 심혈관계 질환이 더 잘 발생한다.

(1) 좌심실 비대증

좌심실 비대증은 심장의 왼쪽 심실이 커지는 현상으로 심장이 여러 가지 요인 때문에 부담을 지고 있음을 뜻한다. 좌심실 비대증은 투석 환자뿐만 아니라 투석 전 만성신부전 환자에서도 적지 않게 관찰된다. 만성신부전 환자의 유병률은 50~75%이다. 좌심실 비대증은 크레아티닌 청소율 및 혈색소와 반비례하고 혈압과 비례하며, 나중에 허혈성 심장질환 및 심장부전이 발생할 가능성이 높다는 것을 암시한다. 또한 심혈관계 질환으로 인한 사망으로 이어질 수 있는 위험 요소이다. 좌심실의 확장을 동반하는 경우가 많으며 심하면 좌심실 기능장애가 나타난다.

투석 환자에게 관찰할 수 있는 좌심실 비대증의 원인은 다음과 같이 다양하다.

- 고혈압
- 수분의 과다 축적
- 빈혈
- 허혈성 심장질환
- 동정맥루
- 심장 석회화
- 아밀로이드증
- 요독증

좌심실 비대증은 일반적으로 심장초음파 검사로 쉽게 진단할 수 있다. 좌심실 비대증과 좌심실 기능장애를 예방하고 치료하기 위해서는, 우선 고혈압을 엄격하게 조절하고 체내 수분을 적절하게 유지하며 NKF-K/DOQI 임상시행지침에 따라 빈혈을 교정해야 한다. 또 심장이나 혈관의 석회화를 막기 위해 인을 제한하는 식사를 하거나 인결합제를 사용해 고인산혈증을 교정하고 칼슘×인 결합체가 $65(mg/dL)^2$ 이상이 되지 않도록 해야 한다.

(2) 고지질혈증

고지질혈증은 혈액의 지질 농도가 높은 것을 말하며 투석 환자의 약 45 ~50%에서 관찰된다. 혈청 중성지방 농도는 복막투석 및 혈액투석 환자 모두 높은 반면 혈청 총 콜레스테롤과 저밀도지단백 콜레스테롤 LDL-cholesterol 농도는 주로 복막투석 환자가 높다. 몸에 좋은 영향을 주는 것으로 알려진 고밀도지단백 콜레스테롤 HDL-cholesterol 의 혈청 농도는 두 가지 투석 방법에서 모두 낮다.

만성신부전 환자에서 혈청 총 콜레스테롤과 저밀도지단백 콜레스테롤 농도가 높으면 심혈관계 질환의 발생이 증가하는 것으로 알려져 있으며, 혈청 중성지방 농도가 높으면 심혈관계 질환의 발생이 증가하는지에 대해서는 아직 명확하지 않지만 동맥경화증의 발생은 증가시킨다.

1) 치료

투석 환자의 고지질혈증 치료는 일반적으로 혈청 총 콜레스테롤, 저밀도지단백 콜레스테롤과 중성지방 농도에 따라 결정한다. 기본적인 치료법으로는 식사 조절, 운동, 약물치료가 있다.

① 고콜레스테롤혈증

투석 환자는 심혈관계 질환에 대한 다른 위험 요소를 동반하는 경우가 많기 때문에 혈청 총 콜레스테롤이나 저밀도지단백 콜레스테롤 농도가 높으면 적극적으로 치료해야 한다.

일반적으로 혈청 저밀도지단백 콜레스테롤 농도가 100mg/dL 이상이면 식사 조절, 130mg/dL 이상이면 약물치료를 한다. 식사 조절이든 약물치료든 혈청 저밀도지단백 콜레스테롤 농도의 치료 목표는 100mg/dL 이하이다.

혈청 총 콜레스테롤과 저밀도지단백 콜레스테롤 농도를 줄이기 위한 기본적인 식사요법은 포화지방과 콜레스테롤이 적고 불포화지방이 풍부한 음식을 섭취하는 것이다. 탄수화물의 총 섭취량을 줄이고 알코올은 적극적으로 끊어야 한다.

로바스타틴lovastatin, 심바스타틴simvastatin 등의 HMG-CoA 환원효소 억제제가 만성신부전 환자의 혈청 총 콜레스테롤과 저밀도지단백 콜레스테롤 농도를 낮추는 데 효과가 가장 크며 안전한 약물치료제로 알려져 있다. HMG-CoA 환원효소 억제제는 혈청 저밀도지단백 콜레스테롤 농도뿐만 아니라 중성지방 농도도 약간 감소시키고, 혈청 고밀도지단백 콜레스테롤 농도는 약간 증가시킨다. 부작용으로는 고용량으로 사용하거나 다른 약물과 함께 사용하는 경우 근육 장애가 있을 수 있다.

② 고중성지방혈증

일반인에게도 고중성지방혈증은 허혈성 심장질환을 일으키는 위험 요소지만 그 위험도가 그다지 높지는 않다. 따라서 혈청 저밀도지단백 콜레스테롤 농도가 높지 않고 고중성지방혈증만 있는 투석 환자는 적극적으로 치료하지 않는다.

기본적인 식사요법은 고콜레스테롤혈증과 같으며 일반적으로 약물치료를 병행한다. 고중성지방혈증에 대한 약물치료는 논란이 있기는 하나, 혈청 중성지방 농도가 350mg/dL 이상인 경우에는 약물을 사용할 필요가 있다. 피브레이트*fibrate* 계통의 약물(벤조피브레이트, 겜피브로질 등)이 혈청 중성지방 농도를 감소시키는 데 효과가 있지만 주로 신장을 통해 배설되기 때문에 용량을 약 25% 줄여서 사용한다. 부작용으로 근육 장애가 올 수 있다.

고농도의 포도당 투석액은 당을 체내로 많이 흡수시켜 고중성지방혈증을 악화시킬 수 있으므로 복막투석 환자에게는 되도록 사용하지 말아야 한다. 또 혈청 중성지방 농도를 증가시킬 수 있는 약물(β 아드레날린 차단제 등)도 사용하지 말아야 한다. 투석 환자에게는 규칙적인 운동이 혈청 중성지방 농도를 낮추는 동시에 활기를 느끼게 하므로 적극적으로 운동을 하도록 권장한다.

(3) 허혈성 심장질환

투석 환자에게는 허혈성 심장질환이 발생할 수 있는 위험 요소가 많다. 어떤 위험 요소가 있는지 이해하면 허혈성 심장질환을 예방하는 방법을 알 수 있다.

허혈성 심장질환의 위험 요소와 예방 수칙

위험 요소	예방 수칙
고혈압	적극적인 혈압 조절
당뇨병	혈당 조절
흡연	금연

지질대사 이상
  고중성지방혈증
  혈청 고밀도지단백 콜레스테롤 농도 감소
  혈청 저밀도지단백 콜레스테롤 농도 증가
	식사 조절, 약물치료

혈관 석회화	인결합제, 비타민 D, 부갑상샘 절제술
부갑상샘 기능항진증	
칼슘×인 결합체 증가	
고호모시스테인혈증	엽산, 비타민 B_6, 비타민 B_{12}

1) 협심증

협심증은 심장에 분포하는 관상동맥에서 혈액의 흐름이 원활하지 않아 발생하는 허혈성 심장질환의 하나로 주요 증상은 왼쪽 앞가슴에서 느끼는 통증이다.

투석 환자의 협심증에 대한 약물치료는 일반인과 같다. 일반적으로 질산염 nitrates, β 아드레날린 차단제, 칼슘 통로 차단제를 사용한다. 빈혈은 협심증을 악화시킬 수 있으므로 에리트로포에틴을 투여하여 혈색소가 11~12g/dL(적혈구 용적률로는 33~36%) 이상이 되도록 한다.

투석을 하는 동안 협심증이 발생한 경우에는 다음과 같은 조치가 필요하다.

산소 공급
저혈압 동반 시
- 다리를 머리보다 높이 올린다.
- 생리식염수를 조심스럽게 주입한다.

혀 밑에 질산염을 투여한다.
혈류 속도를 줄이고 초미세여과를 중단한다.

---

(4) 심장막염

  심장막염pericarditis은 심장눌림증cardiac tamponade, 부정맥 그리고 심장부전을 일으켜 투석 환자가 사망하게 할 수 있는 심장질환으로 투석 환자의 사망원인 중 3~4%를 차지한다. 투석 환자에게서 발생하는 심장막염의 원인으로 세균이나 바이러스 감염, 부갑상샘 기능항진증, 고요산혈증, 영양 결핍, 단백질 이화작용의 증가 등이 거론되는데, 이러한 원인 중 일부는 부적절한 투석과 관련이 있다.

  심장눌림증의 발생을 예방하는 것이 치료에서 가장 중요하며, 심장막염의 증상이 있으면 투석 횟수를 주당 5~7회로 늘려 투석량을 증가시켜야 한다. 심장을 둘러싸고 있는 주머니에 액(심낭액)이 많아지는 경우에는 수술로 제거해야 하며 응급 상황에서는 심낭천자cardiac puncture를 하는 경우도 있다.

(5) 부정맥

  투석 환자는 심전도에 영향을 주는 전해질의 혈청 농도가 비정상적이거나 투석 중에 전해질의 혈청 농도가 빠르게 변하기 때문에 부정맥이 발생하기가 쉽다. 우선 흡연과 카페인 섭취를 중단하며 때로 약물을 투여하거나 박동조율기pacemaker를 사용한다.

4. 칼슘-인 대사장애

 칼슘-인 대사장애는 투석 환자에게서 흔히 관찰할 수 있으며 임상적으로 신장골형성장애renal osteodystrophy, 심장과 혈관의 석회화, 피부질환을 일으킨다. 칼슘과 인은 투석만으로는 균형을 이룰 수 없기 때문에 이로 인한 장애를 예방하거나 치료하기 위해서 대부분 약물을 사용한다.

(1) 칼슘-인 대사

 신장은 칼슘과 인 사이의 균형을 유지하는 중요한 기관이다. 신장 기능이 정상인 경우 혈청 칼슘과 인 농도는 활성형 비타민 D와 부갑상샘 호르몬parathyroid hormone의 작용으로 균형을 유지한다.
 성상인의 혈청 칼슘 농도는 8.5~10.5mg/dL이다. 칼슘이 과다하게 섭취되면 장에서는 칼슘의 흡수율이 감소하고 신장에서는 칼슘의 배설이 증가하며, 반대로 칼슘 섭취가 적으면 장의 칼슘 흡수율은 증가하고 신장은 칼슘 배설을 감소시켜 혈청 칼슘의 농도를 일정하게 유지한다.
 정상인의 경우 음식물에 포함된 인의 약 30%는 장을 통해, 약 70%는 신장을 통해 배설하여, 섭취되는 인의 양에 상관없이 혈청 인 농도는 보통 2.5~4.5mg/dL 범위 내에서 유지된다.

1) 비타민 D의 작용

비타민 D는 소장, 신장, 부갑상샘 그리고 뼈에 작용하여 칼슘-인 대사에 관여하는 주요 호르몬으로 콜레칼시페롤cholecalciferol이라고도 부른다. 비타민 D가 이러한 기관에서 작용하려면 우선 활성형으로 바뀌어야 한다.

콜레칼시페롤은 음식물 섭취를 통해 얻어지거나 햇빛을 받아 피부에서 만들어지며, 간에서 수산화 작용으로 25-수산화 콜레칼시페롤25-hydroxycholecalciferol이 되고 신장에서 1-α-수산화 효소1-α-hydroxylase로 인한 수산화 작용이 일어나 1,25-이수산화 콜레칼시페롤1,25-dihydroxycholecalciferol이 되는데, 이것이 활성형 비타민 D이며 칼시트리올calcitriol이라고 불린다.

칼시트리올의 주요 작용은 다음과 같다.

- 장에서 칼슘과 인의 흡수를 증가시킨다.
- 신장에서 칼슘과 인의 배설을 억제하는 것으로 추정된다.
- 부갑상샘 호르몬의 생산을 억제한다.
- 부갑상샘 호르몬과 함께 골흡수를 증가시킨다.

칼시트리올은 저인산혈증과 저칼슘혈증의 자극을 받아 작용하며 이로 인해 혈청 칼슘과 인의 농도가 증가하게 된다.

2) 부갑상샘 호르몬의 작용

부갑상샘 호르몬은 뼈와 신장에 작용하여 칼슘-인 대사에 관여하는 주요 호르몬이며, 주로 혈청 칼슘 농도가 감소하거나 혈청 인 농도가 증가하면 분비된다.

부갑상샘 호르몬의 주요 작용은 다음과 같다.

- 골흡수를 증가시켜 혈청 칼슘과 인 농도를 높인다.
- 신장 세뇨관에서 칼슘의 재흡수를 증가시키고 인의 재흡수를 억제한다.
- 칼시트리올의 생산을 증가시켜 장에서 칼슘의 흡수를 증가시킨다.
- 골형성세포의 수와 작용을 증가시켜 골형성을 자극한다.

저칼슘혈증에 반응하여 부갑상샘 호르몬의 생산이 증가되면 혈청 칼슘 농도는 정상치로 회복되고 혈청 인 농도도 정상치를 유지한다. 반대로 고칼슘혈증이 있으면 부갑상샘 호르몬의 생산이 억제되면서 혈청 칼슘 농도가 정상치로 조정되는 과정을 거친다.

(2) 고인산혈증

고인산혈증은 혈청 인 농도가 높은 것을 말한다. 만성신부전 때문에 사구체 여과율이 감소되면 신장을 통한 인의 배설이 줄어들어 혈청 인 농도가 증가한다. 투석 환자의 약 50%에서 고인산혈증을 관찰할 수 있다.

투석 환자에서 고인산혈증은 다음과 같은 작용으로 칼슘-인 대사장애에 관여한다.

- 칼슘과의 상호작용과, 뼈에서 혈액으로의 칼슘 이동을 억제하여 혈청 이온화 칼슘의 농도를 감소시키며 이는 부갑상샘 호르몬의 생산과 분비를 자극한다.
- 부갑상샘 호르몬의 생산과 분비를 직접 자극한다.
- 신장에서 $1-\alpha$-수산화 효소의 작용을 억제하여 칼시트리올의 생산을 감소시킨다.

고인산혈증은 투석 환자의 사망률과 직접적으로 연관되어 있으며 혈청 인 농도가 높을수록 사망률이 증가하는 것으로 알려져 있다.

고인산혈증으로 나타나는 임상 소견은 다음과 같다.

심혈관계 질환
- 관상동맥 석회화
- 심장판막 석회화
- 부정맥
- 심근섬유증

부갑상샘 기능항진증 및 부갑상샘 비대증
신장골형성장애
폐, 신장, 관절 등 연부조직의 석회화
피부질환
- 요독성 칼슘 혈관질환 calcific uremic arteriolopathy

---

(3) 부갑상샘 기능항진증

만성신부전으로 신장 기능이 저하되면 초기부터 신장에서 칼시트리올 생산이 감소한다. 이로 인해 혈청 칼슘 농도가 감소되고 부갑상샘 기능항진증이 발생한다. 신장 기능이 점점 나빠져 사구체 여과율이 20mL/분 이하로 떨어지면 고인산혈증이 발생하여 부갑상샘 기능항진증을 촉진한다. 따라서 투석이 필요한 환자의 대부분은 신부전에 따른 이차성 부갑상샘 기능항진증을 동반한다.

투석 환자에게서 발생하는 부갑상샘 기능항진증의 임상 증상은 지난 30년 사이에 많이 변화하였다. 30여 년 전에는 골통증, 근육통, 근육 위축, 가려움증, 연부조직 석회화, 인대 손상, 요독성 칼슘 혈관질환 그리고 골절 등이 적지 않게 관찰되었으나, 요즘에는 치료제의 발달로 투석 환자의 대부분은 이와 같은 증상을 호소하지 않는다.

부갑상샘 기능항진증의 임상 증상을 호소하는 경우는 대부분 혈청 부갑상샘 호르몬 농도가 높고 생화학적 검사 소견이 비정상인 경우로, 고인산혈증을 방치하고 칼시트리올 치료를 제대로 하지 않았기 때문이다. 이는 만성신부전 초기에 혈청 칼슘과 인 농도를 균형 있게 조절하고 부갑상샘 기능항진증을 예방하는 것이 얼마나 중요한지 알려준다.

(4) 신장골형성장애

뼈는 전형적으로 골형성과 골흡수가 일정하게 교환되면서 형태가 바뀐다. 이러한 골교환에는 여러 가지 호르몬과 사이토카인 $cytokines$이 관여하는데 그 중 부갑상샘 호르몬의 역할이 가장 중요하다.

신장 기능이 저하되면 칼슘-인 내사의 장애로 부갑상샘 기능항진증이 발생하며 부갑상샘 기능항진증은 골질환을 일으키는 중요한 원인이다. 또 알루미늄 중독이나 칼시트리올 과다 사용으로도 골질환이 발생한다. 이와 같이 신장 기능의 저하와 관련하여 만성신부전이나 투석 환자에게 발생하는 모든 종류의 대사성 골질환을 신장골형성장애라고 부른다.

1) 종류

신장골형성장애는 골세포의 작용과 골조직 상태에 따라 크게 세 가지로 분류한다.

① 고교환 골질환

고교환 골질환high-turnover bone disease은 가장 많은 신장골형성장애다. 혈청 부갑상샘 호르몬 농도가 높고 골형성률과 골흡수율이 증가되어 있어 부갑상샘 기능항진 골질환hyperparathyroid bone disease이라고도 한다. 가장 흔한 형태는 낭종섬유성골염osteitis fibrosa cystica으로, 골조직 검사상 골형성세포와 골파괴세포의 수가 늘어나 있는 것이 특징이며 심한 경우에는 골수의 섬유화도 증가한다.

② 저교환 골질환

저교환 골질환low-turnover bone disease은 골형성이 감소된 것이 특징으로, 알루미늄이 침착되어 발생하는 골연화증osteomalacia이 이에 속한다. 골조직 검사상 골형성세포와 골파괴세포 수가 감소되어 있으며 뼈의 전해질화가 부족하여 탈전해질 골조직이 증가한다.

알루미늄 축적으로 인한 저교환 골질환의 원인은 주로 알루미늄이 포함된 인결합제나 투석용 물에 포함되어 있는 알루미늄이다. 예전에는 많이 관찰되었으나 최근에는 주로 사용하는 인결합제에 알루미늄이 포함되어 있지 않으며 수질도 향상되어 비교적 드물게 발생하는 편이다.

최근에는 알루미늄과 관계없이 골형성이 감소되는 저교환 골질환이 증가하고 있는데, 이를 무활동성 또는 무형성 골질환adynamic or aplastic bone disease이라고 부른다. 골조직 검사상 골형성세포와 골파괴세포 수가 감소된 것은 골연화증과 비슷하지만 탈전해질 골조직은 증가되어 있지 않다. 발생기전은 아직 밝혀지지 않았으며 칼시트리올 치료 때문에 부갑상샘 호르몬의 생산이 과도하게 억제될 때도 발생한다. 저교환 골질환의 혈청 부갑상샘 호르몬 농도는 일반적으로 150pg/mL 이하이다.

③ 혼합형 골질환

혼합형 골질환은 고교환 골질환과 저교환 골질환의 양상이 모두 나타나는 경우이다. 임상 소견과 혈청 부갑상샘 호르몬 농도는 골교환의 정도에 따라 다르게 나타난다.

2) 검사 및 진단

① 혈청 부갑상샘 호르몬 농도

혈청 부갑상샘 호르몬 농도는 고교환 골질환과 저교환 골질환을 감별진단하는 데 가장 기본적인 기준이다. 혈청 부갑상샘 호르몬 농도의 정상치는 10~65pg/mL이다. 혈청 부갑상샘 호르몬 농도가 250~300pg/mL 이상이면 부갑상샘 기능항진증이 있음을 암시한다. 알루미늄의 축적은 부갑상샘 기능항진증을 억제하는 경향이 있으므로 알루미늄과 관련한 골질환의 혈청 부갑상샘 호르몬 농도는 정상이거나 약간 증가한다.

② 혈청 알칼리성 인산분해효소 농도

알칼리성 인산분해효소 alkaline phosphatase는 골형성세포에서 생성되기 때문에 골대사가 증가하면 혈청 알칼리성 인산분해효소 농도도 높아진다. 혈청 알칼리성 인산분해효소 농도는 특히 고교환 골질환일 때 높아지며 저교환 골질환일 때는 정상인 경우가 많다. 그러나 알칼리성 인산분해효소는 뼈 외에도 간장, 소장 및 대장 그리고 신장에서도 생성되므로 혈청 농도를 해석할 때는 주의해야 한다. 한편 뼈에서 생성된 알칼리성 인산분해효소와 부갑상샘 호르몬의 혈청 농도가 동시에 낮으면 무활동성 골질환일 가능성이 높다.

③ 혈청 칼슘 농도

일반적으로 고교환 골질환과 저교환 골질환에서 혈청 칼슘 농도는 정상이거나 약간 낮다. 부갑상샘의 기능이 많이 항진되어 있으면 고칼슘혈증이 생길 수 있으나 아주 드물다. 오히려 부갑상샘 기능항진증의 치료를 위해 칼슘이나 칼시트리올을 투여할 때 고칼슘혈증이 나타날 수 있으므로, 이러한 약물을 투여할 경우에는 혈청 칼슘 농도를 주기적으로 검사해야 한다.

④ 혈청 인 농도

투석 환자의 혈청 인 농도는 골질환의 종류와 상관없이 대부분 높다. 혈청 인과 부갑상샘 호르몬 농도 사이에 연관성이 있기는 하나, 혈청 인 농도가 부갑상샘 기능항진증의 정도를 반영하지는 않는다.

⑤ 혈청 칼슘×인 결합체

혈청 칼슘과 인 농도를 곱하여 구하며 $65(mg/dL)^2$ 이상인 경우에는 연부조직과 혈관 석회화의 가능성이 높고 그 수치가 클수록 합병증 발생률과 사망률이 증가하는 것으로 알려져 있다.

⑥ 혈청 알루미늄 농도

알루미늄은 자연계의 도처에 존재하고 있기 때문에 혈청 알루미늄 농도를 측정하기 위해 혈액을 채취할 때는 혈액이 오염되지 않도록 주의해야 한다. 최근에는 인결합제로 알루미늄이 포함된 약물을 많이 사용하지 않기 때문에 일률적으로 모든 투석 환자의 혈청 알루미늄 농도를 측정하지 않아도 된다. 하지만 여전히 정수과정에서 물이 오염될 가능성이 있으므로 알루미늄으로 인한 중독이 발생할 수 있음을 항상 생각해야 한다.

특히 알루미늄 중독이 의심되는 신경학적 이상 소견이 있는 경우에는 혈청 알루미늄 농도를 즉시 측정해야 한다. 또한 혈청 부갑상샘 호르몬 농도가 낮고 설명하기 어려운 고칼슘혈증이 있는 경우, 에리트로포에틴을 투여받는 환자가 빈혈이 개선되지 않고 혈청 부갑상샘 호르몬 농도가 200pg/mL 이하인 경우에는 알루미늄 중독 가능성을 의심해 보아야 한다.

알루미늄 중독을 의심할 수 있는 혈청 알루미늄 농도의 범위는 넓다. 투석 환자의 혈청 알루미늄 농도가 30μg/L 이상이면 알루미늄 중독을 의심해 보고, 진단을 위해서 데페록사민 deferoxamine 검사를 해야 한다. 데페록사민은 체내에 있는 알루미늄을 제거하는 킬레이트 물질 chelating compound로, 알루미늄으로 인한 골질환의 진단과 치료에 사용되고 있다.

⑦ 방사선 검사

일반적으로 경미한 골질환은 방사선 검사에서 특이한 이상 소견이 나다나지 않는다. 그러나 부갑상샘 기능항진증이 심하면 방사선 검사에서 이상 소견이 쉽게 관찰된다. 낭종섬유성골염의 특징적인 소견은 골막 아래 부위에서의 골흡수로, 두 번째와 세 번째 손가락의 요골 측면에서 잘 볼 수 있다. 알루미늄 중독으로 인한 골연화증인 경우에는 방사선 검사로 늑골 골절이 잘 나타난다.

⑧ 골조직 검사

골조직 검사는 투석 환자 골질환의 특징을 감별하는 데 필수적이다. 골형성세포와 골파괴세포의 수 그리고 골섬유화 등을 파악할 수 있고, 테트라사이클린을 이용하면 골형성률도 알 수 있다. 그러나 큰 바늘을 직접 뼈에 찔러야 하기 때문에 일반적으로 다음과 같은 경우에만 시행한다.

- 뼈에 축적된 알루미늄의 양을 평가할 필요가 있을 때
- 고칼슘혈증의 원인을 확인할 필요가 있을 때
- 부갑상샘 절제술을 시행하기 전에 골질환을 확인하기 위해서
- 골통증이 있는데, 다른 검사로 진단할 수 없을 때

3) 고교환 골질환의 치료와 예방

고교환 골질환의 특징은 부갑상샘 기능항진증이다. 부갑상샘 기능항진증의 일차적 원인은 저칼슘혈증, 고인산혈증, 칼시트리올 결핍이기 때문에, 고교환 골질환을 치료하기 위해서는 칼슘의 보충, 혈청 인 농도의 조절, 칼시트리올 치료가 필요하며 때로는 부갑상샘 절제술을 해야 한다.

① 칼슘의 보충

투석 환자에게 발생하는 부갑상샘 기능항진증의 원인은 칼시트리올 부족에 따른 저칼슘혈증이다. 따라서 부갑상샘 기능항진증을 예방하거나 치료하려면 혈청 칼슘 농도를 정상 범위(8.5~10.5mg/dL)로 유지해야 하는데, 음식물에 포함된 칼슘만으로는 이 농도를 유지할 수 없다.

투석 환자에게 칼슘을 보충하기 위해 일반적으로 사용되는 칼슘제제는 혈청 부갑상샘 호르몬 농도를 낮추는 작용을 하나, 혈청 인 농도가 높은 경우에는 칼슘×인 결합체를 증가시켜 혈관과 심장의 석회화를 초래할 수 있다. 따라서 고인산혈증이 있는 경우에는 혈청 인 농도를 우선 조절하고 칼슘×인 결합체가 65(mg/dL)^{2}를 넘지 않도록 감시해야 한다. 특히 부갑상샘 기능항진증을 치료하기 위해 칼시트리올을 사용할 때는 혈청 칼슘과 인 농도가 증가할 위험성이 더욱 높아지므로 주의해야 한다.

칼슘제제는 장에서 음식물의 인과 결합하여 인의 흡수를 감소시키는 작용을 하기 때문에 인결합제의 역할도 한다. 식사 중이나 식사 후 곧바로 칼슘제제를 복용하면 주로 인결합제로 작용해 칼슘 흡수가 줄어든다. 따라서 저칼슘혈증 치료를 위해 칼슘 흡수만을 증가시키는 것이 목적이라면 식사 사이나 취침 전에 칼슘제제를 복용하는 것이 바람직하다.

② 혈청 인 농도의 조절

고인산혈증은 부갑상샘 기능항진증을 악화시키고 부갑상샘에서 칼시트리올 치료에 대한 저항성을 일으키기 때문에, 혈청 인 농도를 정상 범위로 유지하는 것이 매우 중요하다.

a. 식사 조절

혈청 인 농도가 증가하는 가장 중요한 원인은 인이 많이 포함되어 있는 음식물을 섭취하는 것이다. 인이 많이 포함된 음식물은 유제품, 고기류, 건과류로 이러한 음식물의 섭취를 제한하는 식단이 필요하다. 그러나 이 음시물에는 단백질도 많이 포함되어 있기 때문에 식사 처방으로 인의 섭취를 줄이면 단백질 결핍을 유발할 수 있다. 투석 환자가 단백질 결핍을 피하면서 음식물을 섭취할 때 1일 인의 섭취량은 최소한 800mg이다. 그러므로 식사 조절만으로 혈청 인 농도를 정상치로 유지하기가 쉽지 않다.

b. 투석을 통한 조절

혈액투석의 경우 인은 일반적으로 1회당 약 800mg이 제거된다. 투석을 주 3회 하면 1주에 약 2,400mg의 인이 제거되는 것이다. 따라서 단백질이 적절하게 포함된 식사를 하는 경우 일반적인 혈액투석만으로는 음식물을 통해 섭취된 인을 충분히 제거할 수 없다. 투석량이 많을수록 인의 제거량이 늘어나며 반대로 투석이 불충분하면 혈청 인 농도가 높아진다. 매일 혈액투석을 하면 혈청 인 농도를 더 효과적으로 조절할 수 있다는 보고가 있다.

c. 인결합제의 사용

투석 환자가 1일 800mg의 인을 섭취하면 혈액투석만으로 인을 충분히 제거할 수 없다. 따라서 혈청 인 농도를 적절하게 유지하려면 거의 모든 환자에게 인결합제가 추가로 필요하다.

인결합제의 종류
- 칼슘제제
- 알루미늄제제
- 염산 세벨라머
- 혼합제제

- 칼슘제제

칼슘제제는 일차적으로 사용하는 인결합제로 칼슘을 보충하는 역할도 한다. 칼슘제제가 음식물의 인과 결합하여 장에서 인이 흡수되는 것을 최소화하려면, 식사와 동시에 또는 식후 즉시 칼슘제제를 투여해야 한다.

현재 가장 많이 사용하는 칼슘제제는 인산칼슘과 탄산칼슘이다. 필요한 용량은 환자마다 다르다. 칼시트리올을 함께 복용하거나 칼슘제제를 공복 시에 복용하는 경우에는 고칼슘혈증의 위험성이 높아지므로 칼슘제제를 처음 사용하거나 약물을 바꾼 경우에는 혈청 칼슘 농도를 측정하여 감시해야 한다. 칼슘제제의 부작용은 위장장애이다.

• 알루미늄제제

알루미늄제제는 매우 효과적인 인결합제로 1980년 중반까지는 많이 사용했으나, 최근에는 알루미늄 중독의 위험 때문에 일차약으로는 사용하지 않는다. 그러나 부갑상샘 기능항진증이 심하고 칼슘×인 결합체가 높은 상황에서 고인산혈증을 치료하기 위해 알루미늄제제를 짧은 기간 동안 사용할 수 있다. 이때 부갑상샘 기능항진증을 치료하기 위한 칼시트리올 치료는 혈청 인 농도가 조절될 때까지 금지해야 하며, 혈청 인 농도가 어느 정도 조절되면 알루미늄제제를 가능한 한 빨리 칼슘제제로 바꿔야 한다. 최근에는 알루미늄제제 대신에 염산 세벨라머를 사용할 수 있다. 알루미늄제제의 흔한 부작용은 변비이다.

• 염산 세벨라머

염산 세벨라머 sevelamer hydrochloride는 칼슘, 알루미늄이나 마그네슘을 포함하지 않은 새로운 인결합제이다. 장에서 흡수되지 않으며 이온교환과 수소결합을 통해 인의 음이온과 결합하는 양이온 중합체이다.

염산 세벨라머는 혈청 인 농도를 적절히 조절할 수 있으며 칼슘제제로 생길 수 있는 고칼슘혈증의 위험성을 감소시키고 칼슘×인 결합체의 증가에 따른 석회화의 발생을 줄이는 것으로 알려져 있다. 따라서 염산 세벨라머를 사용하면 고칼슘혈증의 발생이 줄어 부갑상샘 기능항진증 치료를 위해 칼시트리올을 보다 쉽게 사용할 수 있다.

• 혼합제제

칼슘, 알루미늄, 마그네슘이 포함된 혼합물이며 고마그네슘혈증이 발생할 위험이 있어 인결합제로는 거의 사용하지 않는다.

③ 칼시트리올 치료

칼시트리올은 장에서 칼슘의 흡수를 증가시켜 혈청 칼슘 농도를 높이고 부갑상샘에서 직접 부갑상샘 호르몬의 생산과 분비를 억제하며 칼슘에 대한 민감도를 높여 혈청 부갑상샘 호르몬 농도를 낮춘다. 따라서 칼시트리올은 투석 환자의 부갑상샘 기능항진증의 치료에 매우 유용하다.

칼시트리올은 일반적으로 혈청 칼슘 농도가 9mg/dL 이하일 때 또는 혈청 부갑상샘 호르몬 농도가 250pg/mL 이상일 때 투여를 시작한다. 투석을 처음 시작하는 환자나 투석 전 만성신부전 환자에게 투여할 수 있지만, 부작용으로 고칼슘혈증과 칼슘×인 결합체의 증가를 일으킬 수 있으므로 신중히 투여해야 하며, 고인산혈증이 있는 경우에는 칼시트리올 치료 전에 고인산혈증을 먼저 치료해야 한다.

비타민 D 치료 시에는 일반적으로 활성형인 칼시트리올을 사용하지만 간에 장애가 없으면 1-α-수산화 콜레칼시페롤을 사용하기도 한다.

a. 투여 방법

칼시트리올은 혈액투석 때마다 정맥주사로 투여하거나, 매일 또는 2, 3일에 1회씩 경구로 투여할 수 있다. 두 방법 모두 혈청 부갑상샘 호르몬 농도를 의미 있게 낮추는데, 정맥주사 방법이 환자 순응도가 높고 부갑상샘 호르몬 분비를 더 효과적으로 억제하며 비대해진 부갑상샘을 위축시키는 것으로 알려져 있다. 그러나 복막투석 환자는 정맥주사 투여가 어렵기 때문에 우선 경구로 투여한다.

칼시트리올의 경구 투여 용량은 일반적으로 1일 0.25~0.5μg이다. 1회 0.5~3μg을 주 2, 3회 간헐적으로 사용할 수 있으며 횟수와 용량은 환자에 맞게 조정한다. 정맥주사 투여 용량은 환자의 혈청 부갑상샘 호르몬 농도에 따라 달라지며 혈액투석을 할 때마다 0.5~6μg을 투여한다.

b. 부작용

투석 환자의 뼈는 부갑상샘 호르몬에 대한 저항성이 있기 때문에 혈청 부갑상샘 호르몬 농도가 높지 않으면 골형성을 정상적으로 유지하기가 어렵다. 즉 칼시트리올 치료로 혈청 부갑상샘 호르몬 농도를 정상치까지 낮추면 무활동성 골질환이 발생할 수 있다. 따라서 칼시트리올 치료를 하는 경우 목표 혈청 부갑상샘 호르몬 농도는 일반적으로 150~200pg/mL이다.

칼시트리올은 장에서 인의 흡수를 증가시켜 고인산혈증을 일으키거나 악화시킬 수 있다. 또 칼슘제제와 함께 사용할 때 고칼슘혈증을 빈번하게 일으킨다. 즉 칼시트리올 치료 때문에 혈청 칼슘과 인 농도가 함께 증가하면 심장이나 혈관 석회화를 촉진할 수 있다. 칼시트리올을 투여하여 고칼슘혈증이 발생했을 경우, 알루미늄과 연관된 골질환이 없으면 계속 사용할 수는 있으나 용량을 줄이거나 투석액의 칼슘 농도를 낮춰야 한다.

최근에는 부갑상샘 호르몬의 생산과 분비는 억제하면서 장과 뼈에서는 작용하지 않아 고칼슘혈증과 고인산혈증을 일으키지 않는 새로운 비타민 D 제제가 개발되었다. 대표적인 비타민 D 제제로 파리칼시톨 *paricalcitol*, 22-옥사칼시트리올 *22-oxacalcitriol*, 독세르칼시페롤 *doxercalciferol* 등이 있으나 그 효과는 더 많은 연구 결과가 발표되어야 정확히 알 수 있다.

④ 부갑상샘 절제술

고용량의 칼시트리올 치료에도 불구하고 부갑상샘 기능항진증이 개선되지 않으면 부갑상샘을 제거해야 한다. 치료에 반응하지 않는 부갑상샘 기능항진증에 대해 내과 치료를 계속하면 연부조직 석회화의 위험성이 높아지기 때문이다.

일반적으로 부갑상샘 절제술이 필요한 경우는 다음과 같다.

- 칼시트리올 치료 및 혈청 인 농도의 조절 등 내과 치료에도 불구하고 낭종섬유성골염의 증상이 심할 때
- 특별한 원인이 없이 지속되는 고칼슘혈증이 있을 때
- 부갑상샘 기능항진증이 있으며 치료에 반응하지 않는 심한 가려움증이 있을 때
- 혈청 인 농도를 조절하는 노력에도 불구하고 심한 연부조직 석회화가 있을 때
- 부갑상샘 기능항진증이 있으며 원인을 모르게 커지는 피부궤양이 있을 때
- 관절염과 자연 인대 파열이 있을 때

a. 수술 방법

부갑상샘은 목의 앞부분에 위치한 갑상샘의 주위에 있는 작은 기관이다. 주로 4개로 구성되어 있으나 3개, 5개 또는 6개인 경우도 있다. 수술 전에 핵의학 검사나 초음파를 이용하여 부갑상샘의 위치를 정확히 파악하고 수술 중에도 부갑상샘의 존재를 주의 깊게 확인해야 한다.

수술 방법으로는 부분총 부갑상샘 절제술*subtotal parathyroidectomy*, 총 부갑상샘 절제술*total parathyroidectomy*, 총 부갑상샘 절제술과 자가이식 *total parathyroidectomy with autotransplantation* 등이 있다. 이 중 부분총 부갑상샘 절제술이 가장 많이 시행되는 수술법으로 부갑상샘 3개를 절제하고 나머지 1개는 75%만을 제거하는 것이다.

b. 합병증

부갑상샘 절제술 후에는 저칼슘혈증이 발생할 수 있다. 따라서 혈청 칼

슘 농도를 적절히 유지하기 위해 칼슘과 칼시트리올을 투여해야 한다. 또 수술 후에는 체내에 알루미늄이 축적될 위험이 높아지므로 알루미늄에 노출되지 않도록 주의한다.

⑤ 고교환 골질환의 예방

고교환 골질환을 예방하려면 부갑상샘 기능항진증을 미리 방지해야 한다. 투석 전 만성신부전 초기부터 인의 섭취를 알맞게 제한하는 식사를 하고 인결합제와 비타민 D를 적절하게 복용한다.

4) 저교환 골질환의 치료와 예방

알루미늄 중독으로 인한 저교환 골질환은 원인 치료를 해야 하며, 그 외의 경우에는 특별한 치료 방법이 없으므로 예방을 위해 칼시트리올을 과다하게 사용하지 말아야 한다.

알루미늄 축적으로 인한 골질환은 우선 알루미늄이 포함된 인결합제의 사용을 중단하고 칼슘제제 등 다른 인결합제로 대체한다. 알루미늄 중독이 있으면 고칼슘혈증이 발생할 위험이 증가하므로 칼시트리올 치료를 중단하고 투석액의 칼슘 농도를 낮추거나 인결합제로 염산 세벨라머의 사용을 검토한다. 또한 영양 보충을 위해 사용하는 수액제에 알루미늄이 포함되어 있는지도 확인한다.

데페록사민은 알루미늄 중독으로 인한 저교환 골질환이 임상적으로 의심되거나 골조직 검사로 증명된 경우 치료제로 사용된다. 임상적으로 알루미늄 중독이 의심되는 빈혈이나 신경학적 이상 소견이 있으면서 데페록사민 검사로 혈청 알루미늄 농도가 50μg/L 이상이면 데페록사민 치료의 대상이다. 알루미늄 중독을 의심할 만한 임상 증상이 없는 경우에는, 데페록사민 검사로 혈청 알루미늄 농도가 50μg/L 이상이고 혈청 부갑상샘 호르몬 농도가 150pg/mL 이하이면 골조직 검사로 확인한 후 데페록사민 치료를 한다.

(5) 심장 또는 혈관 석회화

부갑상샘 기능항진증 때문에 혈청 칼슘×인 결합체가 증가하여 관상동맥, 심장판막 그리고 심근 등에 석회화가 생기는 것이다. 심장 또는 혈관의 석회화가 진행되면 관상동맥에 동맥경화가 발생할 위험성이 커지며 심혈관계 질환으로 인한 사망과 밀접한 연관성이 있다.

일반적으로 칼슘×인 결합체가 $65(mg/dL)^2$ 이상일 때 심장 석회화가 생길 위험성이 높다. 칼슘×인 결합체의 증가는 고인산혈증이 있는 상황에서 칼슘제제와 칼시트리올을 같이 사용할 때 잘 발생하므로, 이러한 약물을 사용할 때는 혈청 칼슘과 인 농도를 주기적으로 측정해야 한다.

최근에는 전자파 컴퓨터 단층촬영술 electron-beam computed tomography 로 칼슘 점수 calcium score를 측정하여 심장 및 혈관 석회화를 진단한다.

(6) 요독성 칼슘 혈관질환

요독성 칼슘 혈관질환은 피하조직의 석회화로 조직과 혈관이 괴사하고 피부궤양이 생기는 것을 말한다. 피부 병변은 표면에 보라색 결절 violaceous nodule이 있고 그물울혈반livedo reticularis을 보이는 것이 특징이며, 진행되면 괴사성 궤양을 일으키고 결국에는 괴저gangrene를 형성한다. 조직검사에서는 전형적으로 작은 동맥에 칼슘이 침착되고 지방 괴사가 나타난다.

요독성 칼슘 혈관질환은 비교적 드문 질환이지만, 패혈증과 허혈성 질환 등의 합병증으로 사망률이 높다. 주로 다리와 엉덩이에 생기지만 손, 복부에도 발생하는 것으로 보고되고 있다.

요독성 칼슘 혈관질환의 발생기전은 아직 확실하게 알려져 있지 않다. 고인산혈증, 칼슘×인 결합체의 증가 그리고 부갑상샘 기능항진증과 관련이 있지만 인과관계가 꼭 성립하지는 않는다.

치료는 칼슘×인 결합체를 정상치로 낮추는 것이 가장 중요하다. 고인산혈증을 치료해야 하며, 체내 칼슘의 축적을 줄이기 위하여 칼슘을 포함하는 인결합제의 사용을 금지하고 투석액의 칼슘 농도를 낮춰야 한다. 패혈증을 예방하기 위해서는 상처를 적극적으로 치료하고 괴사조직을 제거하며 항생제를 사용한다. 부갑상샘 호르몬 혈청 농도가 높은 경우에는 부갑상샘 절제술이 필요하며, 혈청 농도가 낮은 경우 고압산소 치료로 회복되었다는 보고가 있다.

요독성 칼슘 혈관질환을 예방하기 위해서는 위험 요소를 최소화하는 것이 중요하다.

(7) 칼슘-인 대사장애 치료 목표의 변화

투석 환자의 칼슘-인 대사장애를 치료 또는 예방하기 위해서는 혈청 인, 칼슘, 칼슘×인 결합체와 부갑상샘 호르몬 농도를 적절하게 유지해야 한다. 예전에는 신장골형성장애가 칼슘-인 대사장애의 대부분을 차지했기 때문에 치료의 주요 목표가 골질환 치료였다. 그러나 최근에 투석 환자 사망의 가장 큰 원인인 심혈관계 질환의 주요 원인 가운데 하나로 칼슘-인 대사장애가 지목되면서 치료 목표가 바뀌고 있다.

심장과 혈관의 석회화를 예방하려면 고인산혈증을 치료해야 하며 치료의 부작용으로 발생할 수 있는 고칼슘혈증을 예방하고 칼슘×인 결합체도 엄격하게 조절해야 한다. 혈청 인 농도의 목표 상한치는 5.5mg/dL, 혈청 칼슘 농도의 목표 상한치는 10.5mg/dL, 칼슘×인 결합체는 예전 기준인 65(mg/dL)^{2}보다 더 낮은 55(mg/dL)^2 이하로 조절하도록 권고하고 있다.

부갑상샘 호르몬이 심혈관계 질환에 미치는 영향을 고려하여 혈청 부갑상샘 호르몬 농도의 목표치도 바뀌어야 한다. 일반적으로 부갑상샘 기능항진증으로 인한 낭종섬유성골염을 치료 또는 예방하고, 비타민 D의 과도한 투여에 따라 발생할 수 있는 무활동성 골질환을 예방하려면 혈청 부갑상샘 호르몬 농도가 정상 범위(10~65pg/mL) 상한치의 3~4배가 되어야 한다고 알려져 있다. 그러나 이 농도에서 부갑상샘 호르몬이 심장과 혈관의 석회화를 막을 수 있는지에 대해서는 아직 확실하지 않다.

일부에서는 심장의 생리적 작용에 알맞은 혈청 부갑상샘 호르몬 농도는 60pg/mL라고 보고하고 있다. 이에 대해서는 좀더 많은 연구가 필요하기는 하나, 심혈관계 합병증을 예방하려면 혈청 부갑상샘 호르몬 농도를 높지 않게 유지해야 한다. 따라서 혈청 부갑상샘 호르몬 농도는 무활동성 골질환의 발생을 최소화하면서 심혈관계 합병증을 예방할 수 있는 범위에서 유지해야 한다. 최근에는 무활동성 골질환에 대한 임상 소견이 없는 한 혈청 부갑상샘 호르몬 농도는 100~200pg/mL로 유지하는 것이 바람직한 것으로 알려져 있다.

투석 환자의 칼슘-인 대사장애의 치료 목표 수정안

- 칼슘×인 결합체 : 55$(mg/dL)^2$ 이하
- 혈청 인 농도 : 2.5~5.5mg/dL
- 혈청 칼슘 농도 : 10.5mg/dL 이하
- 혈청 부갑상샘 호르몬 농도 : 100~200pg/mL

* Modified from Block GA, Port FK: Re-evaluation of risks associated with hyperphosphatemia and hyper-parathyroidism in dialysis patients: recommendations for a change in management. Am J Kidney Dis 35:1234, 2000

5. 영양

만성신부전에서는 요독증 때문에 영양실조가 발생할 위험성이 높다. 사구체 여과율이 30mL/분 이하가 되면 식욕이 감소하는데 신장 기능이 저하될수록 식욕은 더욱 떨어진다. 따라서 말기 신부전으로 투석을 시작하는 환자에게 영양실조가 있을 가능성이 매우 높다.

영양 상태가 투석 환자의 치료 결과에 미치는 영향은 크다. 영양실조가 있는 투석 환자는 심혈관계 질환의 위험이 높다는 보고도 있다. 또한 투석 환자가 재활하기 위해서는 기본적으로 영양 상태가 양호해야 한다. 그러므로 투석 환자가 생존율을 높이고 투석 생활을 원만하게 하기 위해서는 영양 관리를 철저히 해야 한다.

투석 환자의 영양 상태는 투석 전 만성신부전 단계에서의 영양 상태의 영향을 크게 받는다. 투석을 하기 전에 영양 상태가 좋지 않은 경우에는 투석이 시작되면서 영양실조가 발생할 가능성이 크고, 반대로 투석 전에 영양 상태가 양호한 경우에는 투석 생활을 하면서도 계속 건강을 유지할 가능성이 높다. 따라서 투석을 하기 전부터 영양 상태를 잘 관리해야 한다.

(1) 영양실조의 원인

투석 환자에게 발생하는 영양실조의 원인은 다음과 같다.

---

1. 영양분 섭취의 부족
    - 요독증으로 인한 식욕 감소
    - 입맛의 변화
    - 식사의 제한
    - 당뇨병 등 동반 질환
    - 인결합제, 철분제 등 위장장애를 일으키는 약물의 복용
    - 복막투석액에 포함된 포도당 흡수에 따른 식욕 감소
    - 우울증 등 정서적 장애

2. 영양분 손실의 증가
    - 투석 중 영양분 손실
      혈액투석 : 아미노산 6~8g/회(고유량 투석기 사용 시 심해짐)
      복막투석 : 단백질 8~10g/일(복막염 발생 시 심해짐)
    - 위장출혈

- 투석으로 인한 혈액 손실
- 잦은 혈액검사

3. 단백질 이화작용의 증가
- 동반 질환
- 대사산증
- 생체 부적합성 투석막의 사용
- 부갑상샘 호르몬 등이 일으키는 이화작용

(2) 영양 상태의 평가

영양실조를 예방하고 치료하기 위해서는 영양 상태를 주기적으로 평가해야 한다. 영양 상태를 평가하는 방법은 여러 가지가 있으나 정확하게 반영하는 유일한 방법은 없기 때문에 여러 방법들을 종합하여 환자의 영양 상태를 파악한다.

1) 영양에 대한 병력

투석 환자의 영양 상태를 평가하기 위해서는 우선 환자의 식사에 관한 병력을 자세히 채취한다. 오심이나 구토 등의 증상이 있는지, 최근에 체중의 변화가 있는지 면담을 통해서 파악하고, 특별한 증상이 있으면 그 원인이 무엇인지를 확인한다. 환자가 복용하는 약물이 환자의 증상에 영향을 미쳤는지도 파악한다.

2) 음식물 섭취량 평가

환자의 영양 상태를 파악하기 위해서는 음식물 섭취에 대한 평가가 필요하다. 음식물 섭취를 평가할 때는 환자의 음식물 섭취 기록을 이용하며 단백질 섭취를 평가할 때는 요소질소 배출량urea nitrogen appearance; UNA을 이용한다.

음식물 섭취 기록은 영양사가 환자에게 단백질, 지방, 탄수화물 섭취량을 기록하도록 교육해서 음식물 섭취에 대한 정보를 얻는 방법이다. 요소질소 배출량은 체내에서 이화작용이 일어나지 않는 안정된 환자의 경우 단백질 섭취량을 반영하므로 이용할 수 있다. 즉 질소는 대부분 단백질 섭취로 얻어지며 요소는 단백질 이화작용의 최종 산물이기 때문이다. 따라서 요소질소 배출량은 체내 단백질 동화 또는 이화작용이 있는 경우에는 적용할 수 없다.

① 요소질소 배출량

요소질소 배출량은 정해진 시간 동안 몸에서 제거되는 모든 요소질소의 총합으로 계산한다. 복막투석에서는 투석액과 소변을 통해 배출된 요소질소량을 측정해서 구하며, 혈액투석에서는 다음과 같은 방법으로 구한다.

요소질소 배출량(g/일)
= 소변 내 요소질소량(g/일) + 체내 요소질소 변화량(g/일)

체내 요소질소 변화량
= {(다음 투석 전 BUN − 투석 후 BUN) × (0.6 × 투석 후 체중) +
 (다음 투석 전 체중 − 투석 후 체중) × 다음 투석 전 BUN} ÷ 투석 간 시간

*BUN(blood urea nitrogen) : 혈액 요소 농도

요소질소 배출량은 혈액투석에서 투석 전 혈액 요소 농도, Kt/V 그리고 잔여신기능을 이용하여 구할 수 있으며, 혈액투석과 복막투석 시에 사용한 투석액을 1주일 동안 모아서 요소질소량을 측정해 구할 수도 있다.

② PNA

복막투석의 경우에는 단백질이 투석액이나 소변을 통해서도 의미 있게 배출되기 때문에 요소질소 배출량만으로는 단백질 섭취량을 반영할 수 없다. 이에 단백질 섭취량을 사정하기 위한 방법으로 PNA(protein equivalent of total nitrogen appearance)의 개념이 도입되었다. PNA는 UNA와 마찬가지로, 임상적으로 안정된 상태에서 요소질소와 단백질 배출량의 합은 단백질 섭취량을 반영한다는 이론을 근거로 영양 상태를 평가하는 데 이용되고 있다.

단백질에는 질소가 16%로 일정하게 포함되어 있기 때문에 PNA는 UNA를 이용하여 구하거나, 투석액과 소변을 24시간 동안 모아서 측정할 수 있다. 요소질소와 단백질 배출량으로부터 PNA를 구하는 공식은 여러 가지지만, 베리스트룀Bergström 공식이 가장 정확한 것으로 알려져 있다.

| Bergström 공식 |

PNA(g/일) = 20.1 + 7.5 × UNA(g/일)

  * 투석액 단백질 손실량을 모를 때

PNA(g/일) = 15.1 + 6.95 × UNA(g/일) + 투석액 단백질 손실량(g/일)

단백질 필요량은 지방과 부종이 없는 체질량에 따라 결정되므로 PNA를 계산할 때는 환자의 체중을 고려해야 한다. 이를 normalized PNA(nPNA)

라고 하며 단위는 g/kg(체중)/일이다. 그러나 체중을 표준화할 수 있는 일반적인 방법은 없다. 과거에는 환자의 실제 체중을 이용했는데 마른 환자는 nPNA가 높게 나오고 뚱뚱한 환자는 nPNA가 낮게 나왔기 때문에 해석하기가 어려웠다. 그래서 최근에는 환자의 성별, 나이 그리고 키를 기준으로 하는 표준체중을 이용하거나 요소 분포 공간으로 구한 체중, 즉 $V_{요소}$/0.58을 이용한다. 이때 $V_{요소}$는 왓슨 공식으로 구할 수 있다. nPNA에 대한 해석을 정확하게 하려면 어떤 체중을 이용했는가에 대한 설명이 있어야 한다.

nPNA의 임상적 의미에 대해서는 논란이 있다. 일반적으로 nPNA가 낮으면 단백질 섭취량이 적은 것을 의미하므로 임상 결과가 나쁘다. 그러나 체내 단백질 동화작용이 많은 경우에도 nPNA가 낮으므로 해석할 때 주의해야 한다. 마찬가지로 nPNA가 높으면 단백질 섭취량이 많은 것을 의미할 수도 있지만, 체내 단백질 이화작용이 높을 수도 있다는 것을 고려해야 한다. 그럼에도 불구하고 nPNA는 투석 환자의 단백질 섭취량을 평가하는 유용한 방법으로 이용되고 있다. nPNA는 영양 상태를 평가하는 유일한 방법으로 사용하는 것보다 다른 방법과 함께 사용하는 것이 바람직하다.

NKF-K/DOQI 임상시행지침에서는 복막투석 환자가 영양실조에 걸리지 않기 위해서는 nPNA가 0.9g/kg/일 이상이어야 한다고 설명하고 있다. nPNA 0.9g/kg/일은 안정된 복막투석 환자에게 필요한 1일 단백질 섭취량 1.2~1.3g/kg을 유지하기 위한 최소한의 양으로 해석되기 때문이다.

3) 신체검사

투석 환자의 영양 상태는 신체검사를 통해서 평가할 수 있다. 실제 체중을 이상 체중과 비교하고 환자의 점막, 머리카락, 피부 상태를 관찰하여 평가할 수 있다. 그러나 체내 지방과 단백질 상태를 정확하게 평가하기 위해서는 인체계측법을 이용한다.

- 인체계측법

인체계측법 anthropometry은 체내 지방과 근육 상태를 파악하기 위해 신체의 일부를 계측하는 것으로, 평상시 체중의 백분율, 표준체중의 백분율, 체질량지수 body mass index; BMI, 피부주름 두께 skinfold thickness 그리고 중간팔 근육 둘레 mid-arm muscle circumference; MAMC 등이 포함된다.

피부주름 두께는 체내 지방 상태를 반영하는데 투석 환자의 경우 주로 혈관접속로가 없는 팔의 이두근이나 삼두근에서 측정한다. 중간팔 근육 둘레는 체내 근육량을 평가하는 데 사용된다. 피부주름 두께와 중간팔 근육 둘레 측정치가 영양 상태가 좋은 투석 환자에게 측정한 기준치와 비교하여 25% 이하이면 영양실조의 위험이 있는 것으로 판단한다.

4) 전기저항 측정법

전기저항 측정법 bioimpedence은 전기의 저항성을 측정하여 체내 지방, 수분, 비지방조직을 평가하는 방법으로 bioelectric impedence analysis (BIA)라고도 한다.

5) 이중에너지 X선 흡수계측법

이중에너지 X선 흡수계측법dual energy X-ray absorptiometry; DXA은 이중에너지 광자를 만드는 X선을 이용하여 지방, 무지방 질량, 골밀도를 평가하는 방법이다. 이중에너지 X선 흡수계측법은 투석 환자의 영양 상태를 정기적으로 평가하는 데 도움이 되며 체내 수분 상태의 변화에 영향을 별로 받지 않는다는 장점이 있다. 비용이 비싼 것이 단점이다.

6) 주관적 포괄사정법

주관적 포괄사정법subjective global assessment; SGA은 환자의 병력과 신체검사를 이용하여 영양 상태를 평가하는 방법으로 비용이 저렴하고 쉽게 측정할 수 있다. 주관적 포괄사정법은 혈청 알부민 농도 등의 영양지표와 상관성이 높으며 인체계측법 및 nPNA와도 관련된 것으로 보고되고 있다. 내장 단백질의 양은 평가할 수 없다는 단점이 있다.

주관적 포괄사정법의 항목에는 지난 6개월간의 체중 변화, 음식물 섭취 및 위장 증상, 피하조직 및 근육량에 대한 육안 평가가 포함된다. 이 항목들을 1부터 7까지 점수를 매겨 평가한다.

7) 혈액검사를 통한 평가

① 혈청 알부민 농도

혈청 알부민 농도는 투석 환자의 영양 상태를 임상적으로 가장 의미 있게 반영하며 치료 결과와 가장 관련성이 높은 영양 지표이다. 혈청 알부민 농도가 낮으면 사망률이 높고 병원 입원율도 높아진다. 목표 혈청 알부민 농도는 4.0g/dL 이상이며 4.0g/dL 미만인 경우에는 영양실조가 있는지 확인해야 한다.

② 혈청 전알부민 농도

혈청 전알부민prealbumin 농도는 혈청 알부민 농도와 마찬가지로 영양 상태를 반영하는 주요 지표이다. 투석 환자의 혈청 전알부민 농도가 30 mg/dL 이하이면 영양실조가 있는지 확인해야 한다. 전알부민의 반감기는 2, 3일로 알부민의 반감기인 30일보다 짧기 때문에 영양 상태를 더 예민하게 반영한다는 주장도 있었으나 충분히 입증되지는 않았다.

③ 투석 전 혈액 요소 농도

투석 전 혈액 요소 농도는 체내에서 생산된 요소와 체외로 배출된 요소 사이의 균형을 반영하는 것으로, 낮은 농도치는 단백질 섭취가 부족하다는 단서가 되기도 한다. 잔여신기능이 없는 환자의 투석 전 혈액 요소 농도가 50mg/dL 미만이면 단백질 섭취 부족을 의심해 보아야 한다. 그러나 단백질 섭취가 부족한 상태지만 투석이 적절하지 않으면 투석 전 혈액 요소 농도가 50~80mg/dL 정도로 유지될 수도 있으므로 해석할 때 주의해야 한다.

④ 혈청 크레아티닌 농도

혈청 크레아티닌 농도는 투석 환자의 영양 상태를 임상적으로 반영하는 지표이다. 잔여신기능이 없는 투석 환자의 투석량이 일정하다면 혈청 크레아티닌 농도는 단백질 섭취량 및 근육량과 비례한다. 따라서 혈청 크레아티닌 농도가 낮으면 근육량과 단백질 섭취량이 적다는 것을 암시한다. 일반적으로 혈청 크레아티닌 농도가 10mg/dL 미만이면 영양실조가 있는지 평가해야 한다.

⑤ 혈청 총 콜레스테롤 농도

혈청 총 콜레스테롤 농도는 투석 환자의 영양 상태를 임상적으로 반영하는 지표이다. 혈청 총 콜레스테롤 농도가 낮거나 감소하는 추세이면 사망 가능성이 높아진다. 따라서 혈청 총 콜레스테롤 농도가 150~180mg/dL 미만이면 영양실조가 있는지 평가해야 한다.

NKF-K/DOQI 임상시행지침은 투석 환자의 영양 상태를 평가할 때 다음의 표에 따라 시행할 것을 권고하고 있다.

	평가 방법	측정 횟수
I. 모든 환자에게 기본적으로 적용	혈청 알부민 농도	1개월마다
	평상시 건체중의 백분율	1개월마다
	표준체중의 백분율	4개월마다
	주관적 포괄사정법	6개월마다
	병력 채취 및 음식물 섭취 기록	6개월마다
	nPNA 혈액투석	1개월마다
	nPNA 복막투석	3~4개월마다
II. 항목 I의 결과를 확인 또는 보충 시	혈청 전알부민 농도	필요할 때마다
	피부주름 두께	필요할 때마다
	중간팔 근육 둘레	필요할 때마다
	이중에너지 X선 흡수계측법	필요할 때마다
III. 보조적으로 적용	혈청 크레아티닌 농도	필요할 때마다
	혈청 요소 농도	필요할 때마다
	혈청 총 콜레스테롤 농도	필요할 때마다

(3) 투석 환자의 식사

투석 환자가 영양 상태를 양호하게 유지하려면 환자에게 알맞은 영양분을 섭취하도록 해야 한다. 환자의 식단은 식성, 비용, 동반 질환 그리고 식생활의 문화적 차이 등을 고려하여 준비한다. 식사를 지나치게 제한하면 환자가 입맛을 잃게 되고 영양이 부족할 수 있으므로 피해야 한다.

1) 단백질

NKF-K/DOQI 임상시행지침에 따르면 혈액투석 환자는 1일 1.2g/kg(체중)의 단백질을 섭취해야 하며, 섭취한 단백질의 최소 50%는 생체이용률이 높은 단백질(소고기, 닭고기, 생선 그리고 계란 등)이어야 한다. 그리고 체내 단백질 이화작용이 있거나 단백질 손실이 있는 경우에는 단백질 섭취량을 늘려야 한다. 복막투석 환자는 1일 1.2~1.3g/kg(체중)의 단백질을 섭취해야 하며 단백질 부족이 있는 경우에는 1.5g/kg(체중)의 단백질을 섭취해야 한다. 또한 섭취 단백질의 최소 50%는 생체이용률이 높은 단백질이어야 한다.

단백질을 과다하게 섭취하면 인의 섭취도 동시에 증가하기 때문에 고인산혈증이 발생할 위험성이 높아진다. 인결합제를 적절하게 투여하고 정기적으로 혈청 인 농도를 측정한다.

2) 열량

NKF-K/DOQI 임상시행지침에 따르면 투석 환자에게 필요한 열량은,

60세 미만은 1일 35kcal/kg, 60세 이상은 1일 30~35kcal/kg이다. 입원을 했거나 복막염이 있는 경우, 표준체중에 미달하거나 체내 이화작용이 있는 경우에는 더 높은 열량이 필요하다.

혈액투석에 사용하는 투석액의 포도당 농도가 200mg/dL이면 1회 투석 시 약 400kcal가 흡수된다. 복막투석 환자가 투석액을 통해 흡수하는 포도당으로 발생하는 열량은 총열량 섭취의 약 30%까지 차지한다.

체내로 흡수되는 포도당의 양은 투석액의 포도당 농도, 복강 내 체류 시간, 배출되는 투석액의 양, 투석액의 교환 횟수, 복막의 상태에 따라 달라진다. 지속성 휴대 복막투석에서 낮에 1.5% 포도당 투석액을 3회 사용하고 밤에 4.25% 포도당 투석액을 1회 사용했을 때 포도당으로 발생하는 열량은 약 500~600kcal이다.

3) 지방

투석 환자에서는 고중성지방혈증이 흔히 나타나며, 혈청 고밀도지단백 콜레스테롤 농도가 낮고 혈청 저밀도지단백 콜레스테롤 농도가 높은 경향이 있어 동맥경화증의 위험이 높다. 따라서 혈청 지질 농도의 이상을 예방하기 위해서는 미국심장협회에서 추천하는 '단계 I' 식사요법을 따르는 것이 바람직하다. '단계 I' 식사요법은 지방으로 발생하는 열량은 총열량의 30% 미만, 포화지방으로 발생하는 열량은 총열량의 10% 이내로 제한한다. 또 불포화지방과 포화지방의 비율은 약 2 : 1이 되도록 한다.

4) 탄수화물

고중성지방혈증이나 당불내성glucose intolerance이 있는 경우에는 정제된 단순 탄수화물보다는 복합 탄수화물이 포함된 식사가 더 바람직하다. 복합 탄수화물은 단순 탄수화물보다 중성지방 생성을 감소시키고 인슐린 저항성을 낮추기 때문이다.

5) 나트륨과 수분

나트륨은 소금을 구성하는 주성분이다. 나트륨을 섭취하면 갈증이 나서 수분 섭취량이 늘어나므로 나트륨과 수분은 항상 같은 맥락에서 생각해야 한다. 신장 기능이 저하되면 체내의 나트륨과 수분을 적절하게 조절하지 못해 나트륨과 수분의 섭취량에 따라 수분 과잉 또는 결핍이 생길 수 있다. 일반적으로 투석 환자의 체내 수분 과잉은 고혈압과 심장부전을 유발하기 때문에 나트륨과 수분의 섭취량을 제한해야 한다.

잔여신기능이 남아 있어 1일 소변량이 1L 이상인 경우 나트륨은 1일 3~4g, 수분은 1일 2L 정도로 제한하면 된다. 그러나 잔여신기능이 없는 혈액투석 환자는 나트륨 1일 2g, 수분 1L 이내로 제한해야 한다. 투석과 다음 투석 사이의 체중 증가는 건체중의 5% 이내가 되도록 해야 한다.

복막투석 환자는 투석이 하루 종일 계속되고 투석액의 농도가 높으면 초미세여과량이 많아지므로 혈액투석 환자에 비해 나트륨과 수분 제한이 덜 까다롭다. 초미세여과에 문제가 없으면 나트륨은 1일 3~4g, 수분은 1일 약 2L 정도로 제한하면 된다.

6) 칼륨

칼륨은 신장에서 주로 배설되는 전해질이다. 투석 환자가 칼륨이 많은 음식을 섭취하면 혈청 칼륨 농도가 쉽게 높아질 수 있다. 고칼륨혈증은 심장에서 신경전도에 이상을 초래하여 부정맥을 일으키므로 주의해야 하는데, 특히 안지오텐신 전환효소 억제제나 β 아드레날린 차단제를 투여하고 있는 환자에게 더 많이 발생한다. 고칼륨혈증을 예방하려면 칼륨의 섭취량을 혈액투석 환자에서는 1일 2g, 복막투석 환자에서는 1일 4g 이내로 제한한다.

7) 칼슘

투석 환자는 활성형 비타민 D가 부족해서 일반인보다 칼슘이 더 많이 필요하다. 그런데 인의 섭취를 제한하는 신장질환 식단으로는 칼슘 섭취가 불충분하다. 따라서 투석 환자가 칼슘의 균형을 유지하기 위해서는 비타민 D와 함께 칼슘을 별도로 섭취할 필요가 있다.

건강인의 1일 칼슘 요구량은 약 1g인데 투석 환자는 신장질환 식단에 따라 식사를 하면서 칼슘을 1일 약 1.2g을 추가 섭취하도록 권장한다. 그러나 비타민 D와 칼슘을 함께 복용하는 경우 고칼슘혈증이 생길 수 있으므로 조심해야 한다.

8) 인

투석 환자에서 고인산혈증을 예방하기 위해서는 인의 섭취를 1일 0.6~1.2g으로 제한하는 것이 바람직하다. 그러나 음식물 속에 포함된 인의 양은 단백질의 양에 비례하므로 인의 섭취를 줄이면 단백질 섭취량이 줄어 체내 단백질이 부족할 수 있다. 따라서 적당한 양의 단백질 섭취가 필요한 투석 환자는 고인산혈증을 예방하기 위해 인결합제를 별도로 복용해야 한다.

9) 비타민

투석 환자는 영양분 섭취의 부족, 장에서의 흡수 장애, 투석액으로의 손실 등 때문에 수용성 비타민이 부족해지기 쉽다. 따라서 비타민 부족을 예방하려면 일정한 양의 비타민을 별도로 섭취해야 한다. 그러나 비타민을 과다하게 섭취하는 경우 부작용이 발생할 수 있으므로 주의한다.

① 비타민 C

일반적으로 비타민 C의 1일 요구량은 60~100mg이다. 비타민 C를 지나치게 섭취하면 대사산물인 옥살산염<i>oxalate</i>이 칼슘수산염을 형성하여 신장 결석을 만들거나 장기, 연부조직, 관절, 혈관 등에 침착되어 석회화한다.

② 비타민 A

비타민 A는 대부분의 투석 환자에서 증가되어 있다. 비타민 A가 너무 많으면 빈혈을 일으키고 지방과 칼슘 대사 이상을 초래하므로 별도로 섭취하지 말아야 한다.

③ 비타민 D

비타민 D는 투석 환자에게서 잘 발생하는 부갑상샘 기능항진증의 치료를 위해 사용되는데 지나치면 고칼슘혈증을 일으킬 수 있다.

④ 복합비타민

투석 환자는 일반인이 많이 복용하는 복합비타민을 복용하지 말아야 한다. 특히 비타민 A가 포함되어 있거나 비타민 C의 용량이 많은 복합비타민 또는 특정 비타민의 용량이 과도하게 포함된 것은 삼가야 한다. 최근에는 투석 환자를 위해 조합한 복합비타민이 판매되고 있으므로 이를 복용하는 것이 바람직하다.

10) 엘 카르니틴

엘 카르니틴L-carnitine은 지방산과 에너지 대사에 필수적인 보조 효소로 주로 고기류에 포함되어 있다. 엘 카르니틴은 투석 중에 투석막을 통해서 소실되기 때문에 일부 혈액투석 환자에게서 엘 카르니틴 결핍이 발생할 수 있다.

투석 환자에게 엘 카르니틴을 투여하면 에리트로포에틴으로 개선되지 않는 빈혈 치료에 대한 반응을 향상시키고 혈청 총 콜레스테롤과 중성지방 농도를 감소시키며 투석 중에 발생하는 근육 경련이나 저혈압에 도움이 된다고 알려져 있다. 또한 엘 카르니틴은 운동 적응력을 높이며 심장 기능, 단백질 대사, 인슐린 저항성을 개선한다는 보고도 있다. 그러나 연구 결과가 충분치 않기 때문에 엘 카르니틴을 모든 투석 환자에게 일률적으로 투여해서는 안 된다.

미국은 엘 카르니틴 결핍에 대한 치료와 예방을 위해 투석 환자에게 엘 카르니틴을 보충할 수 있게 하였고, 미국과 유럽은 투석 환자에 대한 엘 카르니틴 투여 임상지침을 개발하였다. 이 지침은 표준 치료에 잘 반응하지 않는 다음과 같은 경우에 엘 카르니틴의 투여를 권고하고 있다.

- 투석 중 심한 근육 경련이나 저혈압이 지속적으로 발생하는 경우
- 활동력이 떨어져 삶의 질이 저하되는 경우
- 골격근 위축 또는 질환
- 심근병증
- 에리트로포에틴에 잘 반응하지 않는 빈혈

11) 미세 전해질

투석 환자가 에리트로포에틴을 투여받는 경우 철 부족이 쉽게 발생할 수 있으므로 적절한 양의 철을 보충해야 한다. 동시에 아연과 셀레늄도 결핍된다는 보고가 있으나 이를 보충해야 하는지는 아직 확실치 않다.

(4) 운동이 영양에 미치는 영향

운동 프로그램에 따라 하는 규칙적인 운동은 환자의 영양 상태를 향상시키는 것으로 알려져 있다. 운동은 당이용률을 높이기 때문에 혈당을 쉽게 조절할 수 있다. 또한 혈청 중성지방 농도를 감소시키며 혈청 고밀도 지단백 콜레스테롤 농도를 증가시켜 동맥경화증을 줄일 수 있다. 또한 운동은 근육의 크기를 증가시켜 신체 기능을 향상시킨다.

(5) 영양실조 환자의 치료

영양사와 투석 치료팀은 우선 환자를 면담하여 영양실조의 원인을 찾

아야 한다. 정신적인 문제가 있으면 그에 따라 조치를 취해야 하고 투석이 적절하지 못하면 투석량을 늘린다.

영양실조 환자에게는 일반 식사 외에 경구용이나 정맥주사용 영양분을 보조적으로 사용할 수 있다. 혈액투석을 하면서 혈액연결관을 통해 영양분을 공급하는 것을 투석 중 혈관 영양공급이라고 하는데, 투석이 적절하게 이루어지면서 입으로 음식을 먹을 수 없거나 위장에서 음식물을 흡수하지 못하는 경우에 이용할 수 있다. 투석 중 혈관 영양공급은 혈청 단백질 농도가 3.4g/dL 이하인 환자의 사망률을 감소시켰다고 보고되고 있는데, 이의 임상적 적용에 대해서는 아직 논란이 있으며 비용 등을 고려해야 한다.

(6) 투석 전 만성신부전 환자의 영양

투석 전 만성신부전 환자의 영양 상태는 향후 발생할 수 있는 투석 생활에 큰 영향을 준다. 따라서 사구체 여과율이 20mL/분 이하인 만성신부전 환자의 영양 상태는 최소한 다음 중 하나를 이용하여 규칙적으로 평가하고 영양실조가 의심되면 영양분을 추가로 보충한다.

① 혈청 알부민 농도
② 무부종 실질체중의 백분율, 표준체중의 백분율 또는 주관적 포괄 사정법
③ nPNA 또는 영양에 대한 병력 및 음식물 섭취 기록

6. 당뇨병

당뇨병은 우리나라에서 가장 흔한 만성신부전의 원인 질환으로 2002년에 새로 발생한 투석 환자의 40.7%가 당뇨병이 원인 질환이다. 당뇨병이 있는 투석 환자는 당뇨병이 없는 경우에 비해 사망률이 높고 심장병과 감염 등의 발병률이 높다.

당뇨병 환자는 심혈관계 질환, 말초혈관 장애, 망막장애 등 혈관 합병증을 동반하는 경우가 많다. 혈관 합병증은 투석뿐만 아니라 재활 프로그램에 참가하는 데도 장애가 된다. 그러므로 투석을 하기 전에 혈관 합병증을 종합적으로 관리해야 한다.

(1) 투석 방법의 선택

당뇨병의 신장 합병증으로 투석을 하게 되는 경우 투석 방법의 선택은 간단하지 않다. 어떤 투석 방법이 더 우수하다고 할 수가 없기 때문에 투석 방법의 장단점을 고려하여 환자에 맞게 선택해야 한다.

(2) 당뇨병이 있는 환자의 혈액투석

당뇨병을 동반한 환자에게 혈액투석을 하는 경우에는 투석 시기, 혈관 접속로 설치, 혈관 합병증의 악화, 투석 중 저혈압의 발생, 영양 상태 등

투석 방법의 장단점

투석 방법	장점	단점
혈액투석	효율적이다. 자주 관찰할 수 있다.	심한 심혈관계 질환이 있으면 시행하기 어렵다. 동정맥루 설치 및 유지가 어렵다. 투석 중 저혈압이 잘 발생한다. 저혈당이 발생하기 쉽다. 고칼륨혈증이 발생하기 쉽다.
지속성 휴대 복막투석	심혈관계 부담이 적다. 동정맥루 설치가 필요없다. 혈당 조절이 쉽다. 저혈당의 발생이 적다.	투석액으로 단백질 손실이 크다. 복압 증가로 인한 합병증이 많아진다. 시력장애가 있으면 보조자가 필요하다. 복막염이 발생할 수 있다.
지속성 순환 복막투석	심혈관계 부담이 적다. 동정맥루 설치가 필요없다. 혈당 조절이 쉽다. 시력장애가 있을 때도 가능하다.	식욕이 줄어든다. 투석액으로 단백질 손실이 크다. 드물지만 복막염이 발생한다.

여러 가지 사항을 고려해야 한다.

당뇨병 환자는 투석을 일찍 시작하는 경향이 있다. 일반적으로 크레아티닌 청소율이 15mL/분 이상이며 요독증상이 나타나기 전에 투석을 시작하라고 권장한다. 당뇨병이 없는 환자처럼 크레아티닌 청소율이 5~10 mL/분 이하이거나 요독증상이 있을 때 투석을 시작하면 영양실조에 걸리기 쉽고, 조절되지 않는 고혈압 때문에 심혈관계 질환이나 망막증이 빠르게 악화된다.

당뇨병 환자에서는 동맥경화증이 빨리 진행되므로 혈관접속로를 혈액투석 시작 예정일 3~6개월 전에 미리 만들어야 한다. 혈관접속로를 만들 때는 동정맥 이식편보다 오래 사용할 수 있는 동정맥루를 혈관접속로로 먼저 선택해야 한다.

(3) 인슐린의 작용

투석 환자는 췌장의 β 세포에서 인슐린의 생산이 감소되고 말초에서 인슐린의 작용이 억제된다. 반면에 인슐린의 이화작용이 감소하여 혈액에서의 인슐린 반감기가 길어진다.

모든 투석 환자는 인슐린에 대한 저항성으로 혈당이 증가하고 혈당 증가 상태가 오래 지속되기 때문에 당내성 검사 glucose tolerance test의 진단적 의미가 떨어진다. 식사 전에 혈당이 정상치보다 증가해 있으면 당뇨병을 의심할 수 있다. 복막투석 환자의 경우 투석액에 포함된 포도당을 지속적으로 흡수하기 때문에 공복 혈당의 임상적 의미가 크지 않지만, 일반적으로 고농도 포도당 투석액을 사용하더라도 혈당이 160mg/dL 이상으로 승가하지는 않기 때문에 그 이상인 경우에는 당뇨병을 의심할 수 있다.

(4) 혈당 조절

당뇨병 투석 환자의 혈당 조절 치료 목표에 대해서는 아직 논란이 있다. 혈당을 엄격하게 조절하는 것이 고혈당의 위험을 크게 줄이지 못하고 오히려 저혈당을 초래할 위험이 있기 때문이다. 저혈당의 발생을 예방하면서 고혈당의 위험을 최소화하기 위해 당뇨병 투석 환자에게 일반적으로 적용되는 목표 혈당은 다음과 같다.

- 공복 혈당 : 140mg/dL 미만
- 식후 혈당 : 200mg/dL 미만
- 당화혈색소 : 정상 범위의 100∼120%

1) 인슐린 치료

당뇨병 투석 환자에게 인슐린을 사용하는 경우 그 효과가 크고 오래 지속되기 때문에 저혈당을 예방하기 위해서는 일반적인 용량보다 적게 투여해야 한다.

① 혈액투석 환자

일반적으로 지속인슐린〔NPH(neutral-protamine-Hagedorn) 인슐린〕을 1일 1회 또는 2회로 나누어 투여하고 필요할 때 단기작용인슐린regular insulin; RI을 식사 전에 보충하면 혈당이 적절하게 조절된다.

② 복막투석 환자

일반적으로 복막투석액에 인슐린을 투여하는 방법을 가장 많이 사용한다. 투석액에 단기작용인슐린을 투여하면 대개 혈당이 알맞게 조절된다. 지속성 휴대 복막투석을 하는 경우 투석액에 넣는 단기작용인슐린의 1일 총량은 투석 전에 피하로 투여한 지속인슐린 1일 총량의 약 2∼3배다. 복강 내 투여법 대신 혈액투석에서처럼 인슐린을 피하로 투여하여 혈당을 조절할 수도 있다. 일반적으로 많이 이용하고 있는 복강 내 투여법은 다음과 같다.

① 세 번의 투석액은 매 식사 20분 전에, 네 번째 투석액은 밤 11시에

교환한다.

② 투석 전에 피하로 투여한 인슐린 총량의 1/4에 다음과 같이 포도당 농도에 따른 인슐린의 양을 더한 용량을 2L 투석액에 넣는다.

- 1.5% 포도당액 : 2단위 unit
- 2.5% 포도당액 : 4단위
- 4.25% 포도당액 : 6단위

③ 아침 공복시 그리고 식후 1시간마다 혈당을 측정한다.

④ 측정한 혈당에 따라 다음에 교환할 투석액에 넣을 인슐린 용량을 다음과 같이 정한다.

혈당에 따른 인슐린 용량

공복 혈당(mg/dL)	식후 1시간 혈당(mg/dL)	인슐린의 용량 변화(units/2L)
40 미만	40 미만	−6
40 미만	40~80	−4
40~80	80~120	−2
80~180	120~180	변화 없음
180~240	180~240	+2
240~400	240~300	+4
400 이상	300 이상	상황에 따라 달라짐

* Modified from Amair P, et al: Continuous ambulatory peritoneal dialysis in diabetics with end-stage renal disease. N Engl J Med 306:625, 1982

이때 공복 혈당은 밤 11시에 교환한 투석액에 넣은 인슐린에 대한 반응이며, 각 식후 혈당은 식전 20분에 교환한 투석액에 넣은 인슐린에 대한 반응이다.

2) 경구용 혈당강하제

당뇨병 투석 환자에서 경구용 혈당강하제 사용에 대한 연구는 아직 충분치 않다. 일반적으로 작용 시간이 짧고 간장에서 대사되는 경구용 혈당강하제가 안전하다. 그러나 신장을 통해 배설되는 약물은 반감기가 길어지기 때문에 저혈당을 초래할 수 있으므로 조심해야 한다.

보통 경구용 혈당강하제는 투석 환자에게 단독으로 사용하기보다는 인슐린만으로 혈당이 조절되지 않을 때 인슐린의 보조제로 사용한다.

(5) 저혈당

저혈당은 대부분 신장 기능의 저하로 인슐린의 이화작용이 줄고 요독증과 당뇨병으로 인한 위장 기능의 장애로 음식물을 잘 섭취하지 못해 발생한다. 따라서 저혈당은 영양이 부족한 환자와 글리코겐의 분해를 억제하는 약물인 β 아드레날린 차단제를 복용하는 당뇨병 환자에게서 잘 발생한다. 혈액투석을 하는 당뇨병 환자의 경우 저혈당을 예방하기 위해서는 투석액의 포도당 농도가 200mg/dL이어야 한다.

(6) 골질환

신장골형성장애가 있는 투석 환자에게는 부갑상샘 기능항진증이 흔히 동반하는 것으로 알려져 있다. 그러나 당뇨병 신부전으로 인한 신장골형성장애 환자는 혈청 부갑상샘 호르몬 농도가 높지 않고 골형성과 골흡수가 낮기 때문에 무활동성 골질환이 많이 발생한다. 그 이유는 확실하지는 않지만, 당뇨병이 진행되면서 단백질에 변화를 일으켜 생성되는 AGE(*advanced glycation end products*)가 관여하기 때문일 것이라는 보고가 있다.

(7) 영양 관리

당뇨병 투석 환자는 투석 방법에 상관없이 영양실조에 걸리기 쉽다. 요독증으로 인한 식욕 감소뿐만 아니라 당뇨병으로 인한 위장 기능의 장애로 영양분이 부족해지기 쉽다. 또한 소모성 질환이 잘 동반되기 때문에 영양 상태가 쉽게 나빠진다. 따라서 당뇨병 투석 환자에서 동반 질환이 진행하는 경우에는 영양 상태가 악화되지 않도록 영양분을 적극적으로 보충해야 한다.

7. 감염 질환

투석 환자는 혈액의 림프구와 과립백혈구 기능에 이상이 있기 때문에 면역 기능이 감소한다고 알려져 있다. 면역 기능 감소에는 요독 물질이 주로 관여할 것으로 추측하고 있으며 영양 불량 상태 또는 비타민 D 결핍도 영향을 주는 것으로 판단된다. 따라서 투석 환자는 일반인에 비해 세균이나 바이러스 등의 감염원에 노출되었을 때 감염될 가능성이 높다.

투석 센터에서 혈액투석을 하는 환자는 제한된 공간에서 혈액의 노출이 빈번하고 다른 환자 및 투석 치료팀과의 접촉이 잦으므로 감염 질환에 걸릴 확률이 높고, 복막투석 환자는 투석액을 교환할 때 도관이 외부에 노출되므로 복막염 등의 감염 질환 발생률이 높다. 투석 환자의 감염 질환은 일반인에 비해 빨리 진행되며 치료에 대한 반응이 느리다. 그러므로 투석 환자의 감염 질환은 무엇보다 예방이 중요하다.

일반적인 감염 예방 지침

① 의료진은 투석을 시작하고 끝낼 때, 혈액이나 체액을 다룰 때 그리고 특별한 시술을 할 때 장갑을 착용한다.
② 의료진은 각 투석 때마다 새 장갑을 사용한다.
③ 의료진은 투석실에 출입할 때 그리고 각 환자의 투석 사이에 손을 닦는다.
④ 의료진은 투석을 시작하고 끝낼 때 또는 연결관의 교환 등 혈액이 외부에 노출될 가능성이 있는 경우 얼굴가리개를 쓴다.
⑤ 한 번 사용한 바늘은 다시 뚜껑을 끼우지 않으며 표시된 통에 직접 버린다.
⑥ 혈액이 외부에 많이 노출될 가능성이 있는 경우에는 혈액이나 체액이 흡수되지 않는 앞치마를 착용한다.
⑦ 투석 센터 안에서는 음식물을 먹지 않는다.
⑧ 혈액이나 체액이 묻은 쓰레기는 분리수거하여 처리한다.
⑨ 의료진은 투석 치료 도중 바늘에 찔리지 않도록 주의한다.

(1) B형 간염

B형 간염은 B형 간염 바이러스로 인한 감염을 말하며 간부전, 간경변 그리고 간암으로 진행할 수 있다. B형 간염 바이러스는 감염된 환자의 혈액에 높은 농도로 존재하고 상온의 외부 환경에서도 수일간 생존할 수 있어 전염력이 높다.

B형 간염의 발생률은 점차 감소하는 추세이다. 혈액투석 환자의 경우 B형 간염 발생률이 감소한 이유는, 에리트로포에틴의 사용으로 수혈이 줄었고 혈액 공급 시 감염 여부에 대한 검사가 철저하며 B형 간염백신이 보편적으로 이용되고 있기 때문이다. 복막투석 환자는 혈액투석 환자에 비해 B형 간염에 걸릴 위험이 상대적으로 낮다. 그러나 B형 간염 바이러스는 투석액 배출액을 통해서도 전염될 수 있으므로 주의해야 한다.

1) 임상 증상

B형 간염은 대개 임상 증상이 없다. 환자는 쉽게 피곤하거나 나른해지는 등 비특이적인 증상을 보인다. 혈액검사에서는 혈청 아스파르트산 아미노전이효소 aspartate aminotransferase; AST, 알라닌 아미노전이효소 alanine aminotransferase; ALT 농도가 약간 증가하지만, 혈청 빌리루빈 bilirubin과 알칼리성 인산분해효소 alkaline phosphatase 농도는 정상이거나 약간 증가한다.

2) 선별 검사

혈액투석 환자에게 B형 간염항체가 없으면 B형 간염 여부를 확인하기 위해 3~6개월마다 선별 screening 검사를 해야 한다. 선별 검사로 B형 간염항원을 확인하고 혈청 AST 및 ALT 농도를 측정한다.

3) 만성 B형 간염의 치료

최근 B형 간염 치료제로 α 인터페론을 많이 이용하는데, 투석 환자는 α

인터페론 치료로 단 33% 이하만이 B형 간염균에 대한 항체가 형성되는 것으로 보고되고 있다.

4) 예방법

B형 간염은 혈액투석 환자에게는 전염력이 높은 질환이고 치료에 대한 반응이 기대에 미치지 못하므로 예방이 무엇보다 중요하다. 특히 투석 센터에서는 환자뿐만 아니라 투석 치료팀도 B형 간염 바이러스에 감염될 가능성이 있으므로 투석 치료팀은 B형 간염 환자를 투석할 때 감염되지 않도록 주의해야 한다.

B형 간염 예방을 위한 일반 지침

① B형 간염항원과 B형 간염항체를 3~6개월마다 확인한다.
② B형 간염항원과 B형 간염항체가 음성인 환자에게는 백신을 투여한다.
③ B형 간염항원 양성인 환자의 경우 기계를 격리한다.
④ B형 간염항원 양성인 환자에게는 투석기 재사용 프로그램을 적용하지 않는다(투석기를 재사용하는 경우에는 기계와 장소를 격리한다).
⑤ 일반적인 감염 예방 지침을 따른다.
⑥ 의료진이 투석 치료 중 바늘에 찔린 경우
  • 바늘에 찔린 즉시 그리고 6주 후에 B형 간염항원과 B형 간염항체를 검사한다.
  • 투석하던 환자가 B형 간염항원 양성 반응을 나타내거나 항원 여부를 모를 때는 B형 간염 면역글로불린을 투여한다.

5) B형 간염백신

B형 간염항원과 B형 간염항체가 모두 음성인 투석 환자는 B형 간염백신을 투여받아야만 한다. 투석 환자는 일반인에 비해 면역 기능이 감소되어 있어 B형 간염백신에 대한 효과가 낮은 편이다. 따라서 백신으로 항체

생성률을 높이기 위해서 B형 간염백신의 용량을 일반 용량(1회 20μg)의 2배로 투여한다. 투석 환자에게 흔히 사용하는 B형 간염백신의 투여법은 0, 1, 2 그리고 6개월 등 4회에 걸쳐 양쪽 위팔의 삼각근 deltoid muscle에 각각 20μg씩 주사하는 것이다.

(2) C형 간염

C형 간염은 B형 간염과 마찬가지로 우리나라의 투석 환자에게 적지 않게 발병하는 간염이다. C형 간염 바이러스에 감염되면 약 70~80%가 만성이 되며 간경변과 간암 그리고 간부전으로 진행할 수 있기 때문에 임상적으로 중요하다.

C형 간염은 B형 간염과 달리 C형 간염항체 검사로 진단하고 있으나, 간염이 현재 있는 것인지 또는 과거에 있었던 것인지를 구별하기가 쉽지 않다. 이를 구별하기 위해서는 분자생물학 기법인 HCV-RNA 검사를 추가로 시행해야 한다. 투석 환자는 C형 간염항체의 유병률이 일반인에 비해 높아 약 8~10%이다.

C형 간염 바이러스는 B형 간염 바이러스보다 간염 환자 혈액에서의 농도가 낮고 외부 환경 생존율도 낮아 투석 센터 안에서는 잘 전염되지 않는다. 그리고 현재까지 C형 간염이 투석 기계의 공유나 투석기 재사용과 관련되어 있다는 증거가 없다. 따라서 미국에서는 C형 간염 환자를 투석할 때 기계와 장소를 격리하거나 이들 환자의 투석기를 재사용하지 못하도록 금지하지 않고 있다.

1) 임상 증상

C형 간염의 특이 임상 증상은 없다. 증상이 있어도 매우 경미하며 감기 증상같이 비특이적이다.

2) 선별 검사

간기능 검사의 지표인 혈청 ALT 농도로 선별 검사를 하고 이상 소견이 보이면 C형 간염항체 검사를 한다. 그러나 C형 간염 환자의 혈청 ALT 농도가 정상 범위 내에 있는 경우가 많고 투석 환자는 약물 등 다른 요인으로 혈청 ALT 농도가 높아질 수 있기 때문에 혈청 ALT 농도로 선별 검사를 하기에는 제한사항이 많다.

우리나라 등 아시아에서는 C형 간염항체 검사로 선별 검사를 하는 경우가 많다. 현재 많이 사용하는 3세대 C형 간염항체 검사법은 민감도와 특이도가 90%를 넘지만 C형 간염항체 양성 반응이 있어도 현재 감염이 있는 것인지 또는 과거의 감염인지를 구별하기가 어렵다. 또한 C형 간염 바이러스에 노출된 후 C형 간염항체가 양성이 될 때까지 약 8~10주가 걸리기 때문에 감염된 지 얼마 되지 않은 환자는 C형 간염항체가 음성으로 판정될 수 있다는 단점이 있다.

3) 만성 C형 간염의 치료

α 인터페론을 투석 환자의 C형 간염 치료제로 사용할 수 있으나 치료 결과가 좋은 편은 아니다. α 인터페론은 혈청 AST와 ALT 농도를 감소시키고 간 조직의 병변을 향상시키지만 치료를 중단하면 쉽게 재발하고 치

료에 부작용이 따르는 것으로 알려져 있다.

4) 예방

C형 간염은 B형 간염과 마찬가지로 치료에 대한 기대치가 낮아 예방이 중요하다. 그러나 C형 간염 바이러스는 B형 간염 바이러스처럼 전염력이 강하지 않으므로 예방 지침이 엄격하지는 않다. 모든 투석 환자에 대해 1개월에 한 번씩 혈청 ALT 농도를 검사하고 이상 소견이 있으면 C형 간염 항체 검사로 확인한다. 현재 C형 간염에 대한 백신은 없으며 C형 간염 환자를 투석할 때는 바늘에 찔리지 않도록 주의해야 한다.

(3) 인플루엔자

인플루엔자는 흔히 독감을 의미한다. 투석 환자는 면역 기능의 저하로 인플루엔자 발생률이 높다. 그러므로 해마다 인플루엔자 백신을 투여받아야 하며 환자의 가족도 인플루엔자 백신을 투여받도록 권장하고 있다. 인플루엔자에 걸린 경우에는 충분한 휴식을 취해야 하며 의사에게 이야기하고 수분을 얼마나 섭취해야 하는지 설명을 들어야 한다. 최근에는 인플루엔자의 치료 및 예방을 위해 항인플루엔자제제를 사용하고 있다.

(4) 후천성 면역결핍증

후천성 면역결핍증<i>acquired immunodeficiency syndrome; AIDS</i>은 우리나라

에는 에이즈로 알려져 있다. 에이즈는 전 세계적으로 많이 확산되어 있지만 우리나라는 상대적으로 발생 빈도가 적기 때문에 관심이 적은 편이다. 그러나 혈액투석은 혈액을 다루는 치료법일 뿐만 아니라 환자가 수혈을 받는 경우가 있기 때문에 환자와 의료진 모두 관심을 가져야 한다.

후천성 면역결핍증은 인간 면역결핍 바이러스human immunodeficiency virus; HIV에 감염되어 발생한다. 1980년대 초반까지 미국에서 혈액투석 환자들이 수혈을 받는 경우 이 바이러스에 감염될 위험성이 높았는데, 그 후 인간 면역결핍 바이러스에 대한 선별 검사가 시행되면서 수혈과 관련된 인간 면역결핍 바이러스 감염은 급격히 줄었다.

인간 면역결핍 바이러스는 감염 환자 혈액에서의 농도가 낮고 외부 환경에서는 생존하지 못하므로 B형 간염 바이러스보다 전염력이 약하다.

1) 임상 증상

인간 면역결핍 바이러스 양성인 투석 환자는 임상 증상이 없을 수도 있으나 후천성 면역결핍증이 발생하면 체중 감소, 발열, 피부 반점, 기침, 설사 등 다양한 증상이 나타난다. 모든 증상이 나타난 환자의 경우 6개월간 생존하는 경우가 단지 25%에 불과하지만, 임상 증상이 없는 경우에는 투석하면서 수년간 생존이 가능하다. 또한 최근에는 치료법의 발달로 이러한 환자의 예후가 계속 좋아지고 있다.

2) 선별 검사

투석 환자의 인간 면역결핍 바이러스에 대한 감염 여부를 알기 위해 선별 검사를 해야 하는지에 대해서는 논란이 많다. 미국은 인간 면역결핍 바이러스 검사를 모든 투석 환자에게 일률적으로 시행하지는 않는다. 즉 인간 면역결핍 바이러스에 대한 선별 검사가 투석을 하기 위한 필수사항은 아니다. 이는 환자의 사생활은 보호되어야 한다는 판단에 따른 것이다. 그러나 의학적 치료와 상담을 위해서는 인간 면역결핍 바이러스에 대한 검사를 해야 한다. 인간 면역결핍 바이러스 감염이 다른 환자와 의료진에 미칠 위험도 고려해야 하는 것이다.

3) 인간 면역결핍 바이러스 양성 환자의 투석

혈청 인간 면역결핍 바이러스 검사 결과가 양성이라는 사실이 환자의 투석 방법을 결정하는 데 영향을 끼쳐서는 안 된다. 그러나 가정 혈액투석을 하면 다른 환자와 투석 치료팀에게 미칠 수 있는 위험을 줄일 수 있다.

인간 면역결핍 바이러스 양성인 복막투석 환자의 투석액 배출액은 전염성이 있으므로 조심스럽게 다루어야 한다. 혈액투석을 하는 경우 별도의 투석 기계를 사용할 필요는 없으며 투석기 재사용 프로그램도 제한할 이유는 없다고 알려져 있다. 그러나 많은 투석 센터에서는 B형 간염항원 양성인 환자와 같은 감염 예방 지침에 따라 투석을 시행한다. 실제로 투석 치료팀이 인간 면역결핍 바이러스 양성인 환자의 혈액으로부터 감염된 예가 있기 때문에 일반적인 감염 예방 지침을 준수하는 것이 매우 중요하다.

(5) 일반세균 감염

1) 접속로 감염
① 혈액투석

혈액투석 환자에게서 발생하는 패혈증의 50~80%는 혈관접속로를 통해 생긴다. 도관은 외부로 노출되어 있기 때문에 감염될 가능성이 높으며 사용 기간이 길수록 감염 가능성이 높아진다. 일반적으로 3주 이상 사용할 경우에는 감염을 줄이기 위해 커프가 있는 도관을 사용하는 것이 바람직하다. 동정맥루와 동정맥 이식편은 피부 밖으로 노출되어 있지 않으므로 도관보다 감염의 가능성이 적다. 동정맥루의 감염률은 동정맥 이식편보다 낮다.

 a. 감염균

혈관접속로의 감염은 일반적으로 포도알균이나 사슬알균과 같이 피부에 정상적으로 서식하는 균주로 인해 발생한다.

 b. 임상 증상

패혈증이 발생하면 일반적으로 한기와 열이 있으나 증상이 없을 수도 있다. 혈관접속로에 생긴 발적, 동통, 염증으로 인한 액 등으로 혈관접속로의 감염을 의심할 수 있으나, 감염된 접속로가 정상으로 나타나는 경우도 적지 않다.

혈액투석 중에는 투석액에 있는 발열원 때문에 미열이 발생할 수 있으므로 세균으로 인한 감염 증상과 감별하는 것이 중요하다. 발열원으로 인한 경우는 투석 전에는 열이 없다가 투석 중에 열이 발생하며 투석 후에는 자연적으로 소실되는 경향이 있으므로 세균으로 인한 감염 증상과 감별할 수 있다. 그러나 투석 환자에게 열이 있으면 그 원인이 발열원으로 추측된다 하더라도 혈액 배양검사를 해야 한다. 왜냐하면 투석 환자의 패혈증을 늦게 치료하면 환자의 생명이 위험할 수 있기 때문이다.

c. 치료

도관이 있는 투석 환자에게 열이 나고 그 원인이 확실치 않으면 혈액 배양검사를 하고 도관의 제거를 신중히 결정한다. 도관을 늦게 제거할 경우 심각한 패혈증이 발생할 수도 있다.

NKF-K/DOQI 임상시행지침에서는 항생제를 사용한 지 36시간 이내에 환자의 증상이 좋아지지 않으면 도관을 제거하라고 권고하고 있다. 도관을 제거한 후에는 감염균을 확인하기 위해 도관의 끝을 잘라 균배양검사를 해야 한다.

동정맥루나 동정맥 이식편이 감염된 것으로 의심되면 즉시 항생제를 투여한다. 감염된 혈관접속로를 통해 투석을 해서는 안 된다.

• 반코마이신 내성 장내구균

최근 들어 입원 환자 중에 반코마이신 내성 장내구균vancomycin-resistant enterococci; VRE으로 인한 감염이 증가하는 것으로 보고되고 있어 반코마이신을 사용할 때는 신중해야 한다. 페니실린과 세팔로스포린에 반응하지 않는 포도알균으로 인한 감염의 발생률도 증가하고 있기 때문에, 항생제 감수성 검사에 따라 알맞은 항생제를 사용하는 것이 중요하다. 그러나 생명을 위태롭게 하는 포도알균으로 인한 감염이 의심되는 경우에는 초기에 반코마이신을 사용해야 한다.

② 복막투석

복막투석 환자에게는 도관출구부 감염 또는 터널 감염이 복막염의 주요 원인이다. 복막투석 환자의 감염에 대해서는 제3장에 설명되어 있다.

2) 접속로와 관련이 없는 감염

① 폐렴

폐렴은 투석 환자의 주요 사망 원인이지만 최근에는 그 발생 빈도가 적다.

② 결핵

결핵은 일반인에 비해 투석 환자에서 약 10배 더 많이 발생하는 것으로 추정되고 있다. 혈액투석 환자에서 결핵이 폐 이외의 부위에서 발생하는 경우가 있기 때문에 흉부 X선 검사로는 음성으로 나올 수 있다. 폐 이외의 부위에서 발생하는 결핵은 감염된 것으로 의심되는 장기의 조직을 생검하여 진단한다.

(6) 궁금증 풀이

1) 투석 센터에서 B형 간염 바이러스는 어떻게 전염되나요?

투석 센터에서 B형 간염 바이러스가 전염되는 가장 흔한 경로는 B형 간염 환자가 사용하던 바늘에 피부가 찔리는 것이며, B형 간염 환자의 혈액이 상처가 있는 피부에 닿거나 눈 또는 입 등의 점막을 통해서도 전염될 수 있습니다. 또한 B형 간염 바이러스는 외부 환경에서도 수일간 생존하므로 투석 기계 등에 노출된 혈액을 만졌을 때 전염될 수 있습니다.

2) 투석 환자가 수혈을 받는 경우에 에이즈에 걸릴 위험이 있나요?

그럴 가능성은 매우 적습니다. 수혈하는 모든 혈액은 에이즈에 대한 선별 검사를 필수적으로 하기 때문입니다.

3) 목에 혈액투석을 위한 도관이 있을 때 감염을 예방하기 위해서는 어떻게 해야 하나요?

① 도관과 그 주위를 투석할 때마다 깨끗하게 처치합니다.

② 환자는 처치하는 동안 마스크를 쓰거나 머리를 반대 방향으로 돌리고 말을 하지 않습니다.

③ 처치하는 의료진은 마스크 또는 얼굴가리개를 씁니다.

④ 도관 주위에 발적이나 통증이 있으면 의료진에게 이야기합니다.

⑤ 도관에 물이 닿거나 늘어가지 않도록 주의합니다.

8. 성기능과 성생활

성기능 장애는 투석 환자에게 매우 흔하며 그 증상도 성욕 감퇴, 발기부전, 월경불순, 불임 등 다양하다. 성기능 장애의 원인은 복합적인데 일차적으로 신체 장애가 원인이다. 성기능 장애에는 체내에 조성된 요독환경

뿐만 아니라 말초신경증, 자율신경 부전, 말초혈관 질환 등이 관여한다. 또한 복용하는 약물과 정신적 스트레스도 투석 환자에게 성기능 장애가 일어나는 주요 원인이다.

성생활은 투석 생활에 영향을 주는 주요 인자로 성기능 장애가 투석 환자의 삶의 질을 저하시킬 수 있다. 따라서 투석 환자가 투석 생활을 원만하게 하기 위해서는 만성신부전과 투석이 성기능에 미치는 영향을 이해하고 적절한 조치를 취해야 한다.

(1) 남성 투석 환자의 성기능

남성 투석 환자의 성기능 장애는 기본적으로 요독증으로 인한 내분비 기관의 이상 때문에 발생한다. 그러나 빈혈, 부갑상샘 기능항진증도 성기능 장애에 관여하며 신부전이나 투석이 성기능과 성생활에 장애를 초래할지도 모른다는 정서적인 불안감도 중요한 원인이다.

투석 환자는 전형적으로 생식샘gonad 기능의 장애 때문에 남성호르몬인 테스토스테론testosterone의 혈청 농도가 낮다. 반면에 여성호르몬인 에스트로겐estrogen은 대사장애로 혈청 농도가 높아진다.

성호르몬은 일반적으로 뇌에 있는 시상하부hypothalamus와 뇌하수체pituitary에서 분비되는 호르몬의 영향을 받는다. 투석 환자의 뇌하수체 기능은 비교적 정상적으로 유지되며 시상하부의 기능은 약간 감소되는 것으로 알려져 있다. 일반적으로 뇌하수체 성선자극 호르몬인 황체호르몬luteinizing hormone; LH의 혈청 농도는 정상이거나 약간 높아지며, 난포자극호르몬*follicle-stimulating hormone; FSH*의 혈청 농도는 정상이다.

정상인에서는 도파민이 프롤락틴*prolactin*의 분비를 억제함으로서 분비량을 조절하는데, 투석 환자에서는 이러한 조절 장치가 제대로 기능하지 못해 혈청 프롤락틴 농도가 높아진다. 고프롤락틴혈증은 시상하부와 뇌하수체의 호르몬 분비를 억제해 생식샘의 기능을 저하시켜 불임, 성욕 감퇴를 초래한다.

1) 발기부전

발기부전은 남성 투석 환자에게 가장 흔한 성기능 장애이다. 최근의 보고에 따르면 중증인 경우는 45%, 경증을 포함하면 82%에서 관찰된다고 알려져 있다.

① 원인

발기부전의 원인은 다음과 같이 다양하다.

- 테스토스테론의 생산 감소
- 시상하부-뇌하수체 기능 이상
- 만성질환과 관련된 심리적 요인
- 아연 결핍
- 약물
- 빈혈
- 부갑상샘 기능항진증
- 말초혈관 장애
- 자율신경 기능이상

② 원인 진단

발기부전의 원인을 진단하기 위해서는 우선 병력을 자세히 청취하고 신체검사를 철저히 한다. 신장 기능이 나빠지기 전에 발기 능력이 정상이었다면 발기부전의 원인은 신장 기능의 저하와 관련된다. 신경장애로 인한 방광질환 환자가 신체검사상 신경이상 소견이 있으면 발기부전의 원인은 말초신경 장애임을, 말초혈관 질환의 증상이나 징후가 보이면 성기에 혈류 장애가 있을 가능성이 높음을 암시한다.

약물은 발기부전을 일으키는 주요 원인이므로 반드시 투석 환자가 복용하는 약물을 조사해야 한다. 항고혈압제로는 이뇨제, β 아드레날린 차단제, α 메틸도파, 클로니딘, 레세르핀reserpine 등이 발기부전을 잘 일으키는 것으로 알려져 있으며, 그 외의 약물로는 위장질환 치료제인 시메티딘cimetidine, 메토클로프라미드metoclopramide, 항우울제 등이 있다.

병력과 신체검사로 원인을 찾을 수 없는 경우에는 정신적 원인을 고려해야 한다. 아침에 일어날 때 발기가 되는 경우에는 우선 정신적 문제 때문에 발기부전이 발생하는 것으로 생각할 수 있다. 투석 환자에게는 우울증이 성욕 감퇴 등 성기능 장애를 일으키는 주요 원인이다. 발기부전의 원인으로 정신적 문제가 있는지를 파악하고, 치료 방침을 결정하기 전에 배우자와 상담을 해야 한다.

발기부전의 내분비적 원인을 감별하기 위해서 혈청 황체호르몬, 난포자극호르몬, 테스토스테론 그리고 프롤락틴 농도를 측정해야 한다. 또한 당뇨병과 고지질혈증이 있는지를 확인하기 위해서 혈당, 혈청 총 콜레스테롤과 중성지방 농도를 측정해야 한다.

③ 치료

먼저 금연, 금주, 규칙적인 운동 등 생활 습관을 바꾸어야 한다. 기본적으로 적절한 투석이 이루어져야 하며 영양 상태가 양호해야 한다.

a. 약물의 조정

항고혈압제가 발기부전을 일으키는 기전은 아직 알려지지 않았다. 예전에 항고혈압제로 많이 사용되던 약물들의 경우 발기부전과 관련된 연구가 많이 있으며, 최근의 약물들의 경우 관련 연구가 많지는 않지만 발기부전의 발생 빈도가 비교적 낮은 것으로 알려져 있다.

약물로 인한 발기부전은 원인 약물의 사용을 중단하면 대부분 회복될 수 있다. 약물을 중단하기 어려운 경우에는 용량을 줄이는 것만으로도 효과가 나타나기도 한다. 항고혈압제의 부작용으로 발기부전이 발생했다면 우선 약물의 용량을 줄이고 생활 습관을 조절한다.

티아지드thiazide 또는 스피로놀락톤spironolactone 등의 이뇨제, α 메틸도파, 클로니딘, 레세르핀, β 아드레날린 차단제 등의 항고혈압제를 사용하는 경우에는 발기부전의 발생 빈도가 비교적 적은 것으로 알려진 안지오텐신 전환효소 억제제, 칼슘 통로 차단제, α 수용체 자난제, 안지오텐신 II 수용체 차단제 등으로 교체해야 한다.

비선택성 β 아드레날린 차단제를 사용하는 경우에는 심장선택성 β 아드레날린 차단제로 바꾸는 것이, 프라조신을 사용하는 경우에는 독사조신이나 테라조신으로 바꾸는 것이 도움이 될 수 있다. 그 외의 항고혈압제 계열은 같은 계열의 약물로 대체하더라도 발기부전을 회복시키지 못하는 것으로 알려져 있다. 때로는 적은 용량의 항고혈압제를 복합 처방하는 것이 발기부전의 위험성을 줄이는 방법이 될 수도 있다.

b. 에리트로포에틴

에리트로포에틴을 투여하여 빈혈을 교정하면 성기능이 향상된다.

c. 활성형 비타민 D

칼시트리올을 투여하면 부갑상샘 기능항진증이 개선되고 혈청 프롤락틴 농도를 낮춰 성기능을 향상시킨다는 보고가 있다.

d. 성상담

발기부전의 원인이 정신적인 경우에 성상담이 치료에 도움이 된다. 환자와 배우자가 함께 치료를 받는 것이 더욱 효과적이다.

e. 실데나필, 타달라필, 바르데나필

실데나필*sildenafil*, 타달라필*tadalafil*, 바르데나필*vardenafil*은 인이중에스테르 분해효소*phosphodiesterase* 억제제로, 성기로 가는 혈류를 증가시켜 발기부전을 치료하는 약물이다. 실데나필이 가장 먼저 개발되었고 타달라필, 바르데나필은 2세대 발기부전 치료제이다. 실데나필이 발기부전 치료제로 이용되면서 발기부전에 대한 치료뿐만 아니라 원인 진단 과정에도 많은 변화가 생겼다. 실데나필을 사용하기 전에는 그 병변을 알아 내기 위해 많은 검사와 시간이 필요했으나, 최근에는 병력 채취 및 신체검사 후에 우선 실데나필을 경구로 투여하고 반응을 관찰한다. 실데나필에 반응하는 경우 필요에 따라 실데나필을 계속 사용하며 반응하지 않는 경우에는 호르몬 검사 등 원인 검사를 한다.

투석 환자의 실데나필 사용 용량으로 보통 1회 50mg 이하를 권장한다. 그러나 심장질환 치료제로 질산염을 복용하는 환자는 부작용의 위험성이 있으므로 실데나필을 복용해서는 안 된다.

타달라필과 바르데나필은 상용한 지 얼마 되지 않아 투석 환자가 사용할 수 있는지에 대해서는 좀더 기다려봐야 알 수 있다.

f. 테스토스테론

투석 환자에게 남성호르몬인 테스토스테론을 투여하면 혈청 테스토스테론 농도가 증가하지만 발기부전은 잘 회복되지 않는다.

g. 신장이식

투석을 시작한 지 얼마 되지 않아 신장이식을 시행한 결과 투석 환자의 일부에서 성기능이 향상되었다는 보고가 있다. 신장이식이 요독증으로 인한 호르몬의 불균형을 교정하거나 음경의 혈관 장애가 진행되는 것을 막기 때문인 것으로 추정하고 있다.

2) 남성불임

남성 투석 환자에게서 불임은 흔하지 않으나 일반인에 비해 임신 가능성은 낮다. 투석 환자의 절반 정도에서 정자수가 감소하고, 정자의 활동력이 떨어지며, 정자의 형태에 이상이 생기는 것으로 알려져 있다.

(2) 여성 투석 환자의 성기능

여성 투석 환자의 약 50%가 시상하부-뇌하수체-난소 축hypothalamic-pituitary-ovarian axis의 이상으로 성욕 감퇴, 오르가슴 불감증, 월경불순, 무배란 등 생식기능이나 성생활의 장애를 호소한다. 고프롤락틴혈증, 난소기능 장애, 우울증, 부갑상샘 기능항진증 등이 성기능 장애와 연관될 것으로 추측하고 있다.

고프롤락틴혈증은 여성 투석 환자의 약 75~90%에서 관찰되는데 성기능 장애가 있는 환자가 성기능이 정상인 환자보다 혈청 프로락틴 농도가 더 높다. 도파민제인 브로모크립틴 bromocriptine으로 고프롤락틴혈증을 치료하면 투석 환자의 성기능이 향상된다는 일부 보고가 있다.

1) 임신과 피임

여성 혈액투석 환자의 약 50%는 월경이 없다. 월경이 있더라도 불규칙하고 무배란성인 경우가 많다. 만성신부전 환자가 신장 기능이 저하되어 사구체 여과율이 10mL/분/1.73m² 이하가 되면 많은 환자들이 월경이 없어지는데, 그 중 약 50%가 투석을 시작하면서 월경을 다시 한다. 그러나 투석 환자의 수정률은 일반인에 비해 상당히 낮다.

가임 연령의 여성 투석 환자가 임신하는 예는 1년에 약 0.5~1.4%로 보고되었으며, 혈액투석 환자의 임신이 복막투석 환자보다 2~3배 많은 것으로 보고되고 있다. 그리고 투석 기간이 20년이 되더라도 임신이 가능하며 2회 이상의 반복 임신도 가능한 것으로 알려져 있다.

일반적으로 투석이 충분히 이루어지고 영양 상태가 좋은 경우에 월경이 있으며 임신이 더 잘 되는 것으로 알려져 있다. 에리트로포에틴을 투여하고 투석의 양을 증가시키면, 요독증으로 인한 호르몬의 불균형이 개선되어 임신의 가능성이 높아진다고 한다. 따라서 여성 투석 환자가 임신을 원치 않는 경우에는 피임을 해야 한다.

피임방법으로 경구용 피임제를 사용할 수 있으나 정맥에 혈전과 함께 염증을 일으키는 혈전정맥염thrombophlebitis 환자는 질병이 악화될 수 있고 고혈압 환자는 혈압이 높아질 수 있으므로 주의해야 한다. 자궁 내 피임장치는 혈액투석 환자에게는 출혈의 위험이 있고, 복막투석 환자는 복막염의 위험이 증가할 수 있으므로 권장하지 않는다. 콘돔 사용은 일반적으로 안전한 피임법이다.

2) 임신 중 투석 치료

① 고혈압 관리

투석 환자가 임신했을 때 산모에게 가장 위험한 합병증은 고혈압이다. 혈압 관리를 위해 체내 수분을 적절하게 유지하는 것이 중요하며 환자는 매일 자신의 혈압을 측정해야 한다.

환자의 체내 수분 상태가 정상일 때 혈압이 140/90mmHg 이상이면 약물을 사용해야 한다. α 메틸도파, β 아드레날린 차단제, 라베탈롤이 안전해서 우선 사용할 수 있고 칼슘 통로 차단제, 클로니딘, α 수용제 자난제, 하이드랄라진 등도 사용할 수 있다. 안지오텐신 전환효소 억제제는 임신한 환자에게 절대로 사용해서는 안 된다.

② 투석 방법

혈액투석이나 복막투석이 임신에 미치는 영향은 서로 차이가 없으므로 임신 때문에 투석 방법을 바꿀 필요는 없다. 임신 기간에도 복막도관은 그대로 유지할 수 있다.

③ 투석량

a. 혈액투석

투석 환자가 임신 중일 때 필요한 투석량에 대해서는 확실한 지침이 없으나, 주 20시간 이상으로 투석량을 늘리면 그 결과가 향상된다고 한다. 매일 혈액투석은 투석을 할 때마다 제거해야 할 수분의 양을 줄일 수 있고 투석 중에 발생하는 저혈압의 위험성을 낮출 수 있다. 또한 환자가 자유롭게 식사할 수 있으므로 영양분을 충분히 섭취할 수 있다. 최근에는 Kt/V가 1.5~1.7이 되도록 하고 1주일에 6회 혈액투석을 하라고 권장하고 있다.

b. 복막투석

임신 후반부에는 복부팽만감 때문에 체류하는 투석액의 양을 줄여야 한다. 따라서 기본적인 투석량을 유지하려면 투석액 교환 횟수를 늘려야 한다. 투석량을 늘리기 위해서는 낮에 정상적으로 투석액을 교환하고 밤에 사이클러를 사용해야 한다. 사이클러를 사용하지 않는 경우 투석액을 1일 6~8회 교환하도록 권고하고 있다.

④ 혈액투석액

매일 혈액투석을 하는 경우 투석액의 칼슘 농도가 3.5mEq/L이면 고칼슘혈증의 위험성이 있다. 특히 칼슘을 포함한 인결합제를 사용할 때는 고칼슘혈증을 예방하기 위해서 투석액의 칼슘 농도를 2.5mEq/L로 조절하는 것이 바람직하다. 투석액의 칼슘 농도가 2.5mEq/L인 경우 태아의 적절한 골격 형성을 위해 산모는 1일 2g의 칼슘을 섭취해야 한다. 임신 중인 환자의 혈청 칼슘 농도는 주 1회 측정하도록 권장하고 있다.

매일 혈액투석을 하는 경우 투석액의 중탄산염 농도가 35~40mEq/L이면 알칼리증의 위험이 있기 때문에 때로는 투석액의 중탄산염 농도를 25mEq/L로 낮춰야 한다.

⑤ 헤파린

투석 환자가 임신을 한 경우 혈액응고가 더 잘 생기지만 헤파린의 용량은 늘리지 않는다. 또 특별한 출혈의 위험성이 없는 한 헤파린의 용량을 줄이지도 않는다.

⑥ 빈혈

투석 환자가 임신을 하면 일반적으로 빈혈이 악화되므로 많은 양의 에리트로포에틴이 필요하다. 에리트로포에틴이 사람의 태반을 통과하는지는 알려지지 않았지만, 에리트로포에틴을 사용한 환자에게서 태어난 영아에게 선천성 기형이 발생했다는 보고는 아직 없다. 따라서 임신 전에 에리트로포에틴을 투여받던 환자가 임신을 했다면 에리트로포에틴을 계속 사용해야 하며, 일반적으로 에리트로포에틴의 용량을 2배로 늘리도록 권고하고 있다. 임신이 확인되는 시점에 이미 혈색소가 많이 떨어져 있을 가능성이 있기 때문이다.

동시에 철의 요구량도 증가하므로 철을 보충해야 한다. 철은 흔히 정맥주사로 투여하는데 부작용을 막기 위해 적은 양을 투여하는 것이 바람직하다. 투석량이 증가하면 엽산의 손실도 증가하므로 보충해야 한다.

3) 분만

투석 환자가 임신을 잘 유지하여 태어난 영아는 대부분 미숙아이며 저체중아이다. 미숙아 또는 저체중아가 요독증이나 산모의 고혈압 때문인지는 아직 알려져 있지 않다.

4) 폐경

투석 환자는 신장골형성장애가 잘 발생하며 동맥경화증과 심혈관계 질환의 위험이 일반인에 비해 높다. 따라서 여성 투석 환자가 폐경기에 들어서면 여성호르몬인 에스트로겐이 부족해서 발생하는 합병증으로 골질환 및 심혈관계 질환의 위험이 더욱 높아진다.

에스트로겐은 혈청 저밀도지단백 콜레스테롤 농도를 낮추고 혈청 고밀도지단백 콜레스테롤 농도를 높이며 골다공증의 위험을 감소시킨다. 따라서 폐경기 여성 투석 환자에게 에스트로겐을 투여하는 것은 당연하다. 그러나 미국의 한 보고에 따르면 폐경기 투석 환자가 에스트로겐을 사용하는 경우는 약 10%로 상당히 낮은데 그 이유는 확실하지 않다.

만성신부전으로 신장 기능이 저하되면 에스트로겐의 대사가 변하기 때문에 투석 환자의 경우 에스트로겐의 생물학적 효과와 부작용이 달라질 수 있다. 에스트로겐의 심장 보호 효과가 영향을 받을 수 있으며 혈전증의 위험이 더 커질 수 있다. 일반인의 경우 에스트로겐으로 인한 자궁암과 유방암의 발생률은 프로게스테론을 같이 사용하면 감소되는 것으로 알려져 있지만, 투석 환자는 면역체계가 변해서 에스트로겐의 사용으로 암의 발생률이 더 증가할 수도 있다.

폐경기 여성 투석 환자에게 호르몬 보충 치료가 필요한지는 아직 확실치 않다. 폐경과 심혈관계 질환 위험 요소와의 연관성 그리고 호르몬 치료가 혈청 지질 농도, 혈전증의 발생, 심혈관계 질환에 미치는 영향 등에 대한 많은 연구가 필요하다.

(3) 궁금증 풀이

1) 투석 환자가 성관계를 하는 것은 안전합니까?

물론 안전합니다. 심장질환이 없고 혈압 조절이 잘 되는 경우 성관계는 일반적으로 안전하지요. 그러나 혈액투석 환자는 성생활을 할 때 혈관접속로가 손상되지 않도록 특별히 주의해야 합니다.

2) 남성 투석 환자도 아버지가 될 수 있나요?

물론입니다. 남성 투석 환자의 약 절반은 정자수가 감소하고 정자의 활동력이 떨어지며 정자의 형태에 이상이 생겨 임신 가능성이 일반인에 비해 낮지만, 불임은 흔하지 않습니다. 따라서 남성 투석 환자가 아이를 갖기 위해 1년이 넘도록 노력했으나 성공하지 못했다면 불임에 대해 검사를 받을 필요가 있습니다.

3) 여성 투석 환자가 아이를 가질 수 있나요?

일반적으로 투석이 충분히 이루어지고 영양 상태가 양호하면 월경이 있고 임신이 더 잘 되는 것으로 알려져 있습니다. 에리트로포에틴 투여로 빈혈을 개선하고 투석량을 증가시키면 요독증으로 인한 호르몬의 불균형이 개선될 수 있으며 임신의 가능성이 높아지게 됩니다.

그러나 투석을 하는 가임 여성이 성공적으로 임신을 하는 비율은 1년에 약 1%로 매우 낮습니다. 임신이 실패하는 원인은 자연유산, 사산, 치료유산 등입니다. 그리고 투석을 시작한 후 임신을 한 여성에게서 태어난 영아는 저체중아 또는 미숙아가 많습니다. 따라서 아이를 가질 계획이 있는 경우에는 의료진과 충분히 상담해야 합니다.

4) 발기부전의 원인이 신체적인지 또는 심리적인지는 어떻게 알 수 있나요?

투석 환자에게 발기부전이 발생할 때 그 원인이 신체적인 것인지 또는 심리적인 것인지를 감별하는 것은 치료방침을 결정하는 데 매우 중요하지요. 일반적으로 다음과 같은 병력이 있으면 신체적인 원인이 있을 것으로 추정하며 정밀검사가 필요합니다.

① 아침에 깨어날 때 또는 자위할 때 발기가 되지 않는 경우
② 시메티딘, 항고혈압제, 정신질환 치료제, 항우울제, 부교감신경 억제제 등의 약물 복용 시
③ 당뇨병
④ 동맥경화성 혈관장애
⑤ 과량의 음주자 또는 흡연자
⑥ 심근경색증이나 뇌졸중의 과거력
⑦ 골반외상 또는 골반수술의 과거력
⑧ 방사선치료 병력

5) 투석 환자도 발기부전의 치료를 위해 비아그라(실데나필)를 사용할 수 있습니까?

물론입니다. 투석 환자의 비아그라 사용 용량은 일반적으로 1회 50mg 이하입니다. 그러나 허혈성 심장질환의 치료를 위해 질산염을 복용하는 환자는 심장 관련 합병증의 위험이 있기 때문에 절대로 사용해서는 안 됩니다. 심장질환의 발생이나 악화를 예방하기 위해서는 비아그라를 사용하기 전에 의사와의 상담이 필요합니다.

9. 우울증

우울증은 투석 환자에게 가장 흔한 정신 장애로 전체 투석 환자의 20~30%에서 관찰된다. 우울증이 있으면 환자는 삶의 의욕을 잃고 활동이 줄어든다. 환자는 수면장애, 식욕 감소, 변비 등 육체적 증상을 호소하기도 하며 성욕 감퇴나 성기능 장애를 보일 수도 있다. 심한 경우는 죄의식이나 자살 충동을 느낄 수 있으므로 요독증으로 인한 증상과 감별하는 것이 매우 중요하다.

우울증은 투석 환자의 질병 발생률 및 사망률과도 관계가 있다. 복막투석 환자가 우울증이 심하면 복막염의 발생 빈도가 높아진다고 한다. 따라서 최근에는 투석 환자의 삶의 질을 향상시키려는 노력의 일환으로 우울증에 대해 많은 관심을 기울이고 있다.

우울증은 주로 만성신부전으로 인한 스트레스, 가정과 사회생활에 적응하는 과정에서 겪는 갈등에서 비롯된다고 할 수 있다. 따라서 투석 치료팀은 환자가 우울증에 빠질 요인이 있는지 주기적으로 판단해야 한다. 환자가 어떻게 지내는지, 배우자 및 가족과 관계를 잘 유지하고 있는지, 사회생활은 원만한지 등을 환자나 가족과의 면담을 통해 알아내야 한다.

우울증은 사전에 예방이 가능하며 치료할 수 있다. 투석 생활을 이해하고 적응하는 방법을 배우면 우울증을 극복할 수 있다. 투석 생활에 대한 궁금한 사항들에 대해서는 투석 치료팀에게 질문하고 투석과 관련된 단체나 모임에 참여하는 것이 우울증 치료에 도움이 된다. 활동이 줄어든 경우에는 규칙적으로 운동을 한다. 운동이 아니더라도 좋아하는 음악에 맞추어 몸을 움직여도 활력을 회복하는 데 도움이 된다. 기혼자의 경우에는 배우자의 결혼생활에 대한 만족도와 정신건강이 환자의 우울증에 영향을 줄 수 있다. 따라서 환자의 치료 결과를 향상시키는 데 배우자의 역할이 매우 크다.

남성 투석 환자들은 발기부전으로 인한 성생활 장애로 우울증에 걸릴 수 있고 또 우울증이 있으면 발기부전이 발생할 수 있다. 환자는 성생활에 대해 투석 치료팀이나 정신과 의사와 솔직하게 이야기해야 한다. 우울증으로 인한 발기부전은 정신치료를 하면 원래의 상태로 회복될 수 있다.

투석 치료팀과의 상담과 정신치료에도 불구하고 우울증이 호전되지 않는 경우에는 약물을 사용한다. 최근에 사용하는 항우울제인 플루옥세틴 *fluoxetine*, 세르트랄린 *sertraline*, 파록세틴 *paroxetine* 등은 부작용이 적으면서 효과가 우수하다. 그러나 효과가 나타나기까지 3~6주가 걸린다.

10. 아밀로이드증

장기적으로 투석하는 환자에게 발생하는 아밀로이드증은 투석 연관성 아밀로이드증이라고 하며, β_2-마이크로글로불린이 여러 조직에 침착하여 발생하므로 β_2-마이크로글로불린 아밀로이드증이라고도 한다. 아밀로이드증은 투석 기간이 길어지면 발생하는 것으로 알려져 있는데 혈액투석을 시작한 지 13년이 지나면 대부분의 환자에게서 관찰된다. 복막투석 환자에게도 발생한다고 알려져 있어 장기간 투석을 하는 환자의 삶의 질을 크게 떨어뜨릴 수 있다.

(1) 발생기전

투석 연관성 아밀로이드증의 발생기전은 확실하지 않지만 β_2-마이크로글로불린이 변형되어 발생한 AGE가 관여할 것으로 추정하고 있다. AGE는 잘 분해되지 않으며 콜라겐과 잘 결합하고 단핵세포를 활성화하여, 종양괴사인자-α *tumor necrosis factor-α*, 인터류킨-1β *interleukin-1β*, 인터류킨-6 *interleukin-6*를 생산하게 해서 염증 반응을 일으킨다. β_2-마이크로글로불린은 저유량 투석막으로는 잘 제거되지 않기 때문에 투석 환자의 혈액에 축적되며, 근조직 및 골관절 조직에 침착하여 여러 가지 임상 소견을 나타낸다.

(2) 임상 소견

① 견관절주위염 : 어깨 통증
② 손목터널증후군 : 손이나 손목 통증 또는 저림
③ 굽힘힘줄윤활막염 : 팔관절 통증
④ 파괴성 척추관절염 : 척추관절 통증
⑤ 골낭종
⑥ 피로골절

(3) 치료

일반적으로 통증에 대한 약물 치료를 하며 관절이 경직되지 않도록 찜질을 하고 관절 운동을 하는 것이 도움이 된다. 아밀로이드가 많이 침착되어 있고 증상이 있는 경우에는 수술을 한다. 손목터널증후군의 경우에는 수술 후 90% 이상의 환자에서 증상이 좋아지지만 2년 내에 재발하는 경우가 많다.

(4) 예방

투석 환자에 대한 관리의 질이 향상되고 투석 기간이 길어지면서 투석 연관성 아밀로이드증의 발생률이 증가하는 추세이며 예방의 중요성도 점점 커지고 있다. 신장이식이 가장 효과적인 예방법이지만 투석을 장기간

해야 하는 경우에는 β_2-마이크로글로불린 제거율이 높은 투석기를 사용한다. 일반적으로 고유량 생체 적합성 투석막이 저유량 생체 부적합성 투석막보다 β_2-마이크로글로불린을 잘 제거하는 것으로 알려져 있다.

11. 가려움증

가려움증(소양증)은 투석 환자에게서 흔히 관찰할 수 있는 피부 이상 소견으로 국소 또는 전신에 나타난다. 가려움증은 만성신부전 환자의 신장 기능이 감소하면서 발생하지만 투석으로 완전히 치료되지는 않는다. 가려움증은 환자의 나이, 성별, 인종, 신부전의 원인 질환, 투석 기간과는 관련이 없는 것으로 알려져 있다.

투석 환자는 가려움증에 대한 민감도가 높기 때문에 가려움증을 쉽게 느끼는 것으로 알려져 있으나 발생기전은 아직 확실치 않다. 건성피부, 히스타민, 부갑상샘 기능항진증, 마그네슘, 알루미늄, 말초신경염, 투석기 제조에 사용되는 에틸렌산화물, 내인성 아편유사제 등이 가려움증의 원인으로 제시되었으나 인과관계가 증명되지는 않았다.

가려움증은 투석 환자의 삶의 질에 큰 영향을 줄 수 있는 임상 소견이지만 신장이식을 하지 않는 한 특별한 치료법은 아직 없다. 일반적으로 증상에 따라 항히스타민제를 사용한다. 자외선 B 광선치료가 도움이 되기는 하나 주 2회 이상 광선치료를 받는 과정에서 발생할 수 있는 정신적 스트레스를 무시할 수 없다.

참고문헌

1. 빈혈

Albitar S, Meulders Q, Hammoud H, Soutif C, Bouvier P, Pollini J: Subcutanous versus intravenous administration of erythropoietin improves its efficiency for the treatment of anaemia in hemodialysis patients. Nephrol Dial Transplant 10:40-43, 1995

Bainton DF, Finch CA: The diagnosis of iron deficiency anemia. Am J Med 37: 62-70, 1964

Brittin GM, Brecher G, Johnson CA, Elashoff RM: Stability of blood in commonly used anticoagulants. Am J Clin Pathol 52:690-694, 1969

Charytan C, Levin N, Al-Saloum M, Hafeez T, Gagnon S, Van Wyck DB: Efficacy and safety of iron sucrose for iron deficiency in patients with dialysis-associated anemia: North American Clinical Trial. Am J Kidney Dis 37: 300-307, 2001

Egrie JC, Browne JK: Development and characterization of novel erythropoiesis stimulating protein(NESP). Nephrol Dial Transplant 16(suppl 3):S3-S13, 2001

Eschbach JW, Abdulhadi MH, Browne JK, Delano BG, Downing MR, Egrie JC, Evans RW, Friedman EA, Graber SE, Haley NR, Korbet S, Krantz SB, Lundin AP, Nissenson AR, Ogden DA, Paganini EP, Rader B, Rutsky EA, Stivelman J, Stone WJ, Teschan P, Van Stone JC, Van Wyck DB, Zuckerman K, Adamson JW: Recombinant human erythropoietin in anemic patients with end-stage renal disease. Results of a phase III multicenter clinical trial. Ann Intern Med 111:992-1000, 1989

Fishbane S: Intravenous iron therapy: reweighing risk and reward. Semin Dial 12:5-8, 1999

Fishbane S, Maesaka JK: Iron management in end-stage renal disease. Am J Kidney Dis 29:319-333, 1997

Fishbane S, Ungureanu VD, Maesaka JK, Kaupke CJ, Lim V, Wish J: The safety of intravenous iron dextran in hemodialysis patients. Am J Kidney Dis 28: 529-534, 1996

Jacobs A, Worwood M: Ferritin in serum: clinical and biochemical implications. N Engl J Med 292:951-956, 1975

National Kidney Foundation: K/DOQI clinical practice guidelines for anemia of chronic kidney disease, 2000. Am J Kidney Dis 37(suppl 1):S182-S238, 2001

Nissenson AR, Swan SK, Lindberg JS, Soroka SD, Beatey R, Wang C, Picarello N, Mcdermott-Vitak A, Maroni BJ: Randomized, controlled trial of darbepoetin alfa for the treatment of anemia in hemodialysis patients. Am J Kidney Dis 40:110-118, 2002

Paganini EP, Eschbach JW, Lazarus JM, Van Stone JC, Gimenez LF, Graber SE, Egrie JC, Okamoto DM, Goodkin DA: Intravenous versus subcutaneous dosing of epoetin alfa in hemodialysis patients. Am J Kidney Dis 26:331-340, 1995

Steven F, John W: Sodium ferric chloride complex in the treatment of iron deficiency for patients on dialysis. Am J Kidney Dis 37:879-883, 2001

Van Wyck DB, Cavallo G, Spinowitz BS, Adhikarla R, Gagnon S, Charytan C, Levin N: Safety and efficacy of iron sucrose in patients sensitive to iron dextran: North American Clinical Trial. Am J Kidney Dis 36:88-97, 2000

2. 고혈압

Agarwal R: Role of home blood pressure monitoring in hemodialysis patients. Am J Kidney Dis 33:682-687, 1999

Conlon PJ, Walshe JJ, Heinle SK, Minda S, Krucoff M, Schwab SJ: Predialysis systolic blood pressure correlates strongly with mean 24-hour systolic blood pressure and left ventricular mass in stable hemodialysis patients. J Am Soc Nephrol 7:2658-2663, 1996

Foley RN, Parfrey PS, Harnett JD, Dent FM, Murray DC, Barre PC: Impact of hypertension of cardiomyopathy, morbidity and mortality in end-stage renal disease. Kidney Int 49:1379-1385, 1996

Horl MP, Horl WH: Hemodialysis-associated hypertension: pathophysiology and therapy. Am J Kidney Dis 39:227-244, 2002

London GM: Controversy on optimal blood pressure on haemodialysis: Lower is not always better. Nephrol Dial Transplant 16:475-478, 2001

Mailloux LU, Haley WE: Hypertension in the ESRD patient: pathophysiology, therapy, outcomes, and future directions. Am J Kidney Dis 32:705-716, 1998

Mailloux LU, Levey AS: Hypertension in patients with chronic renal disease. Am J Kidney Dis 32(suppl 3):S120-S141, 1998

Sunder-Plassmann G, Horl WH: Effect of erythropoietin on cardiovascular disease. Am J Kidney Dis 38(suppl 1):S20-S25, 2001

Zager PG, Nikolic J, Brown RH, Campbell MA, Hunt WC, Peterson D, Van Stone J, Levey A, Meyer KB, Klag MJ, Johnson HK, Clark E, Sadler JH, Teredesai P: "U" curve association of blood pressure and mortality in hemodialysis patients. Kidney Int 54:561-569, 1998

Zoccali C, Dunea G: Hypertension. Handbook of dialysis(3rd ed.). Published by Lippincott Williams & Wilkins. Philadelphia, PA, 2001, pp.466-476

Zoccali C, Mallamaci F, Tripepi G, Benedetto FA, Cottini E, Giacone G, Malatino L: Prediction of left ventricular geometry by clinic, predialysis and 24-h ambulatory BP monitoring in hemodialysis patients. J Hypertens 17:1751-1758, 1999

3. 심혈관계 질환

Cheung AK, Sarnak MJ, Yan G, Dwyer JT, Heyka RJ, Rocco MV, Teehan BP, Levey AS, The hemodialysis(HEMO) study: Atherosclerotic cardiovascular disease risks in chronic hemodialysis patients. Kidney Int 58:353-362, 2000

De Santo NG, Cirillo M, Perna A, De Santo LS, Anastasio P, Pollastro MR, De Santo RM, Iorio L, Cotrufo M, Rossi F: The heart in uremia: role of hypertension, hypotension, and sleep apnea. Am J Kidney Dis 38(suppl 1):S38-S46, 2001

Douglas S, Andrew GB, Jacob S: Treatment of hyperhomocysteinemia in end-stage renal disease. Am J Kidney Dis 38(suppl 1):S91-S94, 2001

Foley RN, Parfrey PS, Sarnak MJ: Clinical epidemiology of cardiovascular disease in chronic renal disease. Am J Kidney Dis 32(suppl 3):S112-S119, 1998

Gere SP, Walter HH: Effect of erythropoietin on cardiovascular diseases. Am J Kidney Dis 38(suppl 1):S20-S25, 2001

Jungers P, Massy ZA, Nguyen Khoa T, Fumeron C, Labrunie M, Lacour B, Descamps-Latscha B, Man NK: Incidence and risk factors of atherosclerotic cardiovascular accidents in predialysis chronic renal failure patients: a prospective study. Nephrol Dial Transplant 12:2597-2602, 1997

Kasiske BL: Hyperlipidemia in patients with chronic renal failure. Am J Kidney Dis 32(suppl 3):S142-S156, 1998

Levin A, Thompson CR, Ethier J, Carlisle EJF, Tobe S, Mendelssohn D, Burgess E, Jindal K, Barret B, Singer J, Djurdjev O: Left ventricular mass index increase in early renal disease: impact of decline in hemoglobin. Am J Kidney Dis 34:125-134, 1999

Nicholls AJ: Heart and circulation. Handbook of dialysis(3rd ed.). Published by Lippincott Williams & Wilkins. Philadelphia, PA, 2001, pp.583-600

Prichard SS: Metabolic complications of peritoneal dialysis. Handbook of dialysis(3rd ed.). Published by Lippincott Williams & Wilkins. Philadelphia, PA, 2001, pp.405-410

Saltissi D, Morgan C, Rigby RJ, Westhuyzen J: Safety and efficacy of simvastatin in hypercholesterolemic patients undergoing chronic renal dialysis. Am J Kidney Dis 39:283-290, 2002

Turker B, Fabbian F, Giles M, Thuraisingham RC, Raine AEG, Baker LRI: Left ventricular hypertrophy and ambulatory blood pressure monitoring in chronic renal failure. Nephrol Dial Transplant 12:724-728, 1997

4. 칼슘-인 대사장애

Andress DL: New therapies raise new issues for lowering parathyroid hormone levels in uremic patients. Semin Dial 12:282-284, 1999

Bleyer AJ, Burke SK, Dillon M, Garrett B, Kant KS, Lynch D, Rahman SN, Schoenfeld P, Teitelbaum I, Zeig S, Slatopolsky E: A comparison of the calcium-free phosphate binder sevelamer hydrochloride with calcium acetate in the treatment of hyperphosphatemia in hemodialysis patients. Am J Kidney Dis 33:694-701, 1999

Block GA, Hulbert-Shearon TE, Levin NW, Port FK: Association of serum phosphorus and calcium×phosphate product with mortality risk in chronic hemodialysis patients: a national study. Am J Kidney Dis 31:607-617, 1998

Block GA, Port FK: Re-evaluation of risks associated with hyperphosphatemia and hyperparathyroidism in dialysis patients: recommendations for a change in management. Am J Kidney Dis 35:1226-1237, 2000

Chertow GM, Dillon M, Burke SK, Steg M, Bleyer AJ, Garrett BN, Domoto DT, Wilkes BM, Wombolt DG, Slatopolsky E: A radomized trial of sevelamer hydrochloride(RenaGel) with and without supplement calcium: strategies for the control of hyperphosphatemia and hyperparathyroidism in hemodialysis patients. Clin Nephrol 51:18-26, 1999

Coates T, Kirkland GS, Dymock RB, Murphy BF, Brealey JK, Mathew TH, Disney APS: Cutaneous necrosis from calcific uremic arteriolopathy. Am J Kidney Dis 32:384-391, 1998

Dawborn JK, Brown DJ, Douglas MC, Eddey HH, Heale WF, Thomas DP, Xipell JM: Parathyroidectomy in chronic renal failure. Nephron 33:100-105, 1983

Eduardo S, Alex B, Adriana D: Role of phosphorus in the pathogenesis of secondary hyperparathyroidism. Am J Kidney Dis 37(suppl 2):S54-S57, 2001

Hampl H, Steinmuller T, Frohling P, Naoum C, Leder K, Stabell U, Schnoy N, Jehle PM: Long-term results of total parathyroidectomy without autotransplantation in patients with and without renal failure. Miner Electrolyte Metab 25:161-170, 1999

Llach F, Forero FV: Secondary hyperparathyroidism in chronic renal failure: pathogenic and clinical aspects. Am J Kidney Dis 38(suppl 5):S20-S33, 2001

Martin KJ, Gonzalez EA: Strategies to minimize bone disease in renal failure. Am J Kidney Dis 38:1430-1436, 2001

Podymow T, Wherrett C, Burns KD: Hyperbaric oxygen in the treatment of calciphylaxis: a case series. Nephrol Dail Transplant 16:2176-2180, 2001

Sadiq A, Kalisha DO, Antoinette FH, Andrew PE, Sharon MM: Calciphylaxis is associated with hyperphosphatemia and increased osteopontin expression by vascular smooth muscle cells. Am J Kidney Dis 37:1267-1276, 2001

Tilman BD: Control of secondary hyperparathyroidism by vitamin D derivatives. Am J Kidney Dis 37(suppl 2):S58-S61, 2001

5. 영양

Canada-USA(CANUSA) peritoneal dialysis study group: Adequacy of dialysis and nutrition in continuous peritoneal dialysis: association with clinical outcomes. J Am Soc Nephrol 7:198-207, 1996

Fung F, Sherrard DJ, Gillen DL, Wong C, Kestenbaum B, Seliger S, Ball A, Stehman-Breen C: Increased risk for cardiovascular mortality among malnourished end-stage renal disease patients. Am J Kidney Dis 40:307-314, 2002

Gianfranco G, Roberta S, Gianni B: Carnitine metabolism in uremia. Am J Kidney Dis 38(suppl 1):S63-S67, 2001

Jaime U: DOQI guidelines for nutrition in long-term peritoneal dialysis patients: a dissent view. Am J Kidney Dis 37:1313-1318, 2001

Jones CH, Newstead CG, Will EJ, Smye SW, Davison AM: Assessment of nutrition status in CAPD patients: serum albumin is not a useful measure. Nephrol Dial Transplant 12:1406-1413, 1997

National Kidney Foundation: NKF-DOQI clinical practice guidelines for nutrition in chronic renal failure. Am J Kidney Dis 35(suppl 2):S1-S140, 2000

Rocco MV, Blumenkrantz MJ: Nutrition. Handbook of dialysis(3rd ed.). Published by Lippincott Williams & Wilkins. Philadelphia, PA, 2001, pp.420-445

6. 당뇨병

대한신장학회 등록위원회: 우리나라 신대체요법의 현황-인산 민병석 교수 기념 말기 신부전 환자 등록사업 2002-. 대한신장학회지 22(2):S353-S377, 2003

Amair P, Khanna R, Leibel B, Pierratos A, Vas S, Meema E, Blair G, Chisolm L, Vas M, Zingg W, Digenis G, Oreopoulos D: Continuous ambulatory peritoneal dialysis in diabetics with end-stage renal disease. N Engl J Med 306:625-630, 1982

Manske CL: Hyperglycemia and intensive glycemic control in diabetic patients with chronic renal disease. Am J Kidney Dis 32(suppl 3):S157-S171, 1998

Mohammad A: Hemodialysis in diabetic patients. Am J Kidney Dis 38(suppl 1):S195-S199, 2001

Ritz E, Rychlik I, Lacatelli F, Halimi S: End-stage renal failure in type 2 diabetes: a medical catastrophe of worldwide dimensions. Am J Kidney Dis 34: 795-808, 1999

Takehisa Y, Keiichi O, Akimitsu M, Soji K, Yasuyuki K, Masaaki S, Shintaro O: Role of advanced glycation end products in adynamic bone disease in patients with diabetic nephropathy. Am J Kidney Dis 38(suppl 1):S161-S164, 2001

Tzamaloukas AH, Friedman EA: Diabetes. Handbook of dialysis(3rd ed.). Published by Lippincott Williams & Wilkins. Philadelphia, PA, 2001, pp.453-465

7. 감염 질환

Hoofnagle JH: Hepatitis C: The clinical spectrum of disease. Hepatology 26 (suppl 1):S15-S20, 1997

Lentino JR, Leehey DJ: Infections. Handbook of dialysis(3rd ed.). Published by Lippincott Williams & Wilkins. Philadelphia, PA, 2001, pp.495-521

Rodby RA, Trenholme GM: Vaccination of the dialysis patient. Semin Dial 4: 102-105, 1991

Saab S, Martin P, Brezina M, Gitnick G, Yee H Jr: Serum alanine aminotransferase in hepatitis C screening of patients on hemodialysis. Am J Kidney Dis 37:308-315, 2001

Sammy S: Hepatitis C virus transmission in the hemodialysis community. Am J Kidney Dis 37:1052-1055, 2001

Tokars JI, Miller ER, Alter MJ, Arduino MJ: National surveillance of dialysis associated diseases in the United States, 1995. ASAIO J 44:98-107, 1998

8. 성기능과 성생활

Andreoli SP: Hormone replacement therapy in postmenopausal women with end-stage renal disease. Kidney Int 57:341-342, 2000

Barksdale JD, Gardner SF: The impact of first-line antihypertensive drugs on erectile dysfunction. Pharmacotherapy 19:573-581, 1999

Bellinghieri G, Santoro D, Forti BL, Mallamace A, Santo RMD, Savica V: Erectile dysfunction in uremic dialysis patients: diagnostic evaluation in the sildenafil era. Am J Kidney Dis 38(suppl 1):S115-S117, 2001

Beto JA, Bansal VK: Interventions for other risk factors: tobacco use, physical inactivity, menopause, and homocysteine. Am J Kidney Dis 32(suppl 3): S172-S182, 1998

Ginsburg ES, Walsh B, Greenberg L, Price D, Chertow GM, Owen WF: Effects of estrogen replacement therapy on the lipoportein profile in postmenopausal women with ESRD. Kidney Int 54:1344-1350, 1998

Goldstein I, Lue TF, Padma-Mathan H, Rosen RC, Steers WD, Wicker PA, for the Sildenafil Study Group: Oral sildenafil in the treatment of erectile dysfunction. N Engl J Med 338:1397-1404, 1998

Hou S: Pregnancy in chronic renal insufficiency and end-stage renal disease. Am J Kidney Dis 33:235-252, 1999

Okundaye IB, Abrinko P, Hou S: A registry for pregnancy in dialysis patients. Am J Kidney Dis 31:766-773, 1998

Palmer BF: Sexual dysfunction in uremia. J Am Soc Nephrol 10:1381-1388, 1999

Rosas SE, Joffe M, Franklin E, Strom BL, Kotzker W, Brensinger C, Grossman E, Glasser D, Feldman HI: Prevalence and determinant of erectile dysfunction in hemodialysis patients. Kidney Int 59:2259-2266, 2001

Stehman-Breen CO, Gillen D, Gibson D: Prescription of hormone replacement therapy in postmenopausal women with renal failure. Kidney Int 56:2243-2247, 1999

Turk S, Karalezli G, Tonbul HZ, Yildiz M, Altintepe L, Yildiz A, Yeksan M: Erectile dysfunction and the effects of sildenafil treatment in patients on haemodialysis and continuous ambulatory peritoneal dialysis. Nephrol Dial Transplant 16:1818-1822, 2001

9. 우울증

Beth D, Paul LK, Tedine R, Rolf AP: Depression and marital dissatisfaction in patients with end-stage renal disease and in their spouses. Am J Kidney Dis 38:839-846, 2001

Diane W, Susan HF, James C, Roberta P, Alan SK, Fredric F: Identification and treatment of depression in a cohort of patients maintained on chronic peritoneal dialysis. Am J Kidney Dis 37:1011-1017, 2001

Kimmel PL: Psychosocial factors in dialysis patients. Kidney Int 59:1599-1613, 2001

Kimmel PL, Peterson RA, Weihs KL: Multiple measurements of depression predict mortality in a longitudinal study of chronic hemodialysis patients. Kidney Int 57:2093-2098, 2000

Wuerth D, Finkelstein SH, Juergensen D, Juergensen P, Steele TE, Kliger AS, Finkelstein FO: Quality of life assessment in chronic peritoneal dialysis patients. Adv Perit Dial 13:125-127, 1997

10. 아밀로이드증

Jadoul M, Garbar C, Vanholder R, Sennesael J, Michel C, Robert A, Noel H, van Ypersele de Strihou C: Prevalence of histological β_2-microglobulin amyloidosis in CAPD patients compared with hemodialysis patients. Kidney Int

54:956-959, 1998

Koda Y, Nishi S, Miyazaki S, Haginoshita S, Sakurabayashi T, Suzuki M, Sakai S, Yuasa Y, Hirasawa Y, Nishi T: Switch from conventional to high-flux membrane reduces the risk of carpal tunnel syndrome and mortality of hemodialysis patients. Kidney Int 52:1096-1101, 1997

Koda Y, Suzuki M, Hirasawa Y: Efficacy of choice of dialysis membrane. Nephrol Dial Transplant 16(suppl 4):S23-S26, 2001

Kuchle C, Fricke H, Held E, Schiffl H: High-flux hemodialysis postpone clinical manifestation of dialysis-related amyloidosis. Am J Nephrol 16:484-488, 1996

Miyata T, Oda O, Inagi R, Lida Y, Araki N, Yamada N, Horiuchi S, Taniguchi N, Maeda K, Kinoshita T: β_2-microglobulin modified with advanced glycation end products is a major component of hemodialysis-associated amyloidosis. J Clin Invest 92:1243-1252, 1993

11. 가려움증

Avermaete A, Altmeyer P, Bacharach-Buhles M: Skin changes in dialysis patients: a review. Nephrol Dial Transplant 16:2293-2296, 2001

Murphy M, Carmichael AJ: Renal itch. Clin Exp Dermatol 25:103-106, 2000

제5장 _ 투석 생활의 향상

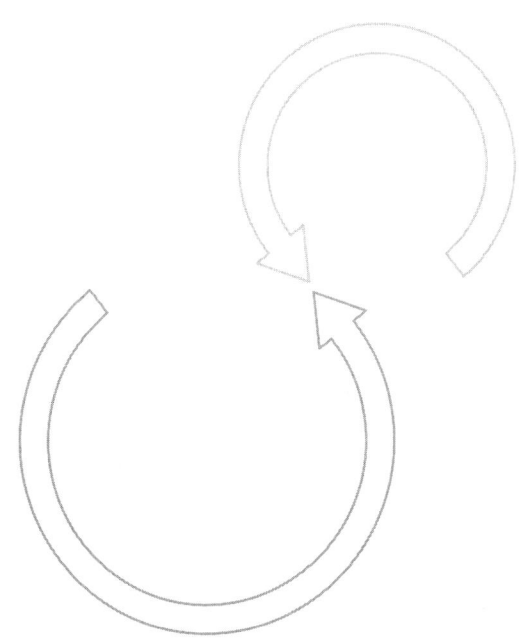

1. 신장 재활

재활에는 회복이라는 의미가 있다. 투석 환자가 만성신부전과 투석에 따른 정신적 및 육체적 고통에서 벗어나, 투석을 하기 전의 생활로 되돌아가는 것이 신장 재활이다. 신장 재활은 환자가 투석을 통해 단순히 생존하는 데 그치는 것이 아니라 정상적인 생활을 할 수 있게 하는 것이다. 일을 할 수 있는 연령층의 투석 환자가 직업을 갖는 것에서부터 환자가 즐기고 싶어하는 레저 활동을 하는 것에 이르기까지 신장 재활의 범위는 넓다.

투석 환자가 재활을 통해 궁극적으로 얻고자 하는 목표는 다음과 같다.

- 일을 할 수 있고, 하기를 원하는 환자가 직업을 얻는 것
- 신체 기능을 향상시키는 것
- 보다 나은 생활을 위해 투석에 대한 이해를 높이는 것
- 만성신부전과 투석으로 인한 영향을 스스로 조절하는 능력을 키우는 것
- 투석 전에 즐겼던 활동을 재개하는 것

투석 환자가 신장 재활을 하는 데는 일반적으로 많은 장애가 있다. 장애에는 부적절한 투석, 빈혈, 신체 기능의 저하, 시간적 제약 그리고 사회적 편견 등이 있지만, 무엇보다 가장 큰 장애는 투석 환자의 재활 능력에 대한 과소평가이다. 투석 환자가 재활하기 어렵다고 판단하는 것은 사회적인 인식일 뿐만 아니라 때로는 투석 치료팀과 투석 환자 자신도 그렇게 생각할 수 있다.

그러나 1991년 미국 캘리포니아에서 열린 신장이식 환자 올림픽에 투석 환자 2명이 참가하여 1마일 달리기 경기에서 1등과 2등을 차지했고 그 중 1명은 5킬로미터 달리기 경기에서도 1등을 하였다. 이는 특별한 경우이기는 하지만 투석 환자도 일반적으로 생각하는 것보다 더 많은 능력을 발휘할 수 있다는 것을 보여 주는 좋은 예이다.

투석 환자가 재활 목표를 성취하기 위해서는 종합적인 재활 프로그램이 필요하다. 이 프로그램에는 기본적인 의학적 치료뿐만 아니라 만성신부전과 투석에 대한 교육 및 상담 그리고 신체적 능력, 직업 성취도, 삶의 질을 극대화할 수 있는 식사요법 및 운동처방 등이 모두 포함된다.

미국에서는 투석 환자의 재활에 대한 관심이 높아지면서 1993년에 의료인, 투석 환자, 의학자, 사업가 그리고 공무원 등이 모여 투석 환자 재활 위원회를 설립하였다. 위원회는 투석 의약품 관련회사와 협력하여 투석 환자 재활 프로그램을 개발, 투석 환자의 생활의 질 향상에 크게 기여하고 있다.

위원회가 제시하는 재활 프로그램은 '5E'로 요약된다.

- 격려*Encouragement*
- 교육*Education*
- 운동*Exercise*
- 직업*Employment*
- 평가*Evaluation*

(1) 격려

환자는 투석을 시작하게 되면 앞으로 어떤 일이 일어날지 잘 알지 못하며 불안감과 공포감을 느끼게 된다. 환자는 투석 생활이 비참하고 미래에 대한 희망이 없을 것이라고 비관적으로 생각하기 쉽다. 환자는 투석과 관련해 가장 나쁜 상황을 생각함으로써 마음을 조절하지 못하고 독립심을 잃게 되어 자신의 삶이 가치가 없다고 판단하기도 한다. 이때 투석 환자도 투석을 하기 전처럼 생활할 수 있다는 믿음을 갖도록 격려하는 것은 투석 환자가 재활의 길로 들어서는 데 매우 중요하다.

격려를 통해 투석 환자가 긍정적인 태도를 갖는 것은 성공적인 재활의 첫 번째 요소이다. 격려를 통해 환자가 자립심을 갖게 되면 삶의 질도 향상된다. 취미생활을 하거나 여행을 할 때도 격려가 필요하다. 환자의 재활 성취도를 결정하는 요소는 투석 방법, 투석 기간 또는 동반 질환보다는 자신의 능력에 대한 믿음과 주위의 격려에 더 많은 영향을 받는 것으로 보고되고 있다.

환자가 재활에 성공할 수 있다는 투석 치료팀의 믿음과 의지는 재활 프로그램에서 매우 중요하다. 투석 치료팀의 환자에 대한 격려는 환자를 사회의 건강한 일원으로 되돌리는 효과적이고 경제적인 방법이다. 또한 재활에 성공한 투석 환자가 다른 투석 환자에게 재활할 수 있도록 격려하는 것도 중요하다.

1) 격려의 이점

① 환자가 초기 투석 생활에 잘 적응하도록 돕는다.

격려는 환자가 투석을 시작하면서 겪게 되는 정서적 반응에 적응하는 데 크게 도움이 된다. 격려를 통해 환자는 정서적 반응의 한 단계에서 다음 단계로 순조롭게 이행할 수 있으며, 투석 생활을 인정하고 적응하는 데 걸리는 시간이 단축된다.

② 환자의 판단 능력을 향상시킨다.

투석 치료에서 환자 자신의 역할이 매우 중요하기 때문에 환자는 투석 치료팀의 일원으로 자신의 치료에 참여하게 된다. 이때 격려를 받으면 환자는 투석 치료팀과 적극적으로 상담하고 교육받게 되어 자신의 치료에 대한 의학적 결정을 하는 데 적극적으로 참여할 수 있는 능력을 갖게 된다.

③ 환자가 자신의 투석 치료에 스스로를 조절하고 적극적으로 참여하도록 한다.

투석 환자가 투석에 대해 교육받도록 격려되면 환자는 자신의 투석 치료에서 스스로를 조절하는 방법을 알게 되고 실천하므로 투석 치료의 결과도 향상된다.

④ 신체 기능을 향상시키며 투석 치료비를 줄일 수 있다.

신체 기능이 저하되면 입원 가능성이 높아지며 투석 치료를 하는 동안에도 보조 치료가 필요해지기 때문에 치료비가 더 들게 된다. 격려는 환자가 신체 기능을 향상시키도록 유도하므로 치료비를 줄일 수 있다.

(2) 교육

"아는 것이 힘이다"라는 말이 있다. 이 격언은 투석 환자뿐만 아니라 투석을 하게 될 만성신부전 환자에게도 큰 의미가 있다. 투석 환자들이 만성신부전, 투석 그리고 재활 프로그램에 대해 상세히 알수록 투석 생활에 대한 적응도가 높아지고 치료 결과가 향상된다.

교육은 환자가 투석 치료팀의 일원으로서 참여할 수 있게 해주며 중요한 의학적 결정이 필요할 때 자신의 의견을 제시할 수 있게 해준다. 교육은 환자의 판단력을 향상시켜 자신감을 갖게 하고 자신에게 의미 있는 가치를 부여하여 생활에 대한 만족감을 갖게 한다. 교육을 통해 투석에 대한 두려움이 줄어들고 미래에 대한 희망이 커지게 된다.

교육은 빨리 시행할수록 효과가 크다. 만성신부전 환자는 투석을 시작하기 직전에 정서적으로 많이 불안하므로 이때 교육을 하면 그 효과가 매우 크다. 이 시기에 환자와 가족이 받은 교육은 향후 환자가 재활 프로그램에서 성공할 수 있는 밑거름이 된다.

교육에는 환자의 가족이 함께 참여해야 한다. 가족도 교육을 통해 환자의 투석 생활에 대한 의문점을 해소할 수 있으며, 환자가 교육에 성실하게 참여하도록 격려하고 투석 생활에 잘 적응하도록 도와줄 수 있다.

당뇨병 투석 환자도 당뇨병에 대해 집중적으로 교육을 받으면 치료 결과가 향상되며, 혈당 조절이 잘 되고, 삶의 질이 높아지는 것으로 보고되고 있다.

환자가 재활에 성공하려면 교육이 지속적으로 이루어져야 한다.

교육을 통해 투석 환자가 얻을 수 있는 이점은 다음과 같다.

- 만성신부전으로 인한 생활의 변화에 잘 적응하도록 돕는다.
- 환자의 자율성을 키워주며 환자가 치료에 적극적으로 참여하게 한다.
- 만성신부전을 경험하면서 느끼는 정서적 반응을 향상시킨다.
- 투석 환자가 요독증을 잘 극복할 수 있게 한다.
- 환자의 합병증을 줄여 치료 비용을 감소시킨다.

(3) 운동

투석 환자의 운동 능력은 평균적으로 일반인의 약 50%에 불과하다. 따라서 환자는 직업을 갖는 것은 물론 집안일을 하는 것조차 힘든 경우도 있다. 또한 투석 환자는 일반적으로 만성신부전으로 인해 활동량이 줄어든다. 뼈가 부러져 몇 주 동안 움직이지 못하면 주위의 관절이 경직되고 근육이 위축되며 뼈의 밀도가 줄어드는 것처럼 활동량이 줄어들면 신체 기능은 점점 떨어진다.

운동은 투석 환자의 신체 기능을 회복시켜 환자의 일상적인 집안일과 사회 활동을 가능하게 한다. 이는 일반인이 운동을 해서 얻게 되는 이점보다 더 중요할 수도 있다. 운동이 심장 환자 재활에 필수적인 것처럼 투석 환자도 재활을 위해 신체 기능을 향상시키는 데 운동이 필수적이다.

투석 환자에게는 운동이 위험하다는 주장도 있지만 운동을 하지 않았을 때의 위험이 운동을 했을 때의 위험보다 더 크다고 알려져 있다. 다만 운동의 효과를 최대화하고 부작용을 최소화하기 위해서 적절한 프로그램에 따라 운동을 해야 한다. 처음에는 적은 양의 운동으로 시작하여 단계적으로 운동량을 늘려가는 것이 바람직하다.

운동을 통해 투석 환자가 얻게 되는 이점은 다음과 같다.

① 전신의 건강 상태를 향상시킨다.

운동을 지속적으로 하면 고혈압 관리에 도움이 되고, 혈청 콜레스테롤 농도가 낮아지며, 근육과 뼈가 강해진다.

② 신체 기능을 향상시킨다.

투석 환자가 운동을 규칙적으로 하면 신체 기능이 약 21~25% 정도 올라간다.

③ 우울증을 개선시키고 투석 생활에 대한 적응력을 높인다.

운동은 정신적으로 활기를 불어넣어 우울증의 예방과 치료에 도움이 된다.

④ 사회 활동의 참여도를 높인다.

(4) 직업

직업은 투석 환자에게 경제적 수입의 원천일 뿐만 아니라 자긍심과 자존심을 유지하는 데도 매우 중요하다. 따라서 투석 환자가 직업을 갖고 있으면 삶의 질이 크게 향상된다. 특히 일을 할 수 있는 연령층의 투석 환자가 직업을 갖는 것은 개인적으로뿐만 아니라 사회적으로도 도움이 된다.

미국의 한 연구조사에 따르면 경제활동 인구 중 투석 환자의 73%가 투석 전에 직업을 갖고 있었으나 투석 후에는 단지 24%만이 직업이 있으며 직업이 없는 투석 환자의 67%가 일하고 싶어한다고 한다.

직업을 가져야겠다는 환자의 의지에는 투석 치료팀이 큰 영향을 준다. 투석 치료팀이 격려하지 않으면 일을 할 수 있는 환자도 자신이 직업을 가질 수 있을지에 대해 염려하게 된다. 따라서 투석 치료팀은 환자가 적극적으로 직업을 가질 수 있도록 격려하고 환자에게 필요한 내용들을 교육해야 한다.

투석 생활을 시작하기 전에 직업을 가지고 있던 환자는 이후에도 직업을 계속 유지해야 한다. 환자가 학생이라면 투석을 하면서 학교에 계속 다니도록 격려한다. 투석을 하면서 재취업하기란 정서적으로나 사회적으로 쉽지 않다. 물론 투석을 처음 하게 되면 만성신부전으로 인한 정신적 및 육체적 고통과 투석으로 인한 생활의 변화로 일어나 공부를 계속하는 것이 어렵다. 그러나 어느 정도의 휴가 기간만으로도 환자는 투석 생활에 익숙해지며 곧 다시 일을 할 수 있다. 따라서 이 시기에 학업이나 직장 문제를 섣불리 결정하면 안 된다. 환자가 투석 생활에 적응하고 활동력을 얻을 때까지 환자와 가족은 그 결정을 유보하도록 한다.

직업을 갖기 어려운 상황인 경우에도 가능한 한 일을 할 수 있는 여건을 만드는 것이 중요하다. 일을 한다는 것은 환자로 하여금 자긍심을 갖게 하며 다른 사람과 교류할 수 있는 기회를 가질 수 있게 하기 때문이다. 교회, 학교 또는 병원 등에서 자원봉사를 하는 것도 한 가지 방법이다.

투석과 관련한 시간적 제약, 사회적 편견 그리고 제도의 미비 등은 투석 환자가 직업을 갖는 데 걸림돌이 된다. 따라서 투석 환자가 직업을 갖고 재활에 성공하기 위해서는 투석 환자를 긍정적으로 받아들이는 사회적인 여건이 조성되어야 한다.

투석 환자가 직업을 갖고 있으면 다음과 같은 이점이 있다.

① 사회적 적응도를 높여준다.
② 투석하면서 동반되는 경제적인 문제에 큰 도움이 된다.
③ 투석 치료에 더 적극적이다.
④ 긍정적인 사고를 갖는다.

(5) 평가

투석 환자가 재활 프로그램을 통해 얻는 결과를 평가하는 것은 매우 중요하다. 이 평가 정보는 투석 처방을 내리는 데 중요하며 투석 치료팀이 환자의 신체 기능을 높이고 삶의 질을 향상시키는 시침으로 이용할 수 있다. 또한 환자의 상태를 체계적으로 평가함으로써 의료진이 임상에서 얻지 못하는 정보를 얻을 수도 있다.

환자가 자신의 건강 상태와 치료에 대한 반응을 기록하면 의료진이 좀 더 정확한 평가를 내리는 데 도움이 된다. 재활 프로그램 결과를 평가하면서 환자는 자신이 재활하는 데 장애가 무엇인지 판단할 수 있으며, 가족 그리고 투석 치료팀과 함께 이 장애를 극복하기 위한 목표를 세울 수 있다.

이러한 평가는 다음과 같은 점에서 도움이 된다.

① 환자의 투석 치료 결과를 향상시킨다.

재활 프로그램 결과에 대한 평가를 통해 잘못된 처방을 수정하고 더 알맞은 처방을 해서 환자의 투석 치료 결과를 향상시킨다.

② 사회정책을 세우는 데 도움이 된다.

재활 프로그램으로 환자의 신체 기능이 향상되고 병원 입원율이 낮아져 환자의 치료 비용이 감소된 것으로 평가 결과가 나오면 사회정책이 이를 기준으로 조정될 수 있을 것이다.

(6) 재활 프로그램의 조건

재활 프로그램은 투석 환자 모두가 투석을 하면서 고려해야 할 사항이다. 그러나 환자들이 재활 프로그램에 참여하려면 기본적으로 갖추어야 할 조건들이 있다.

1) 적절한 투석

투석 환자가 재활에 성공하려면 우선 투석이 적절하게 이루어져야 한다. 투석이 적절하게 이루어진다고 하더라도 환자의 신장 기능은 정상 기능의 약 10%에 불과하다. 따라서 투석이 충분치 않은 상황에서는 재활 프로그램이 오히려 부작용을 가져올 가능성이 높다.

일반적으로 투석량이 기준보다 적으면 병원 입원율과 사망률을 높이는 것으로 알려져 있다. NKF-K/DOQI 임상시행지침에서는 투석량이 혈액투석 환자는 최소한 Kt/V 1.2, 복막투석 환자는 주당 Kt/V 2.0이 되도록 권장하고 있다.

2) 양호한 영양 상태

투석 환자의 영양 상태가 나쁘면 병원 입원율과 사망률이 높아진다. 따라서 영양 상태가 좋지 않은 상태에서는 재활 프로그램이 바람직하지 않다. 일반적으로 재활 프로그램이 성공하기 위해서는 혈청 알부민 농도 4.0 g/L 이상이 요구된다.

3) 빈혈의 개선

대부분의 투석 환자에게 동반되는 빈혈은 재활에 가장 큰 장애이다. 따라서 에리트로포에틴으로 빈혈이 개선되면서 재활의 길이 열렸다고 해도 과언은 아니다. 에리트로포에틴으로 빈혈이 치료되면 신체 기능이 향상되고, 운동 적응력이 높아지며, 뇌기능이 좋아지고, 생활의 질이 향상된다. 또한 빈혈이 개선되면 식욕이 증가되고, 성기능이 향상되며, 사회 활동력이 증가한다.

NKF-K/DOQI 임상시행지침에서는 재활 프로그램을 시작하기 전에 혈색소가 11~12g/dL(적혈구 용적률로는 33~36%)가 되도록 에리트로포에틴을 투여하라고 권장하고 있다.

4) 혈관접속로의 올바른 관리

혈액투석 환자는 혈관접속로에 문제가 생기면 병원 입원율이 높아지고 팔다리의 움직임에 장애가 생겨 재활 프로그램을 지속할 수 없다. 따라서 재활을 원활하게 하기 위해서는 혈관접속로를 잘 관리해야 한다.

(7) 재활 프로그램에서 환자의 역할

투석 생활을 하면서 재활의 길로 들어서는 데 환자 자신의 역할은 아무리 강조해도 지나치지 않다. 투석 치료팀과 가족이 만반의 준비를 갖추었다 하더라도 환자가 마음의 준비를 하지 않으면 재활에 성공하는 것은 불가능하다. 재활 프로그램에서 가장 중요한 사람은 바로 환자 자신이다.

만성신부전으로 투석이 시작되면 환자의 생활은 이전과 많이 달라지게 된다. 환자는 자신의 인생을 포기하고 다른 사람에게 자신의 삶을 맡기려고도 한다. 그러나 환자가 다른 사람에게 의존하기 시작하면 스스로의 삶을 되찾기가 매우 어렵다. 이는 투석 생활이 시작되면서 환자가 자신의 건강을 스스로 책임지고 관리해야 하는 가장 중요한 이유이다.

환자는 만성신부전과 그 치료법에 대해 알아야 하고 적절한 투석이 되도록 치료 계획을 잘 따라야 한다. 신부전에 맞는 식사를 해야 하고 규칙적인 운동으로 신체 기능을 증진해야 한다. 환자가 재활에 관심을 갖지 않으면 어느 누구도 환자를 재활로 이끌 수 없다. 환자 스스로 책임감을 갖고 실천해야 한다.

투석 생활을 이해하고 적응하기까지는 시간이 많이 필요할 수 있다. 신장이식을 하지 않는 한 평생 투석을 해야 한다는 것은 큰 부담이 아닐 수 없다. 투석 이전에 마음의 준비를 했다고 하더라도 투석을 하면서 이를 감내하는 것은 쉽지 않다. 그렇지만 그러한 어려움을 혼자만 겪는 것은 아니다. 투석 치료팀과, 이미 그 과정을 거쳐간 다른 환자들과 함께 재활의 방법을 모색해야 한다.

환자가 신장전문의, 간호사, 사회복지사 그리고 영양사들로 구성된 투석 치료팀에게 궁금한 점을 문의하면 투석 치료팀은 성실히 답변해줄 것이다. 투석 치료팀은 만성신부전 진단 후에 예상되는 일들에 대해 설명하고 건강을 잘 유지할 수 있는 방법도 알려줄 것이다. 투석 치료팀은 기꺼이 환자를 도와줄 것이며 환자는 투석 치료팀에게서 많이 배울 수 있다.

가족은 물론 친한 친구나 성직자도 환자를 도와줄 것이다. 신장이식 환자나 다른 투석 환자들도 도움이 된다. 불안하거나 두려운 마음을 서로 이야기하면 외롭지 않고 훨씬 좋은 감정을 갖게 될 것이다.

만성신부전으로 상실감을 느끼는 것은 인간으로서 정상적인 반응이다. 그러나 한편으로 환자는 이전에 느끼지 못했던 감사하는 마음과 자신감을 갖고 투석 생활을 할 수도 있다.

1) 환자가 해야 할 일
   ① 긍정적으로 생각한다.
   ② 만성신부전과 투석에 대해 배운다.
   ③ 자신의 신체를 가능한 한 건강한 상태로 유지하기 위해 노력한다.
   ④ 재활의 목표를 세우고 이를 달성하기 위해 노력한다.

2) 교육
투석 환자는 투석 생활에 대한 교육을 지속적으로 받을 필요가 있다.

투석 센터에 준비된 팸플릿이나 책 등을 읽고 투석 치료팀의 강의 또는 상담을 통해서 만성신부전과 투석에 대해 배워야 한다. 모르면 불안하고 두렵지만 알고 나면 편안해진다. 궁금한 사항이 있으면 투석 치료팀과 적극적으로 상담한다.

투석이 시작되기 전이라도 만성신부전, 약물치료, 식사요법, 운동 그리고 앞으로 예상되는 일상생활의 변화에 대해서도 교육을 받을 필요가 있다. 환자가 교육을 많이 받을수록 자신이 적절한 투석을 받고 있는지 확인하고 시간에 맞추어 약물을 복용하며 혹시 발병할지도 모르는 합병증을 예방할 수 있다. 교육을 통해서 환자는 정신적 및 신체적 손상이 진행되는 것을 방지하고 보다 나은 투석 생활을 하는 방법을 터득하게 되는 것이다.

환자는 교육을 받으면 자신의 치료에 적극적으로 참여하고 또 생활과 관련하여 결정을 내려야 할 때 스스로 판단하려고 한다. 교육을 통해서 빨리 그리고 많이 알면 알수록 환자는 더 긍정적으로 생각하고, 더 많은 정보를 얻게 되며, 더 열심히 운동하여 재활의 길로 들어설 수 있다.

만성신부전은 회복하기 어렵고 절망적인 말기 질환이라고 부정적으로 생각하면 환자는 정신적으로나 육체적으로 아무 일도 할 수가 없게 된다. 특히 투석 초기에는 육체적으로뿐만 아니라 정신적으로 황폐해지기 쉽다. "왜 내게 이런 병이 생겼나" 하면서 주변 사람을 원망할 수도 있다. 그러나 교육을 받으면 자신의 장애는 다만 만성신부전뿐이고 나머지는 이전과 달라지지 않았음을 알게 된다. 만성신부전만 올바르게 치료받으면 예전에 즐겼던 일들을 다시 할 수 있다. 환자가 이전에 즐겨했던 일들을 다시 하겠다고 마음먹는 것이 중요하다.

3) 직업

투석 환자가 일을 할 수 있는 나이라면 직업은 주요 관심사이다. 특히 투석 이전에 직업을 가지고 있었다면 이를 계속 유지하는 것이 매우 중요하다. 투석 초기에 대부분의 환자는 몸이 쇠약하고 쉽게 피로감을 느껴 일을 계속할 수 없을 것으로 판단한다. 그러나 1~2주 정도 투석에 적응하면 요독증이 많이 나아져 계속 일을 할 수 있다. 따라서 투석 초기에 직업을 포기하지 말고 심사숙고해야 한다. 일은 한번 그만두면 다시 하기가 쉽지 않다.

직업에 관한 결정을 내리기 전에 먼저 현재의 신체 기능으로 어느 정도 활동할 수 있는지 투석 치료팀과 상담한다. 때로는 투석 방법이나 투석 시간을 조정해야 할 수도 있다. 직업은 환자에게 매우 중요한 일이므로 궁금한 점은 언제든지 투석 치료팀과 상담한다. 투석 환자도 일을 할 수 있다는 긍정적인 마음이 직업을 갖는 데 가장 중요하다.

(8) 재활 프로그램에서 가족의 역할

투석 환자가 겪게 되는 정신적 및 육체적 장애는 가족에게도 영향을 미친다. 투석을 시작하면서 환자가 갖게 되는 정서적 반응을 그 가족도 가질 수 있다. 이때 환자의 마음은 가족의 태도에 많이 좌우되므로 환자의 재활에 가족의 역할이 매우 중요하다.

1) 격려

투석 치료팀뿐만 아니라 가족도 격려를 통해서 투석 환자의 재활에 큰 역할을 할 수 있다. 환자가 잘 할 것이라고 가족이 믿으면 환자 자신도 그렇게 믿게 된다고 한다. 가족이 만성신부전에 대해 터놓고 이야기하고, 긍정적인 태도를 가지며, 모든 일이 순조롭게 진행되리라 믿으면 환자는 가족과의 소중한 관계로 인해 삶이 가치가 있다고 여기게 된다. 주위의 따뜻한 격려 한마디로 환자는 만성신부전이 발병하기 전에 했던 일을 다시 할 수 있게 된다.

환자를 격려하는 방법은 다양하다. 우선 환자가 투석을 시작하면서 겪게 되는 정서적 반응에 잘 적응할 수 있도록 도움을 줄 수 있다. 또 환자의 생활에서 투석이 너무 많은 비중을 차지하지 않도록 조언을 할 수도 있다. 재활의 길을 걷는 다른 환자와 그 가족에게서 도움을 받아 재활할 수 있음을 알려 준다. 투석 환자를 돕는 모임이 있으면 환자와 함께 참여하는 것도 환자를 격려하는 한 가지 방법이다. 환자가 다른 사람을 도울 수 있는 기회가 있으면 적극적으로 격려한다. 환자는 다른 사람을 도움으로써 자신도 무엇인가 할 수 있다는 자신감을 얻게 된다.

환자가 투석하기 전에 직업을 갖고 있었다면 일을 계속할 수 있도록 격려한다. 일은 환자에게 자부심, 독립심 그리고 사회의 일원이라는 소속감을 갖게 하며 경제적으로도 많은 도움이 된다. 아르바이트나 자원봉사 활동을 하는 것도 환자의 정신적 및 육체적 건강에 많은 도움을 줄 수 있다.

2) 교육

가족도 만성신부전과 투석에 대해 교육받아야 한다. 환자의 증상을 이해하고 합병증을 예방하려면 환자의 상태를 파악할 수 있어야 한다. 그러기 위해서는 만성신부전에 대한 지식이 필요하다. 만성신부전에 대해 많이 알면 알수록 환자의 상태를 이해하는 데 도움이 된다. 또한 만성신부전 환자에게 흔히 나타나는 정서적 반응에 대해서도 알아야 한다. 환자가 투석을 하면서 정서적으로 적응하는 데는 가족의 지식이 매우 유용하다.

3) 운동

환자에게 운동이 필요한지, 필요하면 적당한 운동은 무엇인지 등에 대해 투석 치료팀과 상담한다. 환자가 운동 프로그램에 잘 적응할 수 있도록 함께 할 수 있는 운동을 계획하는 것도 좋은 방법이다. 또한 보호자로서 자신의 운동도 게을리하지 말아야 한다. 가족의 정신적 및 신체적 상태가 환자에게 영향을 줄 수 있기 때문이다.

4) 일

생활을 전적으로 환자에게만 집중시키는 것은 바람직하지 않다. 직업을 갖고, 친구를 만나며, 좋아하는 취미생활을 하는 것은 환자의 독립에도 도움이 된다.

5) 투석 치료팀과의 상담

가족은 투석 환자의 재활에 대해 많은 궁금증을 가지게 된다. 여러 매체를 통해서도 이러한 궁금증을 풀 수는 있으나 많은 부분은 투석 치료팀과의 상담으로 해결할 수 있다. 투석 치료팀은 다른 매체를 통해 정보를 얻는 중에 생긴 궁금증에 대해서도 답변해줄 것이다. 모르는 내용이 있으면 서슴없이 투석 치료팀과 상담해야 한다.

2. 운동

일반적으로 운동은 신체 기능을 증진시키고, 심혈관계 위험을 줄이며, 정신적 기능도 향상시킨다. 이러한 운동 효과는 투석 환자에게도 마찬가지로 나타난다.

운동은 투석 환자가 재활 중에 겪을 수 있는 장애를 극복하는 데 가장 실천적인 방법이다. 운동으로 신체 기능이 좋아지면 환자는 취미활동을 할 수 있고 생활의 질이 크게 향상된다. 또한 신체 기능의 향상은 재활 목표 중의 하나인 직업을 갖는 데도 기본적으로 필요하다.

(1) 투석 환자의 운동 능력

투석 환자는 일반적으로 운동 능력이 매우 낮다. 투석 환자의 최대 운동 능력은 보통 사람의 약 50%로 이는 아주 간단한 집안일 정도만 할 수 있는 활동력이다. 낮은 운동 능력은 직업을 갖고 사회활동을 하는 데 장애가 된다.

투석 환자의 운동 능력이 낮은 원인은 아직 확실하게 밝혀지지 않았으나 빈혈, 심혈관계 질환, 요독증 등의 질환적 원인과, 만성신부전과 연관되어 나타나는 활동 저하 등의 행동적 원인 때문이라고 추정하고 있다.

일반적으로 투석 환자는 요독증으로 활동이 저하되어 근육 위축이 발생한다. 이로 인해 신체 기능이 감소하면 활동은 더욱 저하된다. 또한 투석 환자에게 흔히 관찰되는 부갑상샘 기능항진증이나 성장호르몬에 대한 저항성은 근육을 위축시켜 활동을 저하시키는 데 관여한다.

활동 저하는 일반인에게도 고혈압의 위험을 높이고, 혈당 조절을 어렵게 하며, 심혈관계 질환의 발생률을 증가시킨다. 투석 환자는 고혈압, 당뇨병 그리고 심혈관계 질환을 동반하는 경우가 많으므로 활동의 저하로 받는 영향이 일반인보다 더 크다.

(2) 운동 능력의 향상

투석 환자의 운동 능력을 향상시키는 방법은 에리트로포에틴 투여를 통한 빈혈의 교정, 운동 프로그램을 통한 신체 기능의 향상 그리고 신장 이식으로 인한 요독증의 개선 등 세 가지로 나눌 수 있다.

에리트로포에틴을 사용하여 빈혈을 교정하면 투석 환자의 운동 능력은 평균 28% 정도 증가한다. 그러나 투석 환자의 운동 능력은 빈혈이 교정되는 것만큼 증가하지는 않는다. 일반인이 빈혈의 교정으로 운동 능력이 증가하는 것에 비해 매우 낮다고 보고되고 있다. 빈혈이 교정되더라도 운동 능력이 낮으면 에너지가 많이 필요한 일은 하기 어렵다. 그러나 에리트로포에틴으로 빈혈을 교정하게 되면서 투석 환자가 운동 프로그램에 적극적으로 참여할 수 있게 되었고, 좀더 강도 높은 운동에 적응하여 신체 기능을 향상시킬 수 있게 되었다.

에리트로포에틴을 투여받지 않는 상황에서 투석 환자가 운동 프로그램에 참여했을 때 운동 능력은 약 25% 증가하는 것으로 보고되고 있다. 따라서 에리트로포에틴을 투여받는 환자가 운동 프로그램을 실시하는 경우 운동 능력은 더욱 증가될 것으로 기대된다.

신장이식은 투석 환자의 운동 능력을 거의 보통 사람 수준으로 높일 수 있다. 운동 프로그램은 신장이식 환자의 운동 능력을 향상시키는 것으로 알려져 있다.

(3) 운동 프로그램의 필요성

일반적으로 투석을 시작하게 되면 요독증이 향상됨에도 불구하고 환자는 전신적으로 쇠약해져 있어 피곤함을 쉽게 느끼고 한동안 활동량이 줄어들게 된다. 가족은 걱정하는 마음에 환자에게 활동을 줄이고 휴식을 취하도록 권하고, 환자도 쉬고 싶은 마음이 앞서 환자는 활동을 덜 하는 것에 아주 빠르게 익숙해진다.

투석 환자가 활동량을 줄이면 심박출량이 감소하면서 심장 기능이 약해지고 근육량과 골밀도가 줄어들어 신체 능력은 점점 더 떨어진다. 환자의 관절은 점점 굳어지고 심한 경우에는 휠체어 등의 보조기구까지 필요하게 된다.

따라서 투석 환자의 신체 기능이 지속적으로 저하되는 것을 막기 위해서는 어떤 시점에 신체 능력을 향상시키는 조치를 취해야 한다. 환자가 직업을 갖고 사회생활을 할 경우에도 기본적으로 요구되는 활동력을 얻기 위해서는 운동을 해야 한다.

(4) 운동 프로그램의 목표

심장질환 환자에게 운동 프로그램은 이미 오래 전부터 의학적 치료의 한 부분으로 자리잡고 있다. 심근경색증과 관상동맥 수술 후에는 심장 재활을 위해서 항상 운동 프로그램을 실시한다. 심장 재활 프로그램의 운동 목표는 투석 환자의 운동 프로그램 목표로도 적용할 수 있는데 요약하면 다음과 같다.

- 활동 저하 때문에 근육의 위축이 진행하는 것을 막는다.
- 신체 기능을 회복하도록 한다.
- 심장질환의 위험을 줄이는 생활 습관을 갖는다.
- 심각한 질환을 가졌다는 정서적 불안감을 줄인다.
- 노인 환자의 경우 입원치료의 필요성을 줄인다.

(5) 운동 프로그램의 이점

투석 환자에게 운동 프로그램은 신체 기능을 향상시킬 뿐만 아니라 심혈관계 위험의 감소, 독립성 확보 그리고 긍정적 사고 등 여러 가지 이점이 있다. 이러한 이점은 운동 프로그램을 투석 환자 치료에 포함시켜야 하는 이유이기도 하다.

1) 심혈관계 위험 감소

심혈관계 합병증은 투석 환자의 가장 흔한 사망 원인이다. 투석 환자의 대부분은 심혈관계 합병증의 위험 요소를 지니고 있는데, 12개월 이상의 운동 프로그램은 심혈관계 합병증의 발생 위험을 줄인다고 보고되고 있다.

운동 프로그램을 통해 심혈관계에서 얻을 수 있는 이점은 다음과 같다.

- 혈압을 감소시켜 항고혈압제의 종류와 용량이 줄어든다.
- 혈청 저밀도지단백 콜레스테롤 농도를 낮춘다.
- 혈청 중성지방 농도를 낮춘다.
- 혈청 고밀도지단백 콜레스테롤 농도를 높인다.
- 혈당이 쉽게 조절된다.
- 혈색소를 증가시킨다.

2) 독립성 확보

투석 환자가 신체 기능이 저하되어 육체적으로 쇠약해지면 생활하는 데 다른 사람의 도움을 받아야 하며 정신적으로도 나약해진다. 최근 노인 투석 환자가 증가하면서 이러한 경향은 더욱 심해질 것으로 예상되고 있다. 운동 프로그램으로 신체 기능이 향상되면 환자는 자신감을 갖게 되고 독립적으로 활동할 수 있게 된다.

3) 긍정적 사고

투석을 할 때마다 바늘을 꽂고 4시간 동안 침대나 의자에 있어야 하는 것은 환자에게 큰 스트레스이다. 이러한 과정을 평생 반복해야 한다고 생각하면 환자는 자신, 가정 그리고 사회에 대해 부정적인 사고를 가질 수 있다. 이때 운동 프로그램은 환자의 부정적인 사고를 긍정적으로 바꾸는 데 도움이 된다.

(6) 운동 프로그램의 대상

대부분의 투석 환자는 운동량이 적으면 운동 프로그램에 적응할 수 있다. 투석 환자 모두가 운동 프로그램으로 좋아질 수는 없지만 투석 생활을 하면서 보다 나은 삶을 영위할 기회는 모든 환자에게 주어져야 한다.

투석 치료팀은 모든 환자에게 운동 프로그램에 대해 설명하고 참여하도록 격려할 필요가 있다. 환자에게 적절한 운동 프로그램은 환자의 의학적 상태, 동반 질환 그리고 보행할 수 있는 정도에 따라 결정된다.

1) 보행할 수 있으며 신부전 외에는 건강한 환자

집, 사회운동시설 그리고 투석 센터 내 운동시설 등 어느 곳에서든지 운동 프로그램에 참여할 수 있다. 투석 센터에서 실시하는 정기적인 검사와 신체검사 결과에 따라 환자는 혼자서도 운동 프로그램에 참여할 수 있다. 이때 투석 환자는 운동을 시작하고 진행하는 방법, 운동할 때 나타날 수 있는 증상이나 징후 등에 대해 교육을 받아야 하고 투석 치료팀은 운동에 대한 환자의 반응과 진행 경과를 지속적으로 감시해야 한다.

2) 심장질환이 동반된 환자

심근경색증, 협심증 또는 심장 수술의 과거력이 있는 환자는 심장 재활 프로그램을 통해 치료팀의 추적 및 감시를 받아야 한다.

3) 보행 장애가 있는 환자

보행 장애가 있는 환자들도 물론 운동 프로그램에 참여할 수 있다. 주로 노인 환자들이 이에 속하는데 가벼운 운동으로 시작한다. 보행 장애가 심한 경우에는 물리치료사의 도움이 필요하다.

(7) 운동 형태

대부분의 운동 프로그램에는 다음의 세 가지 운동 형태가 포함된다.

1) 유연성 운동

관절에 부담을 주지 않고 움직이는 운동이다. 근육을 가볍게 이완시키고 천천히 움직여 운동을 한다. 간단한 집안일을 할 수 있고 근골격계의 손상을 막는 데 도움이 된다.

2) 근력 증진 운동

특정 부위의 근육의 힘을 기르고 근육량을 증가시키는 운동으로 아령,

역기 그리고 탄력밴드를 이용한 운동 등이 이에 속한다. 특정 근육을 강화하기 위한 수축 운동인 등척성 운동 isometric exercise은, 고혈압 환자는 혈압을 더 높이고 칼슘-인 대사장애가 있는 환자는 뼈나 인대가 손상될 수 있으므로 조심해야 한다. 이를 예방하려면 가벼운 역기나 아령으로 여러 번 반복해서 운동해야 한다.

3) 심혈관계 운동

심장, 폐 그리고 순환계가 효율적으로 기능할 수 있도록 도와주는 운동으로 팔과 다리의 큰 근육을 사용하여 반복적으로 한다. 걷기, 수영, 에어로빅 그리고 자전거 타기 등이 여기에 속하는데, 어떤 운동이 더 좋다고 추천하기보다 환자가 하기 편하고 즐기는 것을 선택하도록 하는 것이 더 중요하다.

(8) 운동의 위험

투석 환자들이 운동을 꺼리는 가장 큰 이유는 운동이 위험하지 않을까 하는 걱정 때문이다. 운동의 위험에 대한 연구는 매우 제한적이어서 운동의 위험을 계산하는 것은 쉽지 않다. 지금까지의 보고에 따르면 투석 환자에게 운동이 특별히 위험하지는 않다고 한다. 오히려 운동할 때의 위험보다는 운동을 하지 않을 때의 위험이 더 크다고 알려져 있다.

그러나 투석 환자가 운동 프로그램에 참여할 때 환자와 투석 치료팀은 운동으로 인한 위험에 대해 알고 있어야 한다. 운동 프로그램에 참여해서 얻는 이점을 극대화하기 위하여 환자는 운동의 위험성을 이해하고 이를 최소화하도록 노력해야 한다. 투석 치료팀도 운동으로 인한 위험을 방지하기 위한 프로그램을 계획해야 한다.

1) 근골격계 손상

근골격계 손상은 투석 환자가 운동을 하면서 가장 흔히 경험하는 부작용이다. 이는 특히 부갑상샘 기능항진증이나 칼슘-인 대사장애 때문에 오랫동안 신장골형성장애를 겪고 있는 환자에게 잘 발생한다. 한편 골절 등은 활동을 많이 하지 않는 환자에게 잘 생기는데 운동은 오히려 이러한 위험성을 줄일 수도 있다.

근골격계의 손상을 줄이는 방법은 다음과 같다.

- 처음에는 가벼운 운동으로 시작하고 점차 운동량을 늘린다.
- 혈청 칼슘과 인 농도를 정상범위로 유지한다.
- 준비 운동과 마무리 운동을 충분히 한다.
- 관절에 충격이 큰 운동은 삼가한다.
- 운동량이 증가하면 환자의 반응을 잘 살핀다.

2) 심장 위험성

운동으로 인한 가장 큰 위험은 부정맥, 심근경색증 그리고 심장정지 등의 발생이다. 심장 재활 프로그램을 시행한 심장질환 환자의 위험도에 대한 보고에 따르면, 단위 운동시간에 심장정지는 112,000명의 환자 중 1명, 사망은 790,000명의 환자 중 1명 그리고 심근경색증은 300,000명의 환자 중 1명에게 발생하였다. 이는 혈액투석 중에 심장정지가 발생할 위험도인 11,570명의 투석 환자당 1명보다 훨씬 낮은 수치로, 프로그램에 따라 운동하는 경우 운동으로 인한 심장질환 위험성은 크지 않을 것으로 판단된다.

심장질환의 위험성을 최소화하는 방법은 다음과 같다.

- 적절한 투석이 이루어진 후 운동 프로그램을 실시한다.
- 빈혈, 고혈압, 골질환, 감염이 있으면 운동 프로그램에 참여하기 전에 미리 치료하며 운동을 하는 중에도 이 질환들을 주기적으로 감시한다.
- 운동 중에 혈압이 180/100mmHg 이상이면 운동을 중단한다.
- 운동 중에 흉통, 현기증, 심한 피로감, 호흡곤란 등의 증상이 있으면 운동을 중단한다.

(9) 투석 치료팀의 역할

운동은 이점도 많지만 위험도 있기 때문에 투석 환자의 운동 프로그램 참여 여부는 투석 치료팀의 의지에 크게 좌우된다. 투석 치료팀이 운동 프로그램으로 재활할 수 있다고 환자를 격려하면 환자는 기꺼이 참여하려고 할 것이고, 운동 프로그램은 위험하고 환자가 하기 힘들 것이라고 투석 치료팀이 생각하면 환자는 포기할 것이다. 따라서 투석 환자가 운동 프로그램의 목표를 성취할 수 있을지는 투석 치료팀의 의지에 달려 있다고 해도 과언이 아니다.

(10) 운동 프로그램 대상 환자 선정

운동 프로그램에 참여할 대상 환자를 선정하는 것은 매우 중요하다. 심장 재활에서는 운동검사 결과를 기준으로 대상 환자를 선정하고 있으나, 신장 재활에서는 아직 대상 환자를 선정하는 기준이 마련되어 있지 않다.

투석 환자의 운동검사에 대한 연구가 많지 않기 때문에 대상 환자를 선정하기 위해 운동검사를 하지는 않는다. 일반적으로 운동검사가 필요한지를 판단하기 위해 우선 환자의 의학적 정보를 참고한다. 즉 투석 환자가 운동 프로그램에 들어가기 전에 운동검사가 필요한지 그리고 심장에 대한 검사를 해야 하는지는, 운동의 강도와 운동검사의 진단적 가치, 환자의 임상적 상태 등을 고려하여 담당 의사가 신중하게 판단한다.

1) 운동의 강도

일반인의 경우 알맞은 운동량을 정하기 위해서는 운동검사가 필요하다. 그러나 투석 환자의 경우 낮은 강도나 중등도의 강도로 운동 프로그램을 시작하므로 운동검사가 필요 없다. 처음에 추천하는 운동의 대부분은 강도 높은 신체 능력이 필요한 운동이 아니기 때문이다.

2) 운동검사의 진단적 가치

투석 환자의 경우 운동부하로 인한 심전도 검사는 투석 환자의 운동량을 정하는 데 그 진단적 가치가 낮다. 투석 환자에게 있는 좌심실 비대증, 전해질 불균형 등은 심전도에 영향을 줄 수 있으며, 근골격계의 장애로 운동 능력이 낮고 운동에 대한 심박수의 반응이 저하되어 있어 운동부하로 인한 심전도 검사의 결과를 해석하기가 어렵다. 따라서 운동 프로그램 대상 환자를 선정하는 데 운동검사의 필요성은 크지 않다.

(11) 운동 프로그램 적응하기

운동 프로그램은 투석 생활을 변화시키기 때문에 환자가 정신적으로 부담을 느끼기 쉽다. 따라서 운동 프로그램에 잘 적응할 수 있도록 도와주는 것은 투석 치료팀의 의무이다. 특히 투석 환자들은 대부분 운동 능력이 낮기 때문에 운동량을 늘리면 쉽게 피로를 느껴 건강을 더 해치는 것은 아닌지 염려하게 된다. 그러나 자신의 신체 기능에 만족하는 투석 환자는 매우 드물기 때문에 운동으로 얻을 수 있는 이점을 올바르게 이해하면 운동 프로그램에 잘 적응할 수 있다.

투석 환자를 운동 프로그램에 잘 적응시키기 위해서는 처음부터 규격화된 운동 프로그램에 참여시키는 것보다 운동 프로그램이 치료 계획의 일부이며 중요하다는 것을 인식시키고 자발적으로 참여하도록 해야 한다. 즉 투석이나 약물 복용과 마찬가지로 운동 프로그램을 치료의 한 분야로 인식시켜 규칙적으로 실천할 것을 권유한다. 투석 환자가 운동을 치료의 일부로 받아들이게 되면 환자에게 맞는 운동 프로그램을 단계적으로 모색할 수 있다.

(12) 신장전문의의 책임

투석 환자가 운동 프로그램으로 얻는 효과 및 안전성은 환자의 임상 상태의 영향을 크게 받는다. 환자의 임상 상태는 일반적으로 환자에게 처방되는 의학적 치료의 결과이다. 즉 투석 환자가 받는 의학적 치료는 환자가 운동 프로그램에 부작용 없이 얼마나 잘 적응하고 효과를 얻는가를 결정하는 주요 요소이다. 따라서 신장전문의는 운동 프로그램을 통해 환자의 신체 기능을 향상시키기 위해서 우선 의학적 치료를 올바르게 해야 한다.

(13) 운동 프로그램을 시행하기 위한 필요조건

① 적절한 투석이 기본이다.
② 고혈압을 적절하게 조절한다.
③ 빈혈을 개선한다.
④ 칼슘과 인의 균형을 유지하며 부갑상샘 기능항진증을 치료한다.
⑤ 당뇨병 환자는 혈당을 안정적으로 유지하며 합병증을 치료한다.
⑥ 영양 상태를 양호하게 유지한다.
⑦ 세균이나 바이러스 감염을 예방한다.
⑧ 처방 약물을 제대로 복용한다.

(14) 운동 시설

투석 환자가 운동 프로그램을 시행할 수 있는 운동 시설은 다양하다.

1) 가정

투석 환자들은 운동 프로그램에 대한 기본적인 교육을 받고 집에서 혼자 운동할 수 있다. 비디오테이프, 책 등은 환자들이 개별적으로 운동을 하는 데 큰 도움이 된다.

2) 물리치료시설

투석 환자의 신체 기능이 매우 낮거나 근골격계 장애가 있는 경우에는 물리치료사의 도움이 필요하다. 환자가 걸을 수 없으면 물리치료사는 앉거나 누워서 운동하는 방법을 가르쳐 줄 것이고 때로는 걷는 운동도 도울 것이다.

3) 심장재활시설

심장재활시설은 심장질환이 있거나 발생 위험이 있는 경우에 도움이 된다. 운동할 때 운동부하에 대한 반응을 확인할 수 있기 때문에 심장질환 발생의 위험성을 줄일 수 있다.

4) 사회운동시설

운동 프로그램에 대한 기본적인 교육을 받은 후에 YMCA나 YWCA 같은 공공시설이나 기타 사회운동시설을 이용할 수도 있다.

5) 재활클리닉 또는 병원

종합 재활기관은 환자의 신체 기능을 향상시키는 것뿐만 아니라 직업 등에 대한 상담을 통해 재활에 대한 종합적인 대책을 마련한다. 특별한 환자에게는 별도의 프로그램을 제공하며, 때로 환자는 입원한 상태에서 운동 프로그램에 참여한다.

6) 투석 센터 내 운동 시설

투석 센터 내에 운동 시설이 있으면 운동 프로그램 참여도를 높일 수 있다. 환자들은 투석 중 또는 투석 전에 운동을 할 수 있고, 투석 치료팀은 지속적인 감시, 추적 및 관찰을 하기가 수월하다. 혈액투석을 하면서 유연성 및 근력 증진 운동뿐만 아니라 심혈관계 운동도 할 수 있다.

(15) 투석 센터 내 운동 프로그램

혈액투석 중에 운동을 하는 것은 충분히 가능하며 신체 기능을 향상시키는 데 효과적인 것으로 알려져 있다. 또한 투석 센터 내 운동 프로그램은 환자들로 하여금 지금보다 활동적이 될 수 있다는 자신감을 갖게 하는 데 긍정적으로 작용한다.

1) 투석 센터 내 운동 프로그램의 이점

① 투석 시간을 효율적으로 사용할 수 있고 운동을 규칙적으로 할 수 있다.

운동시간을 별도로 내기 어려운 경우에 특히 도움이 된다. 주 3회 혈액투석을 하면서 규칙적으로 운동할 수 있다.

② 운동으로 인한 위험을 줄일 수 있으며 안정적으로 운동할 수 있다.

투석 중에 운동을 하면 투석 치료팀이 항상 관찰하고 있으므로, 운동으로 발생할 수 있는 위험에 쉽게 대응할 수 있으며 환자는 안심하고 운동할 수 있다.

③ 운동에 대해 긍정적으로 생각하며 운동 프로그램 참여도가 높아진다.

투석 중에 운동을 하면 환자는 운동에 대해 긍정적인 생각을 갖게 된다. 신체 기능이 약해 보이는 환자가 투석 중에 운동하는 것을 보면, 다른 환자들도 할 수 있다는 자신감을 가지면서 운동 프로그램에 참여하고 싶어 한다. 투석 치료팀도 투석 중 운동하는 환자를 보면 그 환자의 재활에 대한 기대감이 가지게 된다.

2) 투석 중 운동 형태의 특징

① 유연성 운동

유연성 운동은 투석 중에 안전하고 효과적으로 할 수 있으나 투석을 위해 삽입한 바늘이 빠지지 않도록 주의한다.

② 근력 증진 운동

투석 중에는 다양한 근력 증진 운동을 할 수 있는데 투석 의자에 앉아서 하는 것이 바람직하다. 바늘을 삽입한 팔을 운동할 경우에는 바늘이 빠지지 않도록 주의하며 부담스러우면 바늘을 삽입하지 않은 팔만 운동한다.

근력 증진 운동에는 일반적으로 특별한 장비가 필요없다. 의자에 앉아서 다리 올리기를 하거나 아령이나 탄력밴드 등을 이용하여 팔운동을 할 수 있다.

근력 증진 운동은 근육 경련과 저혈압이 발생할 가능성이 있으므로 혈액투석이 끝날 즈음에는 하지 않는 것이 바람직하다.

③ 심혈관계 운동

혈액투석 중에는 심혈관계 운동도 가능하다. 일반적으로 고정식 자전거를 이용하여 혈액투석을 하면서 페달을 밟는 운동을 많이 한다.

3) 투석 중 운동 시간

투석 중 바람직한 운동 시간은 상황에 따라 차이가 있지만 대부분의 경우 투석을 시작한 지 1시간 이내에 할 것을 권장하고 있다.

식사와 체중 조절의 문제 없이 안정적으로 투석을 하는 환자는 투석 시작 후 곧바로 운동할 수 있다. 그러나 투석과 투석 사이에 체중이 많이 늘어난 환자는 수분을 어느 정도 제거하기 위해 30분 정도 투석을 한 후에 운동을 시작하는 것이 좋다. 투석 전 혈청 칼륨 농도가 높은 환자도 칼륨을 어느 정도 제거하기 위해 투석을 30분 정도 한 후에 운동을 시작한다.

투석이 끝날 무렵은 수분이 많이 제거되고 혈압을 유지하기 위해 혈관이 수축하는 시기이다. 이 시기에 운동을 하면 혈압이 떨어질 수 있으며 심혈관계에 부담을 줄 수 있다. 따라서 투석이 끝날 무렵 그리고 투석 후 약 6시간 동안은 일반적으로 운동을 하지 않는다.

4) 투석 중 운동을 할 때 주의할 점

투석 중에 운동을 시작할 때 처음에는 운동량을 적게, 낮은 수준으로 하고 운동량을 서서히 늘린다.

투석 중 운동을 할 때는 투석을 하지 않으면서 운동을 할 때보다 마무리 운동에 더 신경을 쓴다. 운동을 하는 동안에는 근육에 혈액량이 증가하면서 혈관이 확장되는데, 운동을 갑자기 끝내면 혈액량은 감소하지만 혈관이 이에 반응하여 수축하지 못해 저혈압을 일으킬 수 있기 때문이다. 이러한 현상은 특히 혈관의 탄력성이 낮은 당뇨병 환자나 노인 환자에게 잘 일어날 수 있다.

투석 중 운동을 하면 보통 혈압이 올라간다. 어떤 환자는 운동 중 혈압의 변화가 없을 수도 있으나 운동 중 혈압이 낮은 경우에는 심장에 이상이 있는지 관심을 가져야 한다.

운동으로 근육량이 늘면 환자의 건체중은 증가하므로 조정할 필요가 있다. 또 환자의 혈청 크레아티닌 농도도 비례하여 증가할 수 있다. 혈청 크레아티닌 농도가 증가하면 투석량이 적어질 수 있으므로 투석량을 정기적으로 측정한다.

(16) 환자 상태에 따른 운동

1) 혈액투석 환자의 운동

혈액투석 환자는 투석 하루 후에 가장 편안함을 느끼고 신체의 대사가 가장 정상적이므로 이때가 운동을 하기에 가장 적절한 시간이다. 투석 후

6시간 동안은 피곤함과 쇠약감을 느낄 수 있으며 수분 제거로 저혈압이 생길 수 있으므로 운동을 하는 것은 적절하지 않다.

2) 복막투석 환자의 운동

복막투석 환자는 투석액의 전부 또는 일부를 배출해서 복강이 비었을 때 더 편하게 느끼고 횡격막 운동이 용이해져 운동을 더 쉽게 할 수 있다. 투석액을 배출하지 않고 운동을 하면 복압이 상승하여 도관에 이상을 초래할 수 있으므로 투석액을 배출한 후에 운동을 하는 것이 바람직하다.

3) 당뇨병 환자의 운동

당뇨병 환자가 운동을 규칙적으로 하면 혈당 조절이 쉬워진다. 운동으로 인한 혈당의 변화는 운동량, 운동 시간, 환자의 반응에 따라 달라진다. 낮은 강도의 운동으로 시작하고 짧은 시간 동안만 해야 한다.

운동 전에 혈당을 잘 조절해야 한다. 혈당이 100mg/dL 미만이면 저혈당이 발생할 가능성이 높으므로 운동을 중단해야 한다. 필요하면 운동 전에 탄수화물을 섭취한다. 당뇨병 합병증으로 활동성 망막증이 있거나 최근에 수술을 받았다면 운동은 금기이다.

당뇨병 환자가 운동을 할 때 저혈당을 예방하는 방법은 다음과 같다.

- 운동 프로그램 초기에 혈당을 자주 측정한다.
- 운동 전에 처방된 인슐린의 용량을 1~2단위 줄여서 투여한다.
- 운동시간이 1시간 이상이면 운동 전에 탄수화물을 섭취한다.
- 인슐린의 최대 작용시간에는 운동을 피한다.
- 저혈당의 증상과 징후가 인지되면 즉시 운동을 중단한다.
- 운동은 꼭 다른 사람과 함께 한다.

4) 골질환이나 관절질환 환자의 운동

관절에 힘을 주는 운동이나 무거운 것을 드는 운동은 피해야 한다. 자전거 타기나 수영 등이 도움이 된다. 수영은 골·관절질환 환자에게 가장 알맞은 운동이며 정지용 자전거를 무리하지 않고 가볍게 타는 것도 좋은 운동 방법이다.

5) 심장질환 환자의 운동

심근경색증과 협심증 환자는 운동을 하는 중에 심장에 이상이 생길 위험성이 상대적으로 크다. 운동 프로그램을 시작하기 전에 심장검사를 철저히 하고 필요하면 적절한 조치를 먼저 취해야 한다. 운동의 초기에는 환자의 상태를 감시하기 위해 심장 재활 프로그램을 이용하고 안정 상태에 도달하면 혼자서 운동을 계속하도록 한다.

심장판막증이 심한 경우에는 심장에 부담을 주는 운동은 삼가야 한다. 경미한 경우에는 운동이 도움이 될 수 있다.

체내에 수분이 과다하게 축적되어 심장부전의 임상 소견을 보이거나 투석을 처음 시작하는 환자는 운동을 시작하기 전에 투석이 적절하게 이루어지는지 확인하고 체내 수분이 균형을 이루도록 해야 한다.

(17) 운동 프로그램에서 환자의 역할

투석 환자가 운동 프로그램의 목표를 성취하기 위해서는 환자 스스로 많이 노력해야 한다.

① 긍정적 사고를 갖는다.

운동을 긍정적으로 생각하고 운동 프로그램에서 성공할 수 있다는 자신감을 갖는 것이 중요하다. 운동 프로그램의 효과를 이미 경험한 다른 환자의 이야기를 듣는 것도 도움이 된다.

② 운동 계획을 짠다.

운동 계획표를 자세히 기록하고 날짜, 시간 등을 달력에 표시해 둔다.

③ 운동 경과에 대해 기록한다.

운동의 경과와 느낌을 기록한다. 시간이 지나서 기록을 비교해 보면 성취감을 느낄 수 있다.

④ 운동 교실에 참여한다.

다른 환자들과 교류하면 새로운 사실을 발견할 수 있고 운동 프로그램에 더욱 재미를 느낄 수 있다.

⑤ 운동은 적은 양부터 시작하고 점차 운동량을 늘린다.

운동으로 신체가 손상되면 운동 프로그램에 성공할 수 없을 뿐만 아니라 정신적, 신체적으로 위축되기 쉽다. 서둘러서 많은 양의 운동을 할 필요는 없다.

⑥ 운동을 즐긴다.

자신이 좋아하는 운동을 한다. 가족이나 친구와 함께 하는 것도 좋은 방법이다. 운동하는 것이 즐거워야 오래 계속할 수 있다.

⑦ 운동에 대한 부담을 갖지 않는다.

운동으로 시간을 제한받지 말아야 한다. 또 잘 못하는 점이 드러나거나 못한다고 느껴지면 안 된다. 운동이 부담되면 오래 계속하기가 어렵다.

⑧ 운동을 생활의 일부로 여긴다.

운동이 습관이 되면 운동을 거르지 않게 되며 삶의 활력소로 작용한다.

(18) 운동 횟수와 시간

운동은 주 3, 4회씩 규칙적으로 그리고 하루 건너서 하는 것을 권장한다. 처음에는 5분간만 운동하고 점차 시간을 늘려 30분 정도 계속하도록 한다. 환자가 45분이나 60분 동안 할 수 있다고 느끼면 그렇게 하도록 권장하는데 운동을 하면서 부담을 느끼면 중단해야 한다.

다음과 같은 상황에서는 운동을 중단해야 한다.

① 피로감을 느낄 때

② 어지러울 때

③ 호흡이 빨라질 때

④ 흉통이 있을 때

⑤ 맥박이 빠르거나 불규칙할 때

⑥ 근육 경련이 있을 때

또한 다음과 같은 경우에는 운동을 하면 안 된다.

① 열이 있을 때

② 투석 계획이 변경되었을 때

③ 약물 복용 계획이 변경되었을 때

④ 신체적인 느낌이 달라졌을 때

⑤ 과식했을 때

⑥ 날씨가 너무 더울 때

　⑦ 관절이나 뼈 등 근골격계에 이상이 생겼을 때

3. 삶의 질

　만성신부전이 진행되면 환자는 일상생활에 영향을 주는 증상을 호소하며 투석이나 신장이식이 필요한 시점이 되면 그 정도가 더 심해진다. 투석을 하면 임상 증상들은 어느 정도 개선되지만, 환자의 생활 양식이 달라지고 이는 환자의 삶의 질에 영향을 미친다. 삶의 질은 투석 방법과 환자의 나이, 투석 적절도, 재활 여부 등 다양한 요인에 따라 달라진다.

　투석의 목적은 단순히 환자의 생존 기간을 늘리는 것이 아니라 건강과 관련된 삶의 질을 향상시키는 데 있다. 따라서 삶의 질은 투석 환자의 질병 발생률 및 사망률과 함께 치료 결과를 평가하는 중요한 항목이다. 얼마나 오래 살았는가도 중요하지만 얼마나 건강하게 살았는가도 중요하다. 일반인이 삶의 질을 높이기 위해 많은 노력을 하듯 투석 환자도 삶의 질을 향상시키는 방안을 강구하고 실천해야 한다.

　우울증, 사회적 뒷받침, 행복감 등의 정신적, 사회적인 요인들이 투석 환자의 사망률을 결정한다는 보고도 있다. 투석이 적절하게 이루어진 다음에는 정신적, 사회적 요인들이 치료 결과에 상당한 영향을 미치는 것이다. 투석 환자의 국가별 사망률이 크게 차이를 보이는 것은 투석 장비가 아니라 생활 양식이나 가족 구조 또는 정부의 뒷받침 등의 차이에 기인하는 것으로 생각할 수도 있다.

투석 환자를 대상으로 실시하는 재활 프로그램의 목적은 환자의 삶의 질을 향상시키는 것이다. 그러나 삶의 질이란 개념은 매우 복잡하고 아직 잘 정립되지 않은 상태이다. 일반적으로 삶의 질은 신체적, 정신적, 사회적 영역으로 나누어 각 영역의 건강 상태와 관련하여 정의한다. 신체적 영역에는 신체 기능과 일을 할 수 있는 능력 등이 포함되고, 정신적 영역에는 만족감, 불안감, 우울증 등이 포함되며, 사회적 영역에는 직업의 유무와 가정이나 사회적 유대관계 등이 포함된다.

(1) 삶의 질 평가

삶의 질을 평가하는 것은 투석 환자와 같은 만성질환 환자의 치료 결과를 평가하는 데 있어 점차 중요해지고 있다. 환자의 신체 기능, 질병으로 인한 생활의 제한, 치료의 부작용 등은 혈액검사와 임상 소견만으로는 판

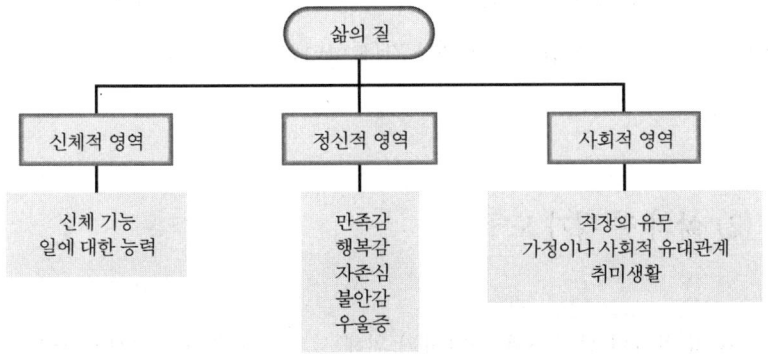

단할 수 없다. 질병 합병증이 환자의 일상생활에 어떤 영향을 끼치는지를 파악하고 이해하는 것이 건강과 관련된 삶의 질을 평가하는 목적이다.

투석 환자의 삶의 질을 평가하는 이유는 신체적, 정신적, 사회적 건강이 삶의 질의 기본 요건이기도 하며, 삶의 질, 질병 발생률, 사망률 사이에 밀접한 상관관계가 있기 때문이다. 즉 삶의 질이 높을수록 환자의 생존율도 함께 높아진다.

삶의 질에 관한 일부 지역에서의 연구에 따르면, 일본의 투석 환자들은 미국의 환자들보다 신체 기능이 더 우수하며 미국의 투석 환자들은 일본의 환자들보다 정신적 건강이 더 우수한 것으로 나타났다. 일본 투석 환자는 정신적 영역에, 미국 투석 환자는 신체적 영역에 더 신경을 써서 관리하면 삶의 질이 더 나아질 것이다.

삶의 질을 측정하려면 환자의 상태를 평가하는 질문서가 필요하다. 질문서는 간단해야 하며, 환자와 투석 치료팀이 쉽게 이해할 수 있어야 하고, 작성하는 데 시간이 많이 걸리지 않아야 한다. 또한 질문서는 신빙성과 타당성이 있어야 하고 반응도와 민감도가 높아야 한다. 질문서를 통해 시간에 따른 환자의 삶의 질의 변화를 파악하고, 현재의 결과로 미래를 예측하며, 같은 시점에서 환자들 간에 나타난 삶의 질의 차이점을 알 수 있다.

(2) 삶의 질 평가 도구

투석 환자의 삶의 질을 평가하기 위해 사용되는 도구는 크게 일반적 도구와 특이적 도구로 나눌 수 있다.

일반적 도구로는 KI(*Karnofsky Index*), SIP(*Sickness Impact Profile*) 그리고 SF-36(*Medical Outcome Study Short Form 36-Item Health Survey*)이 주로 이용되며 타당성이 입증되었다. KI는 원래 암환자를 위해 개발된 것이지만 사용하기가 간편해 여러 분야에서 사용하고 있다.

특이적 도구는 신장질환이나 투석에 특이적인 항목을 개발하여 삶의 질을 평가할 수 있도록 한 것으로, Kidney Disease Questionnaire, KDQOL-SF(*Kidney Disease Quality of Life and its Short Form*), DIA-QOL (*Dialysis Quality of Life*) 등이 많이 이용되고 있다. KDQOL-SF는 일반 질문 항목과 질병 특이적 질문 항목을 모두 포함하고 있고 DIA-QOL은 SF-36의 일반 질문 항목에 투석에 해당하는 질문 항목을 더한 것이다.

(3) 삶의 질에 영향을 주는 요소

최근 신장 분야의 의학적 발전은 투석 환자의 삶의 질 향상에 큰 역할을 하였다. 특히 에리트로포에틴의 대량 생산은 투석 환자의 빈혈을 개선하여 삶의 질을 향상시키는 데 결정적인 역할을 했다. 또 효율적인 투석기의 사용, 안전한 투석 기계의 사용, 골질환의 예방 및 치료를 위한 비타민 D의 개발, 투석 적절도에 대한 개념의 정립, 재활에 대한 사회적 관심 등으로 투석 환자의 삶의 질은 더욱 향상되었다.

만성신부전 환자의 신장 기능이 점차 감소하게 되면 환자는 생활에 나쁜 영향을 주는 증상을 경험하며 투석이 필요한 말기가 되면 증상이 더욱 심해지면서 삶의 질이 떨어진다. 투석을 시작하면서 증상은 어느 정도 개선되나 생활은 투석으로 인해 변화된다. 투석이 환자의 삶의 질에 직접 영향을 주는 것이다. 따라서 삶의 질에 영향을 주는 요소들은 투석을 하기 전과 투석 이후에 약간 달라진다.

투석 이전에는 빈혈이 덜할수록, 교육 정도와 경제적 수준이 높을수록 삶의 질이 높고, 동반 질환이 많을수록, 영양 상태가 나쁘거나 신장 기능의 저하가 심할수록 그리고 여성 환자이거나 우울증이 있으면 삶의 질이 떨어진다.

투석 후에는 투석 전과 마찬가지로 빈혈 수치, 교육 정도와 경제적 수준이 높은 경우에 더하여 매일 혈액투석 또는 복막투석 그리고 규칙적인 운동이 삶의 질을 높인다. 당뇨병, 간헐파행 intermittent claudication, 신장이식의 실패 경험, 여성, 우울증, 영양실조는 삶의 질을 떨어뜨릴 가능성이 높다.

여성은 남성에 비해 삶의 질이 낮은 것으로 보고되고 있다. 이유는 확실치 않지만 질병 자체보다는 정신적, 사회적 요인 때문인 것으로 판단된다. 사회적 차등 대우와 자주 동반되는 우울증이 삶의 질에 부정적으로 작용할 것으로 추정된다.

경제적 활동이 가능한 연령층은 직업의 유무가 환자의 삶의 질에 영향을 준다. 보고에 따르면 투석 후 일을 계속하는 환자는 30% 이하이며, 신장이식을 하여 건강 상태가 좋아지더라도 직업을 가지고 있는 비율은 투석을 할 때와 비슷하다고 한다. 이는 투석을 하면서 직업을 계속 유지하는 것이 얼마나 중요한지를 보여 준다.

투석 전 신부전 환자의 삶의 질에 영향을 주는 요소

삶의 질 향상	삶의 질 저하
혈색소가 높을수록	동반 질환이 있을 때
교육 정도가 높을수록	직업이 없을 때
경제적 수준이 높을수록	여성의 경우
	우울증이 있을 때
	혈청 알부민 농도가 낮을수록
	사구체 여과율이 낮을수록
	신장전문의와 늦게 상담했을 때

* Modified from Valderrabano F, et al: Quality of life in end-stage renal disease patients. Am J Kidney Dis 38:450, 2001

매일 혈액투석이나 복막투석이 심혈관계 질환을 줄이고 투석과 관련된 부작용을 감소시키며 신체 기능 및 사회적 활동을 향상시킨다는 보고가 있기는 하나 이를 입증하려면 더 많은 연구가 필요하다.

신장이식에 실패한 경우 삶의 질이 떨어진다. 주로 이식된 신장과 관련하여 합병증이 오래 지속되었을 때 삶의 질이 나빠지며, 합병증이 심하지 않다면 삶의 질에 나쁜 영향을 미치지는 않는다.

(4) 질병 발생률 및 사망률과의 연관성

혈액투석 환자를 대상으로 한 연구에 따르면 사회복지 수준과 투석 처방에 대한 순응도가 낮고 질병에 대한 인식이 부정적일 때 사망률이 증가한다고 한다. 또한 환자의 신체 기능은 병원 입원율과 사망률을 예상하는 데 투석의 적절도만큼이나 중요하다고 설명하고 있다.

삶의 질을 평가하는 것이 투석 환자의 치료 결과를 평가하는 데 질병 발

투석 환자의 삶의 질에 영향을 주는 요소

삶의 질 향상	삶의 질 감소
혈색소가 높을수록	동반 질환이 있을 때
사회경제적 수준이 높을수록	당뇨병이 있을 때
교육 정도가 높을수록	간헐파행이 있을 때
매일 혈액투석 또는 복막투석을 할 때	신장이식 실패 경험
규칙적 운동	여성의 경우
	우울증이 있을 때
	영양 상태 불량

* Modified from Valderrabano F, et al: Quality of life in end-stage renal disease patients. Am J Kidney Dis 38:450, 2001

생률 및 사망률만큼이나 중요해졌다. 따라서 투석 환자의 치료 결과를 향상시키기 위해서는 삶의 질을 평가하여 각 환자에게 맞는 대책을 수립해야 한다.

4. 지속적인 질 향상 프로그램

투석 환자의 치료 결과를 향상시키기 위해서는 지속적으로 질적 관리를 할 수 있는 프로그램이 필요하다. 지속적인 질 향상 프로그램에는 임상시행지침에 따라 투석 치료를 하고 그 결과를 임상수행측정으로 평가하여, 만성신부전 환자를 투석하는 데 최선의 치료 방법을 적용할 수 있도록 지속적으로 노력한다는 의미가 있다.

임상수행측정 항목에는 사망률, 투석 적절도, 혈압 조절, 질병 발생률,

재활, 삶의 질 등이 있다. 이전에는 투석 치료의 결과를 평가하기 위해 주로 환자의 사망률, 병원 입원율 등에 초점을 맞추었으나 최근에는 신체적 상태뿐만 아니라 정신적 및 사회적 상태까지 다양하게 평가하고 있다.

투석 치료를 평가하는 항목의 많은 부분은 NKF-K/DOQI 임상시행지침에서 제시하는 내용을 기준으로 하고 있다. 일반적으로 투석 환자의 치료 결과를 평가하기 위해 측정하는 항목과 그 항목이 목표로 하는 기준은 다음의 표와 같다.

표준화된 사망률이란 나이, 성별, 인종 그리고 당뇨병을 고려하고 조정한 상태에서, 환자군에서 예상되는 사망자수에 대한 관찰된 사망자수의 비율을 말하며, 표준화된 입원율이란 주어진 기간에 투석받는 환자군에서 예상되는 첫 입원 환자수에 대한 관찰된 첫 입원 환자수의 비율을 말한다.

평가 항목	목표 기준
사망률	표준화된 사망률 추적

혈액투석 적절도	처방 투석량
	  Kt/V 1.3 이상
	  요소 감소율 70% 이상
	실제 측정된 투석량
	  Kt/V 1.2 이상
	  요소 감소율 65% 이상

복막투석 적절도	지속성 휴대 복막투석
	  Kt/V 주당 2.0 이상
	  크레아티닌 청소율 주당 60L/1.73m^2
	자동 복막투석
	  Kt/V 주당 2.2 이상
	  크레아티닌 청소율 주당 66L/1.73m^2

혈관접속로	매주 신체검사 혈관 협착 감시

영양	혈청 알부민 농도 4.0g/dL 이상
	단백질 섭취량 1일 1.0~1.4g/kg
	열량 섭취 1일 32~35kcal/kg
빈혈	적혈구 용적률 33~36%
	혈색소 11~12g/dL
	혈청 페리틴 농도 100ng/mL 이상
	트랜스페린 포화도 20% 이상
신장골형성장애	혈청 부갑상샘 호르몬 농도 150~200pg/mL
	혈청 인 농도 5.5mg/dL 미만
	혈청 칼슘 × 인 결합체 55(mg/dL)^2 미만
	혈관 및 조직 석회화 예방
심혈관계 위험 요소	혈압 140/90mmHg 미만
	비정상 혈청 지질 농도의 조절
	금연
	운동 프로그램
	당뇨병
	당화혈색소 8% 미만
	식전 혈당 100~150mg/dL
병원 입원율	표준화된 입원율 추적
삶의 질	우울증 등을 규칙적으로 감시
재활의 정도	운동 프로그램을 격려 및 감시

* Modified from Hannah R, et al: Renal disease in the managed care setting: selecting and monitoring of outcome criteria: outcome measures in patients with ESRD. Am J Kidney Dis 33(suppl 1):S12, 1999

참고문헌

1. 신장 재활

Copley JB, Lindberg JS: The risks of exercise. Adv Ren Replace Ther 6:165-171, 1999

Curtin RB, Lowrie EG, DeOreo PB: Self-repoted functional status: an important predictor of health outcomes among end-stage renal disease patients. Adv

Ren Replace Ther 6:133-140, 1999

Curtin RB, Oberley ET, Sacksteder P, Friedman A: Differences between employed and nonemployed dialysis patients. Am J Kidney Dis 27:533-540, 1996

Fitts SS, Guthrie MR, Blagg CR: Exercise coaching and rehabilitation counseling improve quality of life for predialysis and dialysis patients. Nephron 82:115-121, 1999

Golper M: Patient education: can it maximize the success of therapy? Nephrol Dial Transplant 16(suppl 7):S20-S24, 2001

Kutner NG, Curtin RB, Oberley E, Sacksteder P: Fulfilling the promise: linking rehabilitation interventions with ESRD patient outcomes. Dial Transplant 26: 282-292, 1997

McMurray SD, Johnson G, Davis S, McDougall K: Diabetes education and care management significantly improve patient outcomes in the dialysis unit. Am J Kidney Dis 40:566-575, 2002

Oberley ET, Sadler JH, Alt PS: Renal rehabilitation: obstacles, progress, and prospects for the future. Am J Kidney Dis 35(suppl 1):S141-S147, 2000

Paganini EP: In search of an optimal hematocrit level in dialysis patients: rehabilitation and quality-of-life implications. Am J Kidney Dis 24(suppl 1): S10-S16, 1994

Painter P: The importance of exercise training in rehabilitation of patients with end-stage renal disease. Am J Kidney Dis 24(suppl 1):S2-S9, 1994

Painter P, Blagg CR, Moore GE: Exercise for the dialysis patient: a guide for the nephrologist. Madison, WI, Medical Education Institute, 1995

Rasgon S, Schwankovsky L, James-Rogers A, Widrow L, Glick J, Butts E: An intervention for employment maintenance among blue-collar workers with end-stage renal disease. Am J Kidney Dis 22:403-412, 1993

Tawney KW, Tawney PJW, Hladik G, Hogan SL, Falk RJ, Weaver C, Moore DT, Lee MY: The life readiness program: a physical rehabilitation program for patients on hemodialysis. Am J Kidney Dis 36:581-591, 2000

The Life Options Rehabilitation Advisory Council: Unit Self-Assessment Manual for Renal Rehabilitation. Madison, WI, Medical Media Associates, 1998

2. 운동

Copley JB, Lindberg JS: The risks of exercise. Adv Ren Replace Ther 6:165-171, 1999

Fletcher GF, Blair SN, Blumenthal J, Caspersen C, Chaitman B, Epstein S, Falls H, Froelicher ESS, Froelicher VF, Pina IL: Benefits and recommendations for physical activity programs for all americans. Circulation 86:340-344, 1992

Goldberg AP, Geltman EM, Hagberg JM, Gavin JR, Delmez JA, Carney RM, Naumowicz A, Oldfield MH, Harter HR: Therapeutic benefits of exercise training for hemodialysis patients. Kidney Int 24(suppl 16):S303-S309, 1983

Hagberg JM, Goldberg AP, Ehsani AA, Heath GW, Delmez JA, Harter HR: Exercise training improves hypertension in hemodialysis patients. Am J Nephrol 3:209-212, 1983

Johansen KL, Chertow GM, Ng AV, Mulligan K, Carey S, Schoenfeld PY, Kent-Braun JA: Physical activity levels in patients on hemodialysis and healthy sedentary controls. Kidney Int 57:2564-2570, 2000

Krasnoff J, Painter P: The physiological consequences of bed rest and inactivity. Adv Ren Replace Ther 6:124-132, 1999

Miller BW, Cress CL, Johnson ME, Nichols DH, Schnitzler MA: Exercise during hemodialysis decreases the use of antihypertensive medications. Am J Kidney Dis 39:828-833, 2002

Painter P: The importance of exercise training in rehabilitation of patients with end-stage renal disease. Am J Kidney Dis 24(suppl 1):S2-S9, 1994

Painter P, Carlson L, Carey S, Paul SM, Myll J: Physical functioning and health-related quality-of-life changes with exercise training in hemodialysis patients. Am J Kidney Dis 35:482-492, 2000

Painter P, Carlson L, Carey S, Paul SM, Myll J: Low-functioning hemodialysis patients improve with exercise training. Am J Kidney Dis 36:600-608, 2000

Painter P, Moore G, Carlson L, Paul S, Myll J, Phillips W, Haskell W: Effects of exercise training plus normalization of hematocrit on exercise capacity and health-related quality of life. Am J Kidney Dis 39:257-265, 2002

Robertson HT, Haley NR, Guthrie M, Cardenas D, Eschbach JW, Adamson JW: Recombinant erythropoietin improves exercise capacity in anemic hemodialysis patients. Am J Kidney Dis 15:325-332, 1990

The Life Options Rehabilitation Advisory Council: Building Quality of Life: A

Practical Guide to Renal Rehabilitation. Madison, WI, Medical Education Institute, 1997

The Life Options Rehabilitation Advisory Council: Renal Rehabilitation: Bridging the Barriers. Madison, WI, Medical Education Institute, 1994

The Life Options Rehabilitation Advisory Council: Unit Self-Assessment Manual for Renal Rehabilitation. Madison, WI, Medical Media Assossiates, 1998

【인터넷 문헌】

KDQOL http://www.rand.org

투석 환자 재활위원회 http://www.lifeoptions.org

3. 삶의 질

Bosch JP: Beyond "adequate dialysis". Am J Kidney Dis 35:xlvi-xlviii, 2000

Cagney KA, Wu AW, Fink NE, Jenckes MW, Meyer KB, Bass EB, Powe NR: Formal literature review of quality-of-life instruments used in end-stage renal disease. Am J Kidney Dis 36:327-336, 2000

Fernando V, Rosa J, Juan MLG: Quality of life in end-stage renal disease patients. Am J Kidney Dis 38:443-464, 2001

Kimmel PL, Peterson RA, Weihs KL, Simmens SJ, Alleyne S, Cruz I, Veis JH: Psychosocial factors, behavioral compliance and survival in urban hemodialysis patients. Kidney Int 54:245-254, 1998

Painter P, Carlson L, Carey S, Paul SM, Myll J: Physical functioning and health-related quality-of-life changes with exercise training in hemodialysis patients. Am J Kidney Dis 35:482-492, 2000

Rettig RA, Sadler JH, Meyer KB, Wasson JH, Parkerson GR, Kantz B, Hays RD, Patrick DL: Assessing health and quality of life outcomes in dialysis: a report on an institute of medicine workship. Am J Kidney Dis 30:140-155, 1997

Yoko TH, Sally SF, Ichiro T, Shigeru N, Toru S, Masamiki M, Joseph G, Bessie AY, Tatsuo H, Kenji M, Christopher RB, Shunichi F: Health-related quality of life among dialysis patients in Seattle and Aichi. Am J Kidney Dis 37:987-996, 2001

4. 지속적인 질 향상 프로그램

Hannah R, Levin NW, London R, Osheroff WJ: Renal disease in the managed care setting: selecting and monitoring of outcome criteria: outcome measures in patients with ESRD. Am J Kidney Dis 33(suppl 1):S10-S16, 1999

Kliger AS: Clinical practice guidelines and performance measures in ESRD. Am J Kidney Dis 32(suppl 4):S173-S176, 1998

용어 해설

건체중dry weight

  혈액투석에서 투석으로 몸에 불필요한 수분이 제거된 환자의 체중으로, 환자가 가장 편안함을 느끼고 혈압이 적절하게 조절되는 투석 후 체중을 말한다.

고밀도지단백 콜레스테롤HDL-cholesterol

  콜레스테롤의 한 형태이며 심혈관계 장애를 억제하는 역할을 한다. 일반적으로 혈청 농도는 35mg/dL 이상으로 유지할 것을 권고하고 있다.

고지질혈증hyperlipidemia

  콜레스테롤 또는 중성지방 등 지방질의 혈청 농도가 높은 것을 말한다.

고호모시스테인혈증hyperhomocysteinemia

  호모시스테인은 아미노산의 일종으로 일반적인 음식물에는 포함되어 있지 않으며 메티오닌methionine 대사 과정에서 중간 산물로 생산된다. 일반인과 투석 환자 모두 혈청 호모시스테인 농도가 높으면 일반적으로 심혈관계 질환의 위험도가 높은 것으로 알려져 있다.

메티오닌 대사에 관여하는 엽산, 비타민 B_6, 비타민 B_{12} 등이 치료제로 사용되기는 하나 심혈관계 질환을 줄일 수 있는지에 대해서는 아직 확실치 않다.

나트륨sodium
세포 외에 분포하는 주된 양이온이며 소금을 구성하는 주성분이다.

내독소endotoxin
그람음성 세균의 세포벽에서 형성되는 독성 물질로, 오염된 물을 통해 환자의 몸으로 들어가면 발열반응을 일으킨다.

당화혈색소HbA1c
지난 2개월 간의 혈당 조절을 반영하는 지표이다. 정상치는 3.5~6.5%이다.

대사산증metabolic acidosis
정상적인 인체의 혈액 pH(산도)는 7.35~7.45로 중성을 유지한다. 이는 신장과 폐가 산-염기의 균형을 맞추기 때문이다. 그런데 신장의 기능 장애 때문에 신체의 pH가 산성을 나타내는 것을 대사산중이라고 한다.

도관catheter
복막투석에서 투석액을 넣고 배출하기 위해 복강에 삽입하는 플라스틱 관, 또는 혈액투석을 위해 일시적으로 사용되는 혈관접속로서 속목정맥 또는 넙다리정맥 등 큰 정맥에 삽입하는 관을 말한다.

동정맥루arteriovenous fistula; AVF
혈액투석을 위해 환자의 혈액이 몸 밖으로 순환할 수 있도록 만드는 혈관접속로의 일종. 환자의 동맥과 정맥을 직접 연결한 것을 말하며 주로 손목 윗부분에 만든다.

동정맥 이식편 arteriovenous graft; AVG
환자의 동맥과 정맥을 인조혈관으로 연결하여 만든 혈관접속로이다.

디지탈리스 digitalis
심장의 수축을 증강하는 약물이며 부정맥 치료제로도 사용한다.

레닌-안지오텐신 시스템 renin-angiotensin system
신장에서 분비되는 레닌이 간에서 합성되는 안지오텐시노겐을 분해하여 안지오텐신 I을 만들고, 안지오텐신 I은 안지오텐신 전환효소로 인해 안지오텐신 II로 전환되는 시스템을 말한다. 안지오텐신 II는 혈관을 수축시키기 때문에 고혈압의 발생에 중요한 역할을 한다.

만성신부전 chronic kidney disease
신장에 손상이 있거나 사구체 여과율이 60mL/분/1.73m² 이하로 3개월 이상 지속되는 경우를 말한다. 여기서 신장 손상이란 사구체 여과율과는 상관없이 조직검사상 이상 소견이 있거나 혈액, 소변 또는 방사선 검사상 신장에 이상이 있음을 보여주는 소견이 있음을 말한다.

말기 만성신부전
만성신부전의 말기로 새로운 만성신부전 분류에 따르면 5단계를 말한다. 사구체 여과율이 15mL/분/1.73m² 미만 또는 요독증을 치료하기 위해서 투석이나 신장이식이 필요한 단계이다. 영문 용어는 학문적으로 kidney failure이며 전에 많이 사용되었던 ESRD(end-stage renal disease)는 행정 용어로 계속 쓰이고 있다.

미국신장재단National Kidney Foundation; NKF
미국에서 신장 환자를 돕기 위해 설립된 조직이다. 1995년 3월 만성신부전 환자의 치료 결과를 향상시키기 위해 위원회를 발족하였고 투석 치료의 기준을 제시하는 임상시행지침을 만들었다.

반투막semipermeable membrane
막을 사이에 둔 양쪽의 용액에서 막의 구멍보다 작은 물질은 쉽게 이동하게 하고 막의 구멍보다 큰 물질은 이동하지 못하도록 만들어진 막이다.

β_2-마이크로글로불린β_2-microglobulin
분자량이 11,800인 단백질로, 저유량 투석막low flux membrane으로 혈액투석을 오래 하는 경우 조직에 침착되어 아밀로이드증amyloidosis을 일으킨다.

부갑상샘 호르몬parathyroid hormone; PTH
목의 앞쪽에 위치한 4개의 작은 부갑상샘에서 생성, 분비되는 호르몬으로 칼슘-인 대사에 관여한다. 투석 환자에게서 칼슘과 인의 균형이 깨어지면 부갑상샘 호르몬이 증가하여 골질환, 혈관 석회화, 피부질환을 유발한다.

부종edema
얼굴, 손, 발, 전신 등 연부조직에 수분이 축적되어 붓는 것을 말한다. 투석이 불충분하거나 투석과 투석 사이에 수분을 너무 많이 섭취했을 때 생긴다.

브라디키닌 시스템bradykinin system
레닌-안지오텐신 시스템 및 프로스타글란딘prostaglandin과 상호작용하여 혈관 수축과 이완 기능에 관여, 신장으로 가는 혈류량과 나트륨 및 수분의 배설량을 조절한다. 브라디키닌은 혈관을 확장시키는 역할을 하지만 레닌의 생산을 촉진하여 레닌-안지오텐신 시스템을 작동하게 한다.

빈혈anemia
신체 조직으로 산소를 운반하는 적혈구가 부족해진 상태로, 증상은 창백하고 힘이 없으며 숨이 차고 피로를 쉽게 느끼는 것 등 다양하다.

사구체glomerulus
세뇨관과 함께 신장의 기능적 단위인 신원을 구성하는 모세혈관 덩어리로, 신장에서 오줌을 만들 때 혈액 속의 여러 물질들이 우선 여과되는 부분이다. 사구체에서 물질들이 여과되는 비율로 신장의 기능을 판단할 수 있다.

사구체 여과율glomerular filtration rate; GFR
신장의 기능을 반영하는 척도로 혈청 크레아티닌 농도를 이용하여 구할 수 있다. 정상치는 120mL/분/$1.73m^2$이다. 사구체 여과율이 10~15mL/분/$1.73m^2$ 이하로 감소되면 투석이나 신장이식을 고려해야 한다.

삼투압osmotic pressure
어떤 물질로 인해 물을 끌어당기는 힘을 말한다.

신대체요법renal replacement therapy
신장의 기능이 보통 사람의 5~10% 이하로 저하되어 요독증이 심해지면 식사요법이나 약물치료만으로는 환자의 생명을 유지할 수 없게 된다. 신대체요법은 환자의 신장을 대신하는 치료법으로 투석이나 신장이식이 이에 해당한다.

심장눌림증cardiac tamponade
염증 때문에 심장주머니(심낭)에 액이 과다하게 축적되어 심실로 혈액이 유입되지 못하는 현상이다. 빨리 치료하지 않으면 생명이 위험하다.

심장부전 heart failure

심장은 규칙적으로 수축하여 신체 조직에 필요한 혈액을 보낸다. 심장부전은 심장 기능이 저하되어 심장이 제대로 수축하지 못해 신체 조직으로 혈액을 충분히 보내지 못하는 현상이다. 원인은 허혈성 심장질환, 심장판막 질환, 부정맥 등 다양하다.

아나필락시스 anaphylaxis

특이 물질이 인체에 들어왔을 때 나타나는 과민증이다. 두드러기, 가려움증 등의 피부 증상과 복통, 구토 등의 소화기 증상이 있으며 심하면 호흡곤란이 나타난다.

아드레날린 adrenergic

교감신경의, 또는 교감신경과 관련된 물질을 말하며 혈관을 수축하는 작용을 한다.

안지오텐신 전환효소 억제제 angiotensin converting enzyme inhibitor; ACEI

고혈압이 발생하는 기전에는 레닌-안지오텐신 시스템이 관여한다고 알려져 있다. 즉 신장에서 분비되는 레닌이 간에서 합성된 안지오텐시노겐을 분해하여 안지오텐신 I을 만들고, 안지오텐신 I은 안지오텐신 전환효소로 인해 안지오텐신 II로 전환되는데 이는 혈관을 수축시켜 혈압을 높인다. 안지오텐신 전환효소 억제제는 안지오텐신 I이 안지오텐신 II로 전환되는 것을 억제하여 고혈압의 치료제로 사용된다. 또한 안지오텐신 전환효소 억제제는 혈관 확장물질인 브라디키닌의 분해를 억제하여 혈압을 낮추기도 한다.

아스파르트산 아미노전이효소 aspartate aminotransferase; AST

간기능과 관련된 효소이다. 혈청 농도의 정상치는 37IU/L 이하이다. 간염이나 간경변 등 여러 간질환에서 혈청 농도가 증가한다. 예전에 사용되었던

GOT(*glutamic oxaloacetic transaminase*)와 같은 효소지만 현재는 AST라는 용어를 사용한다.

알라닌 아미노전이효소*alanine aminotransferase; ALT*
AST와 마찬가지로 간기능과 관련된 효소이다. 혈청 농도의 정상치는 40 IU/L 이하이다. 간염이나 간경변 등 여러 간질환에서 혈청 농도가 증가한다. 예전에 사용되었던 GPT(*glutamic pyruvic transaminase*)와 같은 효소지만 현재는 ALT라는 용어를 사용한다.

알부민*albumin*
우리 몸을 구성하는 단백질의 한 형태로 혈청 알부민 농도는 영양 상태를 반영하는 주요 지표로 알려져 있다. 혈청 알부민 농도가 정상치보다 낮으면 영양실조를 의심해야 한다.

AGE(*advanced glycation end products*)
당과 단백질이 결합된 물질이 일련의 생화학적 반응을 통해 형성되는 물질로 당뇨병이 신장, 망막 등에 합병증을 일으킬 때 관여하는 것으로 알려져 있다.

에리트로포에틴*erythropoietin*
신장 조직에서 생산되어 골수에서 적혈구의 생성을 자극하는 호르몬이다. 만성신부전으로 신장 기능이 저하되면 에리트로포에틴의 생산이 감소되어 빈혈이 발생한다. 요즘에는 유전자 재조합 방법으로 사람의 에리트로포에틴과 기능이 같은 호르몬을 대량 생산하여 만성신부전 환자의 빈혈 치료에 이용하고 있다.

NKF-DOQI 임상시행지침

미국신장재단은 투석 환자의 치료 결과를 향상시키기 위해 투석 환자에 대한 임상지침을 만들어 1997년에 발표하였는데 이를 NKF-DOQI(National Kidney Foundation-Dialysis Outcomes Quality Initiative) 임상시행지침이라고 한다. NKF-DOQI는 투석 환자 치료의 기본 지침이 되었고 삶의 질을 향상시키는 요인이 되었다. NKF-DOQI는 그 후 투석뿐만 아니라 만성 신장질환 전체를 포함하는 의미에서 NKF-K/DOQI(Kidney Disease Outcomes Quality Initiatives) 임상시행지침으로 바뀌었다.

NKF-K/DOQI 임상시행지침

NKF-DOQI 임상시행지침에서 발전된 것으로 신장 환자의 치료 결과를 향상시키기 위해 투석뿐만 아니라 신장질환 전반에 대한 치료 지침을 규정하고 있다.

nPNA(normalized protein nitrogen appearance)

투석 환자가 단백질을 충분히 섭취하는가를 판단하는 지표로 이용한다. 임상적 의미에 대해서는 논란이 있지만 일반적으로 nPNA가 낮으면 단백질 섭취량이 부족하다는 것을 반영하며 환자의 예후가 나쁘다고 알려져 있다.

요독증 uremia

만성신부전 환자의 혈액 속에 노폐물이 축적되어 나타나는 모든 증상 또는 징후로 식욕 감소, 쇠약감, 활력 저하, 구강 냄새, 피부색의 변화, 기억력 저하 등 다양하다.

요소 감소율 urea reduction ratio; URR

투석 전과 비교하여 투석 후에 감소된 혈액 요소 농도의 비율로 투석 적절도를 반영한다. NKF-K/DOQI 임상시행지침은 환자에게서 직접 측정한 요소 감소율이 최소한 65% 이상일 것을 권장하고 있다.

요소 청소율 urea clearance
요소는 투석의 효율을 측정하는 데 흔히 사용하는 물질이다. 요소 청소율은 투석을 통해 제거되는 요소의 양으로 투석의 양을 표시한다.

유병률 prevalence
질병 또는 어떤 임상 소견이 단위 기간(대개 1월 1일부터 12월 31일까지 1년간)에 발생하는 빈도를 말하며 백분율(%)로 표시한다.

인 phosphorus
골대사에 관여하는 중요한 인자이다. 투석 환자는 신장 기능의 장애로 혈청 인 농도가 높아지는데 이 때문에 부갑상샘 호르몬의 생산이 증가하면 뼈가 약해진다. 투석 환자는 뼈가 약해지지 않도록 식사요법을 잘 따라야 하며 인결합제를 복용해야 한다.

잔여신기능 residual renal function
투석 환자일지라도 신장 기능의 일부가 남아 있을 수 있는데 이를 잔여신기능이라고 한다. 일반적으로 잔여신기능은 투석 초기에는 어느 정도 남아 있다가 투석 기간이 길어지면서 감소된다. 투석 환자에게 잔여신기능이 많이 남아 있을수록 생존율이 높은 것으로 알려져 있다.

저밀도지단백 콜레스테롤 LDL-cholesterol
콜레스테롤의 한 형태로 심혈관계에 나쁜 영향을 미친다. 즉 혈청 농도가 높으면 심혈관계 장애를 초래할 가능성이 높다. 혈청 농도를 100mg/dL 이하로 유지하도록 권장하고 있다.

적혈구 용적률hematocrit; Hct

전체 혈액 중에서 적혈구의 비율을 말하며 정상보다 낮은 수치는 빈혈이 있음을 의미한다. 정상치는 여성은 37~47%, 남성은 42~52%이다. NKF-K/DOQI 임상시행지침은 투석 환자의 적혈구 용적률을 33~36%로 유지할 것을 권장하고 있으며, 이를 위해서 대부분의 투석 환자에게 에리트로포에틴과 철분을 투여해야 한다.

전해질electrolyte

전기적 성질이 있는 물질로 우리 몸을 구성하는 데 중요한 역할을 한다. 중요한 양이온 전해질로는 나트륨, 칼륨, 칼슘 등이 있으며 음이온 전해질로는 염소, 중탄산염 등이 있다.

좌심실 비대증left ventricular hypertrophy; LVH

심장의 좌심실에 지속되는 부담 때문에 심실의 벽이 두꺼워지고 커지는 것을 말한다. 투석 환자의 경우 빈혈과 고혈압이 좌심실 비대증의 주요 원인이다.

주관적 포괄사정법subjective global assessment; SGA

환자의 영양 상태를 주관적으로 평가하는 방법이다. 환자의 영양과 관련한 병력을 채취하고 신체 여러 부위의 지방과 근육량을 육안으로 측정한다.

중성지방triglyceride

혈액에 있는 지방질의 한 형태이다. 혈청 농도가 높으면 동맥경화증을 초래하고 심혈관계 장애를 일으킬 수 있다.

지속성 순환 복막투석continuous cycling peritoneal dialysis; CCPD

복막투석의 한 방법으로 환자가 밤에 자는 동안 사이클러라는 기계가 투석액을 수차례 교환해 투석을 한다.

지속성 휴대 복막투석continuous ambulatory peritoneal dialysis; CAPD
복강에 삽입된 도관을 통하여 넣은 투석액과 복벽에 분포해 있는 혈관 안의 혈액 사이에 투석이 이루어지는 복막투석의 한 방법이다. 투석액을 수동으로 1일 4, 5회 교환한다.

체류dwell
복막투석에서 투석액을 복강에 넣은 후 일정 시간 머무르게 하는 것을 말하며 체류하는 동안 투석이 이루어진다. 저류라고도 한다.

초미세여과ultrafiltration
수분과 같은 용매가 반투막을 사이에 두고 양쪽의 용액 사이에 주어지는 압력의 차이 때문에 한쪽에서 다른 쪽으로 이동하는 것을 말하며, 환자의 몸에 불필요하게 축적된 수분을 제거하는 원리이다.

칼륨potassium
혈청 농도가 높으면 심장 기능에 장애를 초래하는 전해질이다. 투석 환자는 신장에서 칼륨을 제대로 배설하지 못해 혈청 칼륨 농도가 쉽게 높아질 수 있는데 심장 장애를 예방하기 위해서는 적절한 투석과 함께 칼륨의 섭취를 줄이기 위한 식사요법을 따라야 한다.

칼리크레인-키닌 시스템kallikrein-kinin system
레닌-안지오텐신 시스템 및 프로스타글란딘과 상호작용하여 혈관 수축과 이완 기능에 관여하여 신장으로 가는 혈류량과 나트륨 및 수분의 배설량을 조절한다. 브라디키닌 시스템과 같은 의미이다.

칼슘calcium

뼈를 구성하는 중요한 요소이다. 투석 환자는 활성형 비타민 D 생성의 감소로 혈청 칼슘 농도가 낮아지며 이는 부갑상샘 호르몬의 생산을 자극하여 뼈 속의 칼슘을 혈액으로 이동시킨다.

Kt/V

투석량을 반영하는 공식으로, 투석이 적절하게 이루어지는지 판단할 수 있는 지표이다. K는 노폐물 제거율, t는 투석 치료 시간, V는 체내 수분의 양을 뜻한다. Kt/V는 K와 t를 곱한 후 V로 나누어 계산하는데, 실제로 구하는 방법이 복잡하기 때문에 컴퓨터를 이용한다. NKF-K/DOQI 임상시행지침에서는 혈액투석 환자에게서 실제 측정한 Kt/V가 1.2 이상, 복막투석 환자는 주당 Kt/V가 최소한 2.0일 것을 권장하고 있다.

콜레스테롤cholesterol

혈액에 있는 지방질의 한 형태로 혈청 총 콜레스테롤 농도가 높으면 동맥경화증을 초래하여 심혈관계 질환을 일으킬 수 있다. 투석 환자는 혈청 농도를 200mg/dL 이하로 유지해야 하고 이보다 높은 경우에는 식사요법이나 약물치료가 필요하다.

콜레스테롤은 크게 우리 몸에 나쁜 영향을 주는 저밀도지단백 콜레스테롤과 좋은 영향을 주는 고밀도지단백 콜레스테롤로 나뉜다.

크레아티닌creatinine

근육에서 정상적으로 생산되는 물질로 신장 기능을 측정하는 데 사용한다. 성인 혈청 농도의 정상치는 0.6~1.2mg/dL인데 투석 환자는 정상치보다 항상 높다.

크레아티닌 청소율 creatinine clearance; CrCl
신장의 기능을 반영하는 한 척도로 소변을 24시간 동안 모아서 측정한다. 정상치는 120mL/분이며 10~15mL/분 이하로 떨어지면 투석이나 신장이식을 고려해야 한다.

투석기 dialyzer
작은 구멍이 있는 매우 얇은 반투막의 섬유관으로 이루어져 신장 기능을 대신할 수 있도록 만든 것이다. 섬유관 안으로는 혈액이, 섬유관 밖으로는 투석액이 서로 반대 방향으로 흐르면서 투석이 이루어진다.

투석량 dose of dialysis
투석으로 제거된 노폐물의 양을 말한다. 일반적으로 요소를 노폐물을 대표하는 물질로 이용하기 때문에 투석량은 투석을 통해 요소가 청소된 양으로 표시된다. 투석량을 대변하는 지표로는 요소 감소율(URR)과 Kt/V가 있다.

투석액 dialysate fluid
투석할 때 사용하는 용액으로 몸에 필요한 젖산, 당분 그리고 여러 가지 진해질 등을 포함하고 있다. 투석할 때 투석막이나 복막의 작은 구멍을 통해 혈액 속의 노폐물은 투석액 쪽으로, 투석액에 포함된 물질들은 혈액 쪽으로 이동하게 된다.

투석 적절도 dialysis adequacy
환자에게 처방된 투석으로 얻어진 투석량이 환자에게 적절한가를 판단하는 개념이다. 투석 적절도를 판단할 때는 일반적으로 NKF-K/DOQI 임상시행지침을 기준으로 한다.

트랜스페린 포화도 transferrin saturation; TSAT

우리 몸에 있는 철의 양을 반영하는 수치로 혈청 철 농도를 총철결합능으로 나누어 계산한다. 에리트로포에틴을 투여하는 경우 트랜스페린 포화도가 최소한 20% 이상이어야 한다.

패혈증 sepsis

국소 부위로 침범한 세균이 혈액을 통해 몸 전체로 퍼져 염증반응을 일으키는 증후군이다. 인체 면역체계가 약해졌을 때 잘 생기며 주요 장기의 기능에 이상이 생긴다. 발열, 저체온, 호흡곤란, 빈맥, 심한 저혈압 등이 나타난다.

페리틴 ferritin

혈청 페리틴 농도는 우리 몸에 저장되어 있는 철의 양을 반영한다. 투석 환자에게 에리트로포에틴을 투여하면 적혈구가 생성되면서 철의 소비가 증가하여 혈청 페리틴 농도가 감소하게 된다. 따라서 에리트로포에틴을 투여할 때 빈혈을 개선하기 위해서는 혈청 페리틴 농도를 최소한 100ng/mL 이상으로 유지해야 한다.

혈관접속로 vascular access

혈액투석이 효율적으로 이루어지는 데 필요한 혈액을 환자의 몸에서 투석기로 보내도록 만들어진 혈관 통로를 말한다. 동정맥루, 동정맥 이식편, 정맥 도관 등이 여기에 속한다.

혈색소 hemoglobin; Hb

적혈구를 구성하는 일부로 우리 몸의 모든 세포에 산소를 배달하는 역할을 하며 그 수치가 낮으면 빈혈을 의미한다. NKF-K/DOQI 임상시행지침에서는 투석 환자의 혈색소를 11~12g/dL로 유지할 것을 권장하고 있다.

혈액 요소질소 blood urea nitrogen; BUN

혈청 요소질소 serum urea nitrogen; SUN라고도 한다. 음식물에 있는 단백질과 체내 단백질이 소화, 분해되면서 혈액 속에 나타나는 노폐물이다. 이 책에서 농도를 설명할 때는 혈액 요소 농도라고 표기하였다. 혈액 요소 농도는 혈액 속에 노폐물이 얼마나 있는가를 판단하는 지표이다. 일반 성인의 정상치는 8~18mg/dL이며 신부전 환자의 수치는 정상치보다 높다.

확산 diffusion

반투막을 사이에 두고 다른 농도의 두 용액이 나누어져 있으면 용질은 농도가 높은 쪽에서 낮은 쪽으로 이동하게 되는데 이를 확산이라고 한다. 이는 자유로운 분자운동 때문에 일어나는 것으로, 용질의 크기가 반투막의 구멍 크기보다 작으면 농도가 높은 쪽에서 낮은 쪽의 용액으로 이동하게 되어 평형을 이루게 된다. 투석 환자의 혈액에 축적된 노폐물이 투석액으로 이동하여 제거되는 원리이다.

찾아보기

ㄱ

가려움증 283
가정 혈액투석 23, 118
감마선조사법 68
거짓동맥류 89
건체중 93
격려 297
경피경혈관확장술 88
고교환 골질환 214
고밀도지단백 콜레스테롤 206
고유량 투석기 68, 70
고인산혈증 211
고중성지방혈증 205
고지질혈증 30, 35, 156, 196
고칼륨혈증 196
고칼슘혈증 218
고콜레스테롤혈증 204
고프롤락틴혈증 272

고혈압 19, 20, 26, 30, 31, 35, 189
고호모시스테인혈증 202
고효율 투석기 67
골질환 23, 69
교육 297
교질삼투압 133

ㄴ

나트륨 19, 68, 71
낭종섬유성골염 217
내독소 112
normalized PNA(nPNA) 233

ㄷ

단기작용인슐린 250
당내성 검사 249
당뇨병 19, 20, 27, 30, 34, 35, 79

당불내성 241
당화혈색소 99
대류 25
대사산증 19, 29, 38
데페록사민 217
도관 76, 77, 79, 80
동맥경화증 190
동정맥루 26, 74, 78, 80, 81
동정맥 이식편 74, 78
DOQI 임상시행지침 49
디지탈리스 94

ㄹ

레닌-안지오텐신 196

ㅁ

마그네슘 69, 70
만성신부전 17, 19∼21, 26, 27, 31, 35, 38, 41, 42, 45
말기 신부전 21
매일 혈액투석 116
무활동성 골질환 253
무활동성 또는 형성 골질환 214
미국신장재단 20, 48
미국의료기구협회 69
미도드린 103

ㅂ

바르데나필 270
반투막 24, 25, 70
발기부전 267

β 아드레날린 차단제 195
β_2-마이크로글로불린 65, 66, 68
보체 65
보체 활성화 65
복막염 159, 279
복막투석 23∼25, 32
복막투석액 142
복막투석 적절도 49, 342
복막 평형검사 146
부갑상샘 기능항진증 29
부갑상샘 절제술 224
부갑상샘 호르몬 34
부정맥 100, 105
분만 275
브라디키닌 114
브라디키닌 시스템 107
비아그라 279
비타민 D 19, 29, 34
B형 간염 254
빈혈 19, 23, 26, 28, 34, 38, 42, 49, 69

ㅅ

사구체신염 19, 20
사구체 여과율 18∼21, 27, 34
사이클러 134
사체 신장이식 24
산-염기의 평형 19, 23
삶의 질 334
삼투 물질 131
삼투압 24, 25
생체 신장이식 24
생체 적합성 92
선별효과 133

성기능 42, 265
성생활 42, 266
센터 혈액투석 23
셀룰로오스 64, 65
소양증 283
속목정맥 74
속목정맥 도관 74
수축기 혈압 190, 191
스틸 증후군 89
C형 간염 257
신대체요법 20~22, 26, 31, 55
신장골형성장애 29, 34, 209
신장이식 21~23, 31
신장 재활 295
실데나필 270, 279
심낭천자 208
심장눌림증 208
심장막염 72, 208
심장부전 28, 38, 201

ㅇ

아나필락시스 107
아드레날린 조율제 195
아메지니움 메틸황산염 103
아밀로이드증 66, 281
아스파르트산 아미노전이효소 255
아이코덱스트린 133
안지오텐신 전환효소 억제제 27, 31, 195
안지오텐신 II 수용체 차단제 195
알라닌 아미노전이효소 98, 255
알루미늄 69, 98
알부민 34
알칼리성 인산분해효소 98, 215

α 수용체 차단제 199
α/β 아드레날린 차단제 196
야간 간헐성 복막투석 23, 134
야간 혈액투석 116
에리트로포에틴 19, 29, 34, 42, 48, 72
에스트로겐 266, 276
에이즈 260
AGE 253
에틸렌산화물법 68
NFK-DOQI 임상시행지침 49
NFK-K/DOQI 임상시행지침 49, 59, 60
MDRD 공식 18, 19
역삼투압 70
염산 세벨라머 220
염소 71
영양 229
영양실조 28, 33, 34, 38
Y형 연결관 144, 159
요독성 칼슘 혈관질환 212, 227
요독증 20, 21, 28, 33, 38, 39
요소 71
요소 감소율 58, 59
요소질소 배출량 232
요소 청소능 57, 59, 66
요소 청소율 56, 57, 60
요소 KoA 66
용질 청소능 65
우울증 279
운동 297
운동 프로그램 315
이완기 혈압 190, 191
이중에너지 X선 흡수계측법 236
이중용기 시스템 145, 159
인 34

인간 면역결핍 바이러스 260
인결합제 34, 142
인산칼슘 220
인슐린 30, 196
인체계측법 34, 235
인플루엔자 259
임신 272

ㅈ

자동 복막투석 23
잔여신기능 33, 60, 61
재순환 87
재순환율 85
재활 프로그램 304
저교환 골질환 214
저밀도지단백 콜레스테롤 30
저장철 182
저칼슘혈증 224
저혈당 252
저혈압 99
적혈구 용적률 28, 34, 56, 98
전기저항 측정법 235
전알부민 237
전해질 19, 22, 63, 69
정맥조영술 85
정수시스템 61, 69, 70
정수압 24, 133
젖산 142
좌심실 비대증 28, 30
주관적 포괄사정법 34, 236
주기성 복막투석 135
중탄산염 68, 69
증기멸균법 68

지속성 순환 복막투석 23, 134
지속성 휴대 복막투석 23, 127
지속인슐린 250
지질강하제 30
직업 297
질산염 207

ㅊ

철 34
청소율 56
체류 274
초미세여과 24, 25
초미세여과능 65, 67, 68
초미세여과량 58, 59
초미세여과 실패 166
총세포부피 110
총철결합능 176

ㅋ

칼륨 19
칼슘 34, 68~70
칼슘 통로 차단제 195
칼시트리올 210
Kt/V 58~60
Cockcroft and Gault 공식 18, 19
콜레스테롤 30
콜레칼시페롤 210
크레아티닌 26, 33, 34
크레아티닌 청소율 18, 19, 34, 152
키닌-칼리크레인 시스템 114

ㅌ

타달라필 270
탄산칼슘 220
탈이온기 71
터널감염 77
터널용 커프도관 90
테스토스테론 266
투석 22, 31, 41, 42
투석기 55, 56, 61, 63, 64, 71
투석기 재사용 108
투석량 58, 274
투석막 25, 32, 56, 64, 65
투석 불균형 증후군 104, 106
투석 생활 17, 33, 35, 40, 45, 48
투석액 61, 63, 64, 68
투석 적절도 57, 58
투석 정맥압 85, 86
투석 치료팀 43
트랜스페린 포화도 98

ㅍ

패혈증 262, 263
페리틴 98
평가 297
평균 동맥압 190, 191
폐경 30, 276
포도당 68, 69
포도알균 77
폴리메타아크릴레이트 65
폴리술폰 65
폴리아미드 65
폴리아크릴로니트릴 65
프롤락틴 268
PHA 혼합물 110
PNA 233
피임 272

ㅎ

항응고제 61
허혈성 심장질환 100, 101, 202
헤모판 65
헤파린 63, 71~73
혈관접속로 32, 49, 63, 73, 74, 76, 78~80
혈관조영술 86
혈관확장제 195
혈당강하제 30
혈류 속도 57
혈색소 28, 34, 98
혈액 구획 부피 110
혈액연결관 55, 61, 63, 64, 71
혈액투석 20, 22~24, 32, 39, 55
혈액투석 적절도 49, 342
혈전 71
혈전정맥염 273
혈전증 73, 85
협심증 105, 201
협착 85
호모시스테인 30
혼합형 골질환 215
확산 24
후천성 면역결핍증 259

투석 환자와 가족, 치료팀을 위한
투석 생활

1판 1쇄 펴낸날 2004년 2월 15일
1판 2쇄 펴낸날 2006년 6월 30일

지은이 | 안재형 · Laurence Chan
펴낸이 | 김시연

펴낸곳 | (주)일조각
등록 | 1953년 9월 3일 제300-1953-1호(구 : 제1-298호)
주소 | 110-062 서울시 종로구 신문로 2가 1-335번지
전화 | 734-3545 / 733-8811(편집부)
733-5430 / 733-5431(영업부)
팩스 | 735-9994(편집부) / 738-5857(영업부)
이메일 | ilchokak@hanmail.net
홈페이지 | www.ilchokak.co.kr

ISBN 89-337-0450-7 93510
값 20,000원

* 지은이와 협의하여 인지를 생략합니다.